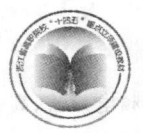

浙江省高职院校"十四五"重点立项建设教材

物理因子治疗技术

主　　编　傅青兰　陈　轶

副 主 编　宋　锐　刘晓广　钮雪康

编　　者　（按姓氏笔画排序）

方玉飞　宁波市第二医院

刘晓广　宁波市康复医院

何结实　宁波市第九医院

余俊武　宁波卫生职业技术学院

宋　锐　黑龙江护理高等专科学校

张迎春　重庆城市管理职业学院

陈　轶　大庆医学高等专科学校

帕提古丽·艾海提　阿克苏职业技术学院

钮雪康　浙江中医药大学附属第三医院

徐世山　宁波市康复医院

傅青兰　宁波卫生职业技术学院

华中科技大学出版社

中国·武汉

内 容 简 介

本教材为浙江省高职院校"十四五"重点立项建设教材,编写思路上体现当前职业教育课程思政的要求。

本教材共十四章,包括认识物理因子治疗技术、直流电疗法与直流电药物离子导入疗法、低频电疗法、中频电疗法、高频电疗法、光疗法、超声波疗法、磁疗法、传导热疗法、冷疗法与冷冻疗法、水疗法、压力疗法、生物反馈疗法、冲击波疗法。

本教材可供全国高职高专院校康复治疗技术专业教学使用,也可供康复专科医师、治疗师及其他从事康复临床工作的医师及护理工作者参考。

图书在版编目(CIP)数据

物理因子治疗技术 / 傅青兰,陈轶主编. -- 武汉:华中科技大学出版社,2025.6. -- ISBN 978-7-5772-1520-4

Ⅰ. R454

中国国家版本馆 CIP 数据核字第 2025GQ0599 号

物理因子治疗技术   傅青兰   陈   轶   主编
Wuli Yinzi Zhiliao Jishu

策划编辑:史燕丽

责任编辑:李艳艳   方寒玉

封面设计:廖亚萍

责任校对:刘   竣

责任监印:曾   婷

出版发行:华中科技大学出版社(中国·武汉)   电话:(027)81321913

          武汉市东湖新技术开发区华工科技园   邮编:430223

录   排:华中科技大学惠友文印中心

印   刷:武汉市洪林印务有限公司

开   本:889mm×1194mm   1/16

印   张:14.75

字   数:441千字

版   次:2025年6月第1版第1次印刷

定   价:59.90元

数字资源编委名单

主　编　傅青兰　陈　轶

编　委（按姓氏笔画排序）

刘玉聪　黑龙江护理高等专科学校

刘晓广　宁波市康复医院

何结实　宁波市第九医院

余俊武　宁波卫生职业技术学院

宋　锐　黑龙江护理高等专科学校

张迎春　重庆城市管理职业学院

陈　轶　大庆医学高等专科学校

帕提古丽·艾海提　阿克苏职业技术学院

钮雪康　浙江中医药大学附属第三医院

徐世山　宁波市康复医院

傅青兰　宁波卫生职业技术学院

网络增值服务

使用说明

欢迎使用华中科技大学出版社医学分社资源网

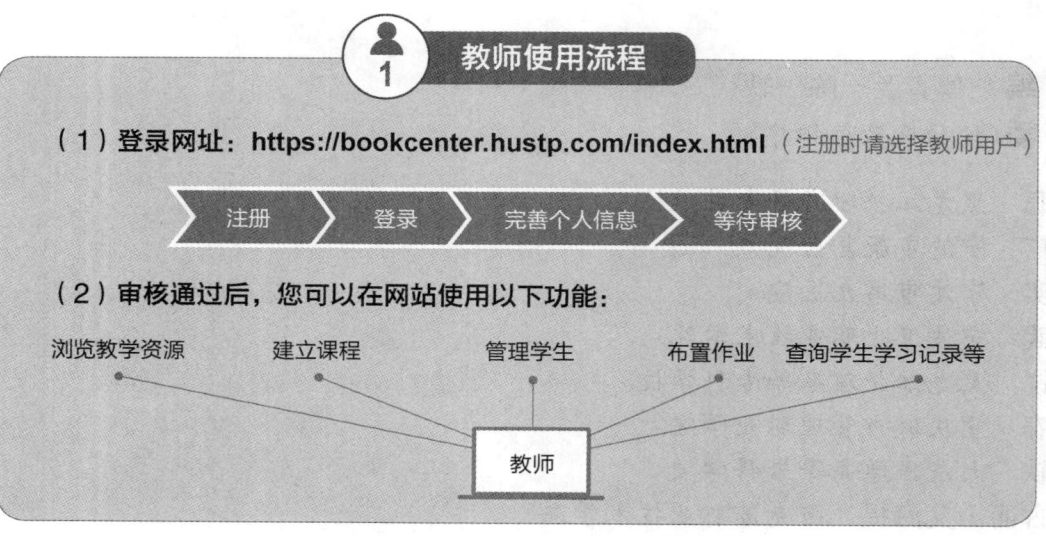

教师使用流程

（1）登录网址：https://bookcenter.hustp.com/index.html（注册时请选择教师用户）

注册 ＞ 登录 ＞ 完善个人信息 ＞ 等待审核

（2）审核通过后，您可以在网站使用以下功能：

浏览教学资源　　建立课程　　管理学生　　布置作业　查询学生学习记录等

教师

学生使用流程

（建议学生在PC端完成注册、登录、完善个人信息的操作）

（1）PC 端学生操作步骤

① 登录网址：https://bookcenter.hustp.com/index.html（注册时请选择普通用户）

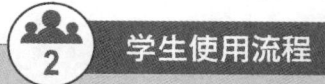

注册 ＞ 完善个人信息 ＞ 登录

② 查看课程资源：（如有学习码，请在个人中心－学习码验证中先验证，再进行操作）

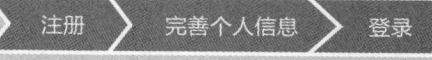

选择课程

首页课程 ＞ 课程详情页 ＞ 查看课程资源

（2）手机端扫码操作步骤

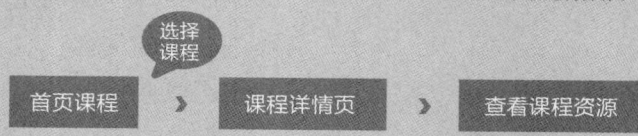

手机扫码 → 登录 → 查看数字资源

注册

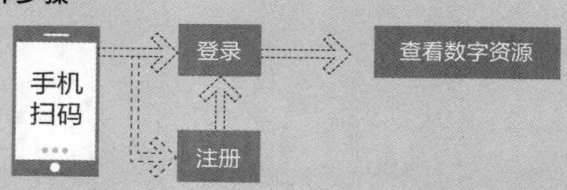

前言

物理因子治疗技术是康复治疗技术专业的核心课程之一,旨在通过讲授各种物理因子的治疗原理、作用、技术及临床应用,使学生能够在临床工作中,根据患者的实际情况,选择合适的物理因子治疗技术。

本教材首先遵循健康中国战略背景下对康复产业链升级的要求,遵循康复治疗师岗位工作任务及拓展能力要求,以临床"实用+新技术"为原则,及时吸收新技术、新方法。其次,对接康复治疗技术考试要求,对接卫生健康行指委教学标准,注重理论与临床相结合,注重知识体系完整性。再次,针对高职学生"理论薄弱、喜欢实践"的特点,突出实践技能的培养和临床思维的养成,体现职业教育对综合素质和专业能力的培养要求。本教材以常用物理因子治疗技术为主要内容,涉及认识物理因子治疗技术、直流电疗法与直流电药物离子导入疗法、低频电疗法、中频电疗法、高频电疗法、光疗法、超声波疗法、磁疗法、传导热疗法、冷疗法与冷冻疗法、水疗法、压力疗法、生物反馈疗法、冲击波疗法,共十四章。

本教材为浙江省高职院校"十四五"重点立项建设教材,编写思路上体现当前职业教育课程思政的要求,在每章特别列出课程思政点,同时教材整体上体现一体化、信息化要求,以每章为单位,至少配套一个完整课件,从物理特性、治疗原理及治疗作用、治疗技术、临床应用几个层面分别配套教学视频,尤其是实操类视频每章不少于1个。章节结束处有"扫码答题"和"章节思维导图"内容,并配套临床操作常规,以指导实践教学。

本教材的编写团队由高等院校教师和行业一线物理治疗师组成,行业一线物理治疗师参编比例达到45%,能最大限度地从临床的角度衡量教学内容的选取、知识体系的梳理、实践任务的实施、技术技能的可操作性、新技术及新技能的引入,增加教材的实用性及前瞻性。

本教材可供全国高职高专院校康复治疗技术专业教学使用,也可供康复专科医师、治疗师及其他从事康复临床工作的医师及护理工作者参考。

本教材在编写过程中,得到了各位编者所在单位的大力支持,在此表示衷心的感谢!由于编者水平有限,教材中难免存在不足之处,真诚恳请各位专家、同仁不吝赐教,批评指正。

编　者

目录

认识物理因子治疗技术

扫码看课件

近几十年来,无论是在基础理论方面,还是在临床应用的研究方面,物理因子治疗技术均获得了长足进步。多种低、中频电疗,激光,超声,微波,经颅磁,冲击波法等新技术相继在临床医学和康复医学中应用,物理因子治疗设备也经历了迭代、更新。这些在物理因子治疗基础和临床应用领域上的突破,扩大了物理因子治疗技术的适用范围,增加了临床疗效,对预防和改善功能障碍起到了重要的作用,进一步显现出其在康复医学上不可替代的临床地位和社会地位。

 案例导入

患者,女,52 岁,因颈椎病再发 3 日,来物理因子治疗室就诊。康复医师在明确诊断的情况下,予以颈椎牵引以及干扰电疗法与磁疗法共同配合治疗。每日 1 次,10 日一个疗程。治疗 3 次后,患者明显感到颈部疼痛减轻,活动范围增加,手指麻木现象也有好转。

【思考】

1. 对该患者应用了哪些物理因子治疗技术?

2. 对该患者使用的物理因子治疗技术分别属于哪一类？

3. 物理因子治疗技术可应用于哪些治疗领域？

第一节　概　　述

一、概念

1. 物理治疗（physical therapy，physiotherapy，PT）　研究如何应用运动、天然或人工物理因子作用于人体，以提高健康水平，预防和治疗疾病，恢复或改善身体功能与结构、活动及参与能力，达到康复目的的治疗方法。它是康复医学领域重要的概念，是康复医学的重要组成部分，是康复治疗技术中的重要内容。

从物理治疗的概念可知，它包含运动疗法和物理因子治疗技术两大部分。两者的区别在于运动疗法以运动为主要手段，而物理因子治疗技术是以天然或人工物理因子作用于人体达到康复的目的。两者相辅相成，共同丰富物理治疗的内涵。

2. 运动疗法（exercise therapy）　以运动学、生物力学和神经发育学为基本原理，采用主动和（或）被动运动，通过改善、代偿和替代的途径，来纠正人的身体、心理、情感及社会功能障碍，提高健康水平的一种康复治疗技术。

3. 物理因子治疗技术　又称理疗，是指应用天然或人工物理因子作用于人体，以提高健康水平，预防和治疗疾病，恢复或改善身体功能与结构、活动及参与能力，达到康复目的的治疗方法。常见的物理因子有电、光、声、磁、冷、热等。在我国，具有传统特色的、广泛应用的物理因子治疗技术是将穴位与电疗、磁疗、超声、激光等治疗方法结合，将中药药液应用于离子导入仪等。

对物理因子治疗技术的研究，包括研究物理因子的物理特性、治疗原理、治疗方法及临床应用的理论和技术等内容。从宏观方面研究物理因子对人体整体水平的影响，以了解其作用的动态变化和效果；从微观方面研究物理因子对超微结构功能、形态的改变，以探讨物理因子作用的本质。通过宏观和微观的研究，最终达到全面认识物理因子在康复临床应用上的技术难点、适应证及注意事项的目的。

二、物理因子治疗技术的分类

应用于临床医学及康复医学治疗中的物理因子主要分为以下两大类。

1. 天然物理因子　包括日光、空气、海水、泉水、鲜花、泥土、高山、岩洞、森林等。

2. 人工物理因子　指通过人工方式获得的物理因子，具有较好的操控性，如电、光、声、磁、冷、热等。常见人工物理因子应用于治疗的分类见表1-1。

物理因子
治疗技术分类

三、物理因子治疗技术的发展简史

物理因子治疗技术历史悠久，是人类在与疾病长期斗争过程中经不断实践、不断总结经验而形成的，并随着现代科学技术的兴起和发展而不断发展、完善。

1. 物理因子治疗技术的形成

（1）物理因子治疗技术在中国古代的形成：物理因子治疗技术在我国有着悠久的历史。早在石器时代，当时的原始人就利用阳光、砭石、石针、水和按摩等治疗疾病，维持健康。在4000多年前，我们的祖先就用尖状和削过的石器刺破痈疡，排出脓血。春秋战国和秦汉时期，按摩已成为一种重要的医疗手段，著名医学家扁鹊就常用砭石、针灸、熨帖与按摩的方法治疗各种疾病。《黄帝内经》中详细记载了攻达（针灸）、角（拔罐）、药熨（传导热）、导引（医疗体操）、按跷（按摩）、浸渍发汗（水疗）等物理因子治疗技术。清代吴尚先著《理瀹骈文》一书，详细记载利用日晒、火烤、蒸熏、热熨、薄贴等治疗疾病的方法，是一部罕见的记录外治疗法的专著。此外,我国是世界上最早用矿泉水、磁场治疗疾病的国家。东汉时期《神农本草经》中记载磁治"周痹风湿、肢节肿痛""除大热烦满及耳聋"。唐代医学家孙思邈《千金方》中有记载用磁治疗眼疾。

表 1-1 常见人工物理因子应用于治疗的分类

人工物理因子		治疗方法名称
电	直流电疗法	直流电疗法
		直流电离子导入疗法
	低频电疗法 (0～1000 Hz)	神经肌肉电刺激疗法
		经皮电神经刺激疗法
		功能性电刺激疗法
		感应电疗法
		间动电疗法
		电睡眠疗法
		超刺激电疗法
		高压低频电疗法
		微电流疗法
	中频电疗法 (1000＜～100000 Hz)	等幅正弦中频电疗法
		音频电疗法
		超音频电疗法
		调制中频电疗法
		干扰电疗法
		传统干扰电疗法
		动态干扰电疗法
		立体动态干扰电疗法
		低中频混合疗法
		音乐电疗法
		波动电疗法
	高频电疗法 (＞100000 Hz)	共鸣火花疗法
		短波疗法
		超短波疗法
		微波疗法
		分米波疗法
		厘米波疗法
		毫米波疗法
		高频电热疗法
光	光疗法	红外线疗法
		可见光疗法
		紫外线疗法
		激光疗法

人工物理因子		治疗方法名称
声	超声波疗法	超声波疗法
		超声雾化吸入疗法
		超声药物透入疗法
磁	磁场疗法	静磁场疗法
		动磁场疗法
		磁处理水疗法
		低频脉冲电磁场疗法
		经颅磁刺激疗法
热	传导热疗法	石蜡疗法
		泥疗法
		坎离砂疗法
		热气流疗法
		湿热袋敷疗法
		蒸汽疗法
冷	冷疗法	冷疗法
		冷冻疗法
水	水疗法	擦浴
		浸浴
		淋浴
		水中运动
		步行浴
其他	生物反馈疗法	肌电生物反馈疗法
		脑电生物反馈疗法
		心率生物反馈疗法
		血压生物反馈疗法
		皮温生物反馈疗法
	压力疗法	
	冲击波疗法	

（2）物理因子治疗技术在古代西方国家的起源：早在古希腊、古埃及、古罗马的早期文献中就有记载阳光、热水浴、冷水浴、体操、按摩等在防治疾病方面的作用。古希腊名医希波克拉底积极提倡利用阳光、空气和水等自然疗法增强体质、防治疾病，这在全世界都产生了一定影响。129—200 年，古希腊医生用磁石治疗腹泻。502—550 年，古罗马医生用磁石治疗手足疼痛。16 世纪，瑞士医生用磁石治疗脱肛、水肿、黄疸等外科疾病。

2. 现代物理因子治疗技术的发展 第一次世界大战后，现代物理因子治疗技术兴起。由于战伤和小儿麻痹症的流行，造成众多残疾，出现了非药物和非手术的电诊断和电疗技术，用于预防、诊断和治疗残疾，促进了物理因子治疗技术的迅速发展。

第二次世界大战又一次推进了物理因子治疗技术的发展。战争时期，为了使患者能够迅速康复，回归前线，Howard A. Rusk 等在物理医学的基础上采用多学科综合应用康复治疗，如物理治疗、作业治疗、语言治疗、假肢、矫形支具装配等，有效提高了康复效果。与此同时，地区与国际康复医学组织与机构相继成立。1938 年美国成立了物理治疗师学会，1943 年英国成立了物理医学会，1947 年美国成立了美国物理医学与康复医学委员会，1951 年国际物理医学与康复学会成立，1969 年国际康复医学会成立，这些组织机构的成立都对物理因子治疗技术的发展起到了重要的推动作用。

20 世纪 50 年代以来，低、中频电疗法有了新的发展，水疗法、电磁疗法等受到重视，并在应用技术方面有了发展和提高；20 世纪 60 年代，激光疗法及生物反馈疗法得到发展；20 世纪 90 年代兴起，21 世纪初从临床到基础均得到广泛深入的研究，如脉冲电磁场疗法、功能性电刺激疗法、冲击波疗法、经颅磁刺激疗法、小脑顶核电刺激疗法、吞咽障碍电刺激疗法，以及近年来兴起的聚焦超声技术，都把物理因子治疗技术推入了快速发展的轨道。特别是脉冲电磁场疗法和冲击波疗法在骨科康复领域的应用，更是具有划时代的重要意义。

第二节　物理因子治疗技术的基本理论

物理因子作用于人体后，能被人体吸收并发生能量形式的转换，引起一系列的物理和化学变化，产生局部或全身性的生理反应，从而发挥治疗作用（图 1-1）。由于物理因子的种类很多，又有各自的特点，加之人体固有的复杂的动力学特性，所引起的反应也各不相同，本节仅介绍其中具有共性或代表性的部分。

一、物理因子作用于人体的反应过程

物理因子作用于人体后引发一系列的反应，这些反应大致可分为 3 个阶段。

1. 物理反应阶段　物理因子与局部细胞及周围基质相互作用，发生能量转移，人体吸收能量。物理能只有被吸收后才能对人体产生作用，能量被吸收后常发生能量形式的转换，如直流电的电能被吸收后，常引起电解等而转换为化学能；紫外线等被吸收后，引起光分解作用、光合成作用，而由光能转换为化学能；红外线可使组织温度升高；超声的机械振动能被人体吸收后，转变为热能；高频电流的电能被吸收后，常转变为热能。

2. 理化效应阶段　各种能量被吸收和（或）经过转换后，常引起温度变化、机械振动、膜电位改变、离子迁移、电子自旋方向的变化、共振和能级的跃迁等物理变化，亦常引起 pH 改变、自由基生成、光分解作用、光合成作用等多种化学变化。

3. 生物效应阶段

（1）局部反应：上述理化效应可直接作用于局部而产生局部效应，引起细胞功能状态、体液循环、微循环、物质代谢的改变，使组织建立起新的营养代谢平衡。

（2）全身反应：在物理因子的作用下，神经信息通过内、外感受器和传入神经通路，内分泌信息则通过体液途径，传导到控制人体产生适应性反应的中枢神经结构，各系统相互作用，引起人体产生复杂综合反应。在对输入的神经和内分泌信息产生综合反应的基础上，形成全身性的适应反应。

（3）人体内环境恒定反应：物理因子刺激能激活人体产生特异性内环境恒定反应生理调节机制，积

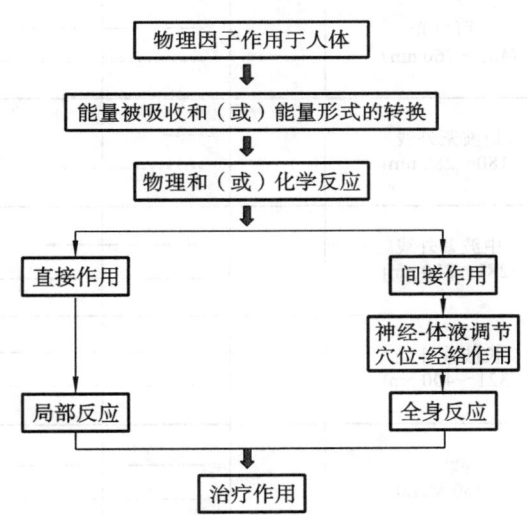

图 1-1　物理因子发挥治疗作用的方式

极恢复被物理因子破坏的内环境。

局部反应和全身反应构成了物理因子的治疗作用。当然,上述作用与反应的模式是典型化了的,不能包罗万象,只用于阐明基本的规律。

二、物理因子作用于人体的方式

物理因子对人体的直接作用,因作用因子的不同而差别很大,本节仅以光疗法和电疗法为例,对不同物理因子的作用深度进行比较分析。

1. 直接作用 物理因子直接引起局部组织的物理和化学变化,称为直接作用,不同物理因子对人体的直接作用深度见表 1-2。

[二维码] 物理因子治疗技术的作用机制

表 1-2　不同物理因子对人体的直接作用的深度

不同物理因子	表　皮			真　皮	皮　下			肌　肉		
	<0.3	0.3~0.5	0.6~1.5	1.6~4	10	15	25~30	31~44	45~50	51~110
短波红外线 (760 nm~1.5 μm)		——————————————————→ (主要至31~44)							------→ (至45~50)	
长波红外线 (1.6~15 μm)	——→		------→							
可见光 (401~760 nm)	——————→			------→						
短波紫外线 (180~280 nm)	——→	------→								
中波紫外线 (281~320 nm)	————————→		------→							
长波紫外线 (321~400 nm)	——————————→			------→						
微波 (2450 MHz)	——————————————————————→ (主要至45~50)								------→ (至51~110)	
超声 (800 kHz)	——————————————————————————→ (至51~110)									
电离子导入 (30 min)	——————————→					------→				
一般温热 媒质的热	——————→		------→							

注：——————→ 主要作用深度；--------→ 可能到达的深度。

2. 间接作用　间接作用是指物理因子作用于人体后,通过神经-体液调节共同参与,包括穴位-经络作用,以及一系列的物理和化学变化而发挥作用。

（1）神经调节:物理因子治疗时,如声、光、热等物理能量,可刺激内、外感受器,冲动经传入神经纤维、中枢不同部位和传出神经纤维,通过全身性反射、节段反射及轴突反射而产生效应。例如,直流电领区治疗可反射性引起颅内充血度和颅内压改变,从而在治疗偏头痛、头痛、皮质功能失调时获得好的效果。

（2）体液调节:低、中频脉冲电流引起肌肉收缩反应时,可产生三磷酸腺苷和乳酸,使得血管扩张,血液循环加快,营养代谢改善,促进肌肉功能恢复;紫外线照射时,可刺激组织细胞释放组胺,使组胺酶增多,细胞免疫和体液免疫功能受到激发,释放前列腺素,形成非特异性炎症等一系列反应。总之,物理因子的治疗作用是靠神经-体液调节共同参与实现的。

（3）穴位-经络作用:物理因子可以刺激穴位,通过经络而发挥治疗作用。

三、影响物理因子应答反应的因素

物理因子是作用于人体的外界因素,人体产生应答反应是内因,因此,当物理因子作用于人体某一部位或人体的一定组织后,人体产生的应答反应是内因和外因共同作用的结果。影响物理因子应答反应的因素有以下两大类。

1. 外因

（1）刺激的种类和性质:不同的物理因子刺激人体后,人体的应答反应不同。每一种物理因子作用于人体后,人体对其的应答反应各有特点。

（2）刺激剂量:物理因子刺激的强度、频率等不同,人体产生的应答反应也不一样。一般规律:小或中等剂量有兴奋、促进作用,大剂量起抑制作用,超大剂量则产生破坏、致死作用,并伴有量变到质变的转化、发展过程。

（3）刺激的环境、时间和条件:物理因子刺激引起的人体应答反应,也受条件反射和生物节律的影响。如能抓住最佳时间,在适宜环境下做治疗,人体对其所产生的应答反应效果一般最佳。

2. 内因

（1）人体的状态:研究表明,心理精神因素和中枢神经系统的功能状态,疾病的性质、程度和病程以及个体体质的差异、反应的敏感性、用药情况等都对物理因子刺激后的应答反应有重要的影响。

（2）刺激部位:同一种类、剂量的物理因子,如作用于人体的不同部位,其所引起的应答反应不同。

第三节　物理因子治疗技术对人体的作用

一、物理因子对人体作用的特点

各种物理因子对人体的作用特点具有共性和特异性两大方面。

1. 共性作用　主要是指各种物理因子作用于人体后所产生的生理作用和治疗作用,具有共性。

（1）生理作用:①改变组织细胞和体液内离子的比例和微量元素的含量;②引起体内某些物质分子（如蛋白质分子、水分子等）结构的改变;③影响各种酶的生物活性;④调节物质代谢;⑤使体内产生高生物活性物质;⑥增强血液循环和淋巴循环;⑦改变生物膜、血管、皮肤、黏膜以及其他组织的通透性;⑧引起组织温度改变;⑨调节神经-内分泌系统的功能;⑩增强单核巨噬细胞系统的功能等。

（2）治疗作用:①改善神经-内分泌系统的功能障碍;②提高人体或某些系统、器官的功能水平;③改善组织营养,促进组织修复和再生;④提高局部或全身的抵抗力;⑤镇痛作用;⑥消炎、消肿作用;⑦缓解痉挛;⑧脱敏或致敏作用;⑨增强人体的适应能力;⑩加强药物向组织、器官的透入等。

2. 特异性作用　物理因子作用于人体后,在引起共性作用的同时,还能引起特异性作用。物理因子的特异性作用只有在使用小剂量的情况下,方可最明显地呈现,随着使用剂量的增大,分子的布朗运动

（热运动）可掩盖其特异性作用，例如小剂量超短波有明显增强人体防御功能的作用，而大剂量超短波则有抑制作用。同时，由于不同的物理因子对不同的细胞、组织和器官有相对选择作用，各种组织、细胞对不同的物理因子的感受性存在差异，如紫外线有限作用于外胚层组织及表皮、皮肤神经末梢感受器；超短波优先作用于结缔组织、单核巨噬细胞系统，并可较明显地作用于血管系统、骨组织等。

研究结果表明，不同的物理因子引起的组织形态学变化、体液因子的变化、超微结构功能形态甚至组织、器官功能的变化以及物质代谢的变化等，均可具有一定的特异性。

二、物理因子的治疗作用

物理因子在临床上有广泛的应用，不同的物理因子具有不同的治疗作用，物理因子的治疗作用概括如下。

物理因子的
治疗作用

1. 消炎作用 多种物理因子都具有消炎作用。皮肤、黏膜、肌肉、关节甚至各个内脏器官，由各种原因导致的急、慢性炎症都是物理因子治疗的适应证，可采用不同的物理因子进行治疗。对于急性化脓性炎症，表浅的可以选用紫外线疗法或者抗生素离子导入疗法；对于慢性炎症，多采用温热疗法、磁场疗法或低、中频电疗法，只要方法得当，都可获得一定的疗效。关于物理因子抗炎的机制目前尚不完全清楚。临床认为，除了某些物理因子具有直接杀菌作用外，还与物理因子作用后改善微循环、加速致炎物质排出和增强免疫机制等有关。

2. 镇痛作用 疼痛是一个极其复杂的问题，既有物质现象，也有精神现象，并且引起疼痛有多种原因，如损伤、炎症、缺血、痉挛、精神因素等。应用物理因子镇痛需要弄清病因，有选择性地使用。炎性疼痛以抗感染治疗为主，痉挛性疼痛可用温热疗法，神经、神经根痛可选择直流电离子导入疗法，或者低、中频电疗法。要结合患者的具体情况，有的放矢地选择物理因子治疗技术，达到理想的治疗效果。

3. 抗菌作用 紫外线以其杀菌作用著称。254～257 nm 光谱的杀菌效果最好，对金黄色葡萄球菌、枯草杆菌、铜绿假单胞菌、溶血性链球菌等均有杀灭作用。其杀菌机制主要是紫外线照射可引起细菌 DNA 聚合成二聚体，使细菌失去正常的代谢、生长、繁殖能力，甚至死亡。

4. 镇静与催眠 具有镇静、催眠作用的物理因子治疗技术有电睡眠疗法、磁场疗法、温水浴法等，这些疗法均能增强大脑皮质扩散性抑制，解除全身紧张状态，从而产生镇静、催眠的作用。

5. 兴奋神经及肌肉 低、中频电疗法能引起神经及肌肉兴奋，用于治疗周围性神经麻痹和肌萎缩，也可用于锻炼肌肉。兴奋神经及肌肉的机制是细胞膜受到电刺激后，对离子的通透性和膜电位发生变化，形成动作电位，引起肌肉收缩反应。

6. 缓解痉挛 具有缓解痉挛的物理因子治疗技术主要是各种具有热效应的物理因子疗法，如作用较深的短波、超短波和微波疗法，作用表浅的石蜡疗法、红外线疗法，还有作用于全身的温水浴法等。其机制主要是热效应能够降低肌梭中传出神经纤维的兴奋性，使牵张反射减弱，肌张力降低。

7. 软化瘢痕，松解粘连 石蜡疗法、超声波疗法以及音乐电疗法等都能改变结缔组织弹性，增加其延展性，具有明显的软化瘢痕、松解粘连的作用，因而多用于治疗术后瘢痕和组织粘连。

8. 加速伤口愈合 小剂量紫外线照射伤口，在防止和控制感染的同时还能刺激肉芽组织生长，加速创口愈合过程。

9. 加速骨痂形成 实验证明，弱的直流电阴极、经皮神经电刺激、干扰电疗法、低频脉冲电磁场疗法均能促进骨质生长，加速骨折愈合。

10. 调节人体免疫作用 紫外线、红外线、磁场等物理因子具有增强和调节人体免疫的作用，部分物理因子或影响细胞免疫，或促进体液免疫，或者同时影响两者。

三、物理因子治疗技术的临床应用

物理因子的治疗作用既有共性，不同的物理因子的治疗作用又有其自身的特点，因此在临床应用上的适应证和禁忌证也不尽相同，将在各章节详细阐述。本部分内容仅对物理因子共同的适应证和禁忌证做简单介绍，以便后续更好地理解和掌握各种物理因子治疗技术的临床应用。

1．适应证

（1）疼痛：由各种原因引起的疼痛，如骨与关节损伤引起的疼痛，神经性疼痛（单纯性神经痛、神经卡压所致的疼痛及神经炎性疼痛），肌痉挛引起的疼痛，局部炎性疼痛，癌性疼痛等。

（2）运动系统疾病：如骨关节畸形、软组织损伤、各种类型的关节炎（非结核性）、外伤性滑膜炎、滑囊炎、肌纤维组织炎、肌萎缩等。

（3）神经系统疾病：如中枢神经系统疾病、周围神经损伤、神经炎、神经痛等。

（4）炎症：包括感染性炎症和非感染性炎症，物理因子可促进炎症因子吸收和消散，适用于各组织器官的急性、亚急性和慢性炎症。

（5）组织粘连及瘢痕：物理因子能软化瘢痕，松解粘连，如手术后的瘢痕、肌纤维组织炎、肌肉硬结。

（6）老年病及慢性病：物理因子治疗技术对老年病及慢性病有较好的疗效，如老年性骨质疏松、运动功能低下、长期卧床压疮等。

（7）功能障碍者：由各种原因引起的功能障碍，如运动系统、神经系统、循环系统损伤引起的功能障碍，骨与关节损伤及脑瘫、偏瘫、截瘫引起的关节功能障碍。

（8）其他：近年来，物理因子治疗技术也逐步在心脏康复、肺康复、胃肠康复、癌症康复、精神疾病康复以及慢性疼痛的治疗中得到应用。

2．禁忌证

（1）恶性肿瘤、活动性结核、出血倾向、体质虚弱及高热患者，严重的心功能不全及动脉硬化、动脉瘤、急性传染病患者禁用物理因子治疗技术。

（2）孕妇、婴儿、年老体弱及感觉障碍者应慎用物理因子治疗技术。

（3）心、脑、眼睛、睾丸等部位，应慎用或禁用某些物理因子治疗技术。

第四节　物理因子治疗处方

物理因子
治疗处方

一、概述

物理因子治疗文书包括物理治疗单和物理因子治疗处方单。物理治疗单主要是对患者就诊情况的记录，包括一般情况、简要病情概括、诊断、治疗、复诊及治疗后的记录等。物理因子治疗处方单是针对患者病情确定的物理因子治疗医嘱，对物理治疗师的具体操作具有指导作用。

1．处方目的

（1）为治疗师提供物理因子治疗的基本目的、具体治疗要求，保证康复医师的医嘱准确执行。

（2）为临床治疗和管理提供永久性的资料。

（3）为在发生医疗法律纠纷时提供病历资料。

2．基本原则

1）明确诊断　明确诊断是正确治疗的前提，康复医师在制订物理因子治疗处方单前，必须根据患者的病史、体格检查、辅助检查等做出明确的诊断。明确诊断后，才能进行有计划、有目标的治疗，取得好的临床效果。

2）综合治疗　疾病的发生和发展是复杂的，治疗手段与方法不应该是单一的或一成不变的。采取物理因子治疗的同时，应注意局部与整体、药物与营养及心理与社会等综合因素。综合治疗包含物理因子与以上因素之间以及两种及以上物理因子之间综合应用的治疗方案。配合得好，可取得事半功倍的效果，配合不当则影响疗效。

（1）不同物理因子间的综合应用：两种及以上物理因子综合应用，治疗作用相互叠加，有利于缩短治疗时间，减少治疗剂量，避免单一因子过强刺激或长期刺激使人体产生适应现象等。应当特别指出的是，并非所有的物理因子间的综合应用都能产生叠加效果,不同性质的物理因子间,有些可产生叠加作用加强疗效,有些则相互抑制而减弱疗效。两种物理因子综合应用的方式有多种,有同时应用,也有同日先后应用,还有逐日交替应用。在综合应用中应该注意以下几点。

①作用相同的物理因子不宜同日综合应用:如超短波与微波、全身水浴与大面积泥疗等,因为过强的刺激可能引起人体产生超限抑制作用或增加人体负担,造成人体功能紊乱。

②相互拮抗的物理因子不能同时综合应用:如不可在紫外线疗法完成后进行红外线或可见光疗法。

③反射疗法:应用反射疗法时不宜同日在同一反射区使用两种以上的物理因子治疗,以免造成不良反应。

④防止治疗负荷过大:防止综合治疗给患者造成过大负担或引起患者疲劳,这对人体体液及生理调节机制不利。

(2) 物理因子与药物的综合应用:物理因子与药物相互作用可以是协同的,也可以是拮抗的,合理利用两者能够缩短病程,提高疗效,具有特殊临床意义。例如,给药的同时使用适当的物理因子治疗,能够加速药物进入体内的速度,促进药物吸收;某些药物(磺胺、汞及砷制剂等)能提高人体对紫外线的敏感度。与此相反,胰岛素和钙剂则降低紫外线的生物学效应,在治疗过程中需要考虑这些因素对治疗效果的影响。

3) 方法选择

(1) 物理因子选择:物理因子选择应从病情、性别、年龄、生活习惯、患者的身体状态以及物理因子作用的反应能力等多方面考虑。一般应遵循如下几项原则。

①明确诊断是正确治疗的前提:在患者就诊时,除了详细了解患者的病史资料,还应进行全面的体格检查和必要的临床辅助检查,待明确诊断后,针对性地确定治疗计划,开具物理因子治疗处方。并根据病情和病理变化及时调整疗法和剂量,及时与临床其他治疗及运动疗法密切配合。

②全面考虑:根据患者病情本质和症状表现,同时考虑局部与整体之间的关系,做到标本兼顾,全面考虑。

③综合治疗:根据上述两点,选择合理的物理因子,注意其作用方式、作用部位、作用强度、作用时间、作用频次与疗程,同时注意与其他疗法间是否存在协同或拮抗作用,进行合理的综合治疗。例如,治疗骨折后遗留的肢体活动功能障碍,可以先进行石蜡疗法或电疗法,然后再进行运动治疗。

在实施综合性物理因子治疗时,应当注意同一部位同时应用几种性质相同或作用相近的物理因子是不必要的,甚至是禁忌的。

(2) 参数选择:相同的物理因子在选择不同的参数治疗时,所得到的效果是不同的。同一个患者在不同病理阶段对相同的物理因子、相同参数的反应也是变化的,所以应根据病情,适时调整治疗参数。如在进行神经肌肉电刺激疗法时,针对失神经支配的肌肉多选择三角波,而刺激正常神经支配的肌肉则选择方波。

(3) 部位选择:正确选择治疗部位是保证物理因子治疗疗效的关键。在选择治疗部位时,要考虑整体与局部之间的关系。在局部治疗时,应注意将病变部位置于物理因子作用的场内。对于疼痛综合征、某些内脏或功能性疾病,有时还应用上病下治、下病上治、左病右治、右病左治的原则,对内脏疾病应注意应用体表投影反射区进行治疗。

(4) 剂量选择:物理因子治疗的剂量包含物理因子刺激强度和作用时间两个因素。不同的剂量,治疗产生的效果大不一样。一般来说,小剂量产生兴奋作用,大剂量产生抑制作用。例如,用超短波治疗急性炎症,小剂量可使网状内皮系统细胞吞噬能力增强,提高免疫力,抑制炎症发展,而应用大剂量则出现相反的现象。又如小剂量紫外线照射能刺激肉芽组织生长,加速创口愈合,而大剂量紫外线照射则会破坏新生肉芽组织,延缓创口愈合。

近几十来年,在临床实际应用中,有提倡小剂量的趋势。总之,对于剂量问题,应采取慎重态度。要根据疾病的性质、阶段、人体的反应能力及主要治疗目的而定。

（5）疗程确定：多数物理因子一次治疗很难达到理想的疗效，需要量的积累，达到一定量时才能产生效果。这是因为物理因子作用于人体产生应答反应并留有痕迹后作用，由于这种痕迹后作用反应较弱，需要经过反复多次的积累，才可达到一定的强度，产生持续疗效。此时可结束疗程，休息一段时间，如有必要再进行下一个疗程。如果连续治疗，可能会造成痕迹后作用反应过强，或使人体反应系统产生超限抑制或局部间生态，这时不但不能提高疗效，反而会给人体带来不利影响，产生适应性反应。

疗程的长短根据病情和物理因子的性质和治疗的目的确定。一般来讲，疾病急性期疗程较短（3～8次），慢性病疗程较长（12～20次），累计作用强者疗程短，累计作用弱者疗程长。对于需要多个疗程治疗的慢性病，应当在两个疗程之间设一个间歇期，以利于人体调整恢复，消除适应性反应产生的影响。一般间歇期为2～4周，甚至1～2个月，并且同一种物理因子一年内不应使用超过4个疗程。

二、物理因子治疗处方内容

1. 物理因子治疗处方单书写要求 目前物理因子治疗处方单记录方法在各个医院有所不同，但具有以下几个方面的基本要求。

（1）一般项目：患者初诊时，接诊医生应记录患者的基本情况，内容包括就诊日期、姓名、性别、年龄、职业、病历号、科别、联系电话等。简要记录病情，包括主诉、主要体征和目前诊断，同时记录患者有无其他合并症及既往病史、过敏史、家族史。

（2）治疗医嘱：内容包括物理因子治疗技术种类、治疗部位、治疗时间、治疗频次、疗程及复诊日期等，同时以图示的形式标出治疗部位及方法。如果两种以上物理因子同时治疗，应注明应用先后顺序、间隔时间。

（3）复诊记录：患者复诊时，接诊医生负责记录复诊日期、病情转归和治疗反应。如需要更改治疗内容，应注明更改日期、更改项目，重新注明更改示意图，记录再次治疗的次数或复诊日期。

（4）治疗记录：治疗师在对患者进行治疗后，负责记录治疗日期、治疗剂量、治疗时间、重点记录有无不良反应，并在记录后签名。

（5）疗程结束：患者疗程结束时，经治医生根据对患者的诊查结果及时在处方单上做出疗效判定，对特殊患者做出治疗小结并签名。科主任、技师长应经常检查处方单书写质量，进行督改。

2. 物理因子治疗处方单的内容和要求 物理因子治疗处方单内容应包括物理因子治疗技术种类、治疗部位、治疗剂量、治疗方法、治疗频次、疗程及示意图等。

（1）选择物理因子治疗技术的种类：针对患者病情选择物理因子治疗技术种类，对复杂的病情，应全面考虑。先解决首要症状，同时要考虑原发病及合并症的影响。选择某种物理因子治疗技术后，应包括该物理因子的治疗部位、范围、波形、频率、剂量、强度、时间、频次等。

（2）选择物理因子治疗技术的规格：同一种物理因子治疗技术有不同的规格，如超短波治疗有大小功率之分，紫外线疗法有不同光源之分。当使用药物离子导入时，应写明药物的浓度及导入极的极性。

（3）选择物理因子治疗技术的部位：应按解剖学名称书写治疗部位，书写治疗部位应尽量具体明确，详细记载肢体左、右侧、远、近端，必要时注明距解剖部位的距离、治疗面积的大小，有条件时用图示标明。

（4）选择物理因子治疗技术的方式。

①同一种物理因子在治疗时可以根据病情采用不同的治疗方法和方式，例如电疗时，电极摆放有对置法和并置法之分；紫外线疗法时有中心重叠照射法、多孔照射法、穴位照射法、节段照射法等。超声波疗法时有接触移动法和固定法。在处方中还应标明治疗时使用的电极规格、摆放的特殊要求等。为了简便起见，临床常采用统一的简写代号（表1-3）。

②治疗剂量：同一种物理因子在治疗时可以根据病情采用不同的治疗剂量。如选择超短波治疗急性炎症和急性疼痛时要标明小剂量，而在治疗慢性炎症和慢性疼痛时选择中等剂量。只有根据具体的病情

选择适宜的治疗剂量,才能取得满意的疗效。

表1-3 常用物理因子治疗项目简写代号

简写代号	名称	简写代号	名称
Bd	生物剂量	P	功率
D	剂量	Pf	脉冲频率
d	距离	pw	脉冲、脉宽
E	电极	R	辐射器
f	频率	T	温度
fd	频(率)差	t	时间
G	重力	tr	脉冲上升时间
H	磁场强度	tf	脉冲下降时间
I	强度	V	电压
M	方法	WI	波长
MED	最小红斑量	WS	波形
Mh	磁头		

③治疗频次:要在治疗处方中标明治疗的频次。一般是每日1次,反应强的治疗可以隔日1次,特殊治疗时可以每日2次,或者每周5次。同时进行两种或两种以上物理因子治疗时,一定要标明治疗的先后顺序,还需标明总体治疗次数和疗程中应复诊的时间。

(5)处方图示:在人体复杂的几何形状上标记某些部位。用图示形式简单易懂,便于治疗师理解处方并遵照执行,所以物理因子治疗处方单常常用文字结合图示的方式进行记录。在标记时应尽可能做到准确标明治疗部位和治疗方法,图示简洁、清楚,不宜过于复杂,文字处方必须与图示一致。

3. 物理因子治疗处方单举例

(1)超声波疗法处方单见表1-4。

表1-4 超声波疗法处方单

姓名:王某	性别:女	年龄:54岁	职业:教师
科别:甲乳外科	就诊日期:20××年4月12日		病历号:345
主诉: 甲状腺腺瘤手术后3周,颈部术后切口瘢痕增生			
主要体征: 颈部正中手术切口部位长约10 cm瘢痕增生明显,质地较硬,发红,高出皮肤			
辅助检查:无			
诊断:术后瘢痕			
治疗医嘱	治疗方法:超声波疗法		
	治疗部位:颈部瘢痕区		
	治疗方式:接触移动法		
	治疗强度:频率3 MHz;0.8 W/cm^2		
	治疗时间与频次:每日1次,每次10 min		
	治疗疗程:连续治疗7日		
治疗记录:			
复诊记录:			
治疗小结:			

（2）超短波疗法处方单见表 1-5。

表 1-5　超短波疗法处方单

姓名：朱某	性别：女	年龄：51 岁	职业：家庭主妇
科别：骨科	就诊日期：20××年 11 月 18 日		病历号：547
主诉： 左肩关节疼痛，活动受限 7 日			
主要体征： 左肩关节活动受限，以肩前屈、外展、内外旋活动受限明显，肌力正常			
辅助检查： 肩部 MRI 示肩关节间隙正常，无肩袖损伤			
诊断：左肩周炎			
治疗医嘱	治疗方法：超短波疗法		
	治疗部位：左肩部		
	治疗方式：对置法		
	治疗强度：无热量		
	治疗时间与频次：每日 1 次，每次 15 min		
	治疗疗程：连续治疗 10 日		
治疗记录：			
复诊记录：			
治疗小结：			

第五节　物理因子治疗的安全守则

物理因子治疗是在一个特殊的环境中进行的，大部分的物理因子治疗设备需要带电操作，因此安全是首要任务。治疗师在提供高质量服务的同时，要运用技术、教育、管理等各种综合性的手段，从根本上采取有效的预防措施，确保患者安全，为其创造一个安全舒适的治疗环境。同时，在治疗过程中治疗师也要注意自身的安全防护，通过接受职业防范知识教育，提高其自我防护意识，普及预防措施，达到预防和控制职业损伤的发生，提高治疗师身心健康的目的。

一、治疗安全总则

（1）物理因子治疗室应建立有关物理因子各项技术的安全制度，制订安全规则及操作流程，全体工作人员及进入治疗室的患者均应遵照执行，并定期检查执行情况。

（2）进行物理因子治疗的人员，必须是经过专业培训，并获得上岗证的专业技术人员。治疗师要具有强烈的责任心和安全意识，负责对患者进行物理因子治疗常识的宣传工作，介绍治疗注意事项。

（3）新购买的或有故障的物理因子治疗仪器，都要经过仔细检查。试开机器后确定工作正常，并做记录登记后方可使用，每次治疗前应认真检查电源线路及设备，保证治疗与操作安全。

（4）给患者治疗前，要认真核对患者资料，仔细检查病情，明确诊断，正确选择适应证，排除禁忌证，合理选择物理因子及相应的治疗参数。

（5）治疗过程中，治疗师必须随时注意设备的工作状态，询问、观察患者的反应，发现问题及时处理。

（6）应由专业维修人员定期检查治疗设备，其他人员不能随意拆修，以防发生意外。

二、治疗安全防范

治疗安全是指治疗师在实施治疗的全过程中，患者不发生法律和法定的规章制度允许范围以外的机体结构、生理功能或心理健康的损害、功能障碍、缺陷或死亡。落实治疗安全，要认识到治疗安全的重要性，明晰影响治疗安全的因素以及建立规范的治疗安全制度和体系。

1. 治疗安全的重要性

（1）治疗安全是治疗对象安全的前提：治疗安全是保障患者生命安全的必要条件。如果治疗师在工作中不认真履行职责，违反规章制度和治疗操作规程，就可能增加患者的痛苦和经济负担，甚至危及患者的生命。

（2）治疗安全是高质量治疗的基础和保证：治疗安全综合反应治疗师的工作态度、技术水平和治疗管理水平，是治疗质量的基础和保障，是衡量医院治疗管理水平的重要标志。

（3）治疗安全有利于提高医院效益：医院的治疗差错和事故，会损害患者的利益，破坏医院的整体形象，损害医院的信誉，影响医院的经济效益和社会效益。

（4）治疗安全关系到治疗师的自身利益：治疗安全不但关系到患者和医院的利益，也关系到治疗师的自身利益，如人身安全、奖励与惩罚、晋升、晋级及身心健康，当发生严重治疗安全问题时治疗师可能会被追究法律责任。

2. 影响治疗安全的因素

（1）治疗师素质：治疗师素质、治疗室人员配备情况是保证治疗安全的首要因素。当治疗师的素质达不到治疗职业要求时，就可能造成言语、行为不当，给患者身心带来安全隐患。

①业务素质不高：治疗师因业务知识缺乏、技术水平低下、操作不熟练、工作经验不足等违反技术操作规程，导致操作失误或操作错误。对新技术应用或新设备使用不熟练，不能及时准确地观察、判断病情，如果发生意外，不能对患者进行有效的抢救等都可能对患者的安全构成威胁。

②法律意识淡漠：部分治疗师法律意识不强，忽视患者的权益。如治疗前没有及时履行告知义务，不注意保护患者的隐私，没有及时、认真、准确地填写相关的治疗记录，对病情的客观资料收集不足，不能正确进行评定等，这些因素都导致在发生医疗纠纷时，不能提供有效的法律依据。

③工作责任心不强：治疗工作中违反各种规章制度或操作规程。如在治疗前不能进行认真的评定，治疗过程中观察病情不认真，不能及时发现患者的病情变化，不能严格按照操作规程完成治疗，治疗时的参数选择不当，治疗部位选择不合理，治疗剂量设置不合适等。

④治疗师与患者的沟通不够：治疗师缺乏与患者沟通的主动性，缺乏沟通交流技巧等，如治疗师与患者交流的信息量过少，以致患者缺乏有效配合治疗过程等相关信息。若治疗师和患者交流时措辞不当，语气生硬，对患者及其家属的问题解释不清等，可导致患者产生误解、不满，甚至发生医疗纠纷。

（2）治疗管理因素。

①制度不健全或管理不到位：各种规章制度不健全或虽有制度但未严格落实，没有建立有效的监督检查机制等。

②相关培训不到位：不重视业务技术培训，不注重强化法律意识，不注重安全教育等。

③物品管理不到位：物理因子治疗的仪器和设备性能不佳，质检不过关。

（3）患者因素。

①医疗依从性低：治疗是一项治疗师和患者及其家属共同参与的活动，治疗的正确实施有赖于患者的密切配合和支持。患者的心理素质，对治疗的认识及承受能力都影响患者的情绪，进而影响其行为及对治疗的依从性。

②消极情绪：当患者因痛苦或者治疗难以承受等，以及患者家庭消耗大量的精力、财力，难以做进一步治疗时，易产生消极情绪，需要治疗师在和患者沟通时严加防范。

3. 治疗安全的防范

（1）健全、落实各项制度,建立安全监督体系,严格遵守相关法律、法规、操作常规和操作规程是防范治疗缺陷与差错事故的根本保证,医院要不断完善各种规章制度,并认真组织学习和落实。医院和科室要建立三级安全监控小组,形成上通下达的治疗安全监控网络,并采取积极的防范措施,最大限度减少乃至杜绝患者不应有的生命危险和健康损伤。

（2）加强与安全相关的教育和培训。

①加强职业道德教育和治疗安全教育,增强安全意识。通过经常性的安全教育和职业道德教育,将规章制度学习与安全教育、职业道德教育相结合,增强治疗师的责任意识、风险意识,使治疗师明确良好的职业道德是治疗安全的基础,严格执行规章制度是治疗安全的保证。

②广泛开展法律法规教育和培训,增强法律意识。经常组织治疗师学习有关法律法规,强化法律意识,引导治疗师学法、懂法、知法、用法。认真剖析工作中存在的法律问题,充分认识违法的严重后果,加强责任感,维护治疗师和患者的合法权益。在治疗过程中自觉维护患者的知情权、隐私权,认真填写治疗记录,确保治疗记录的科学性、真实性、及时性和完整性。

③加强治疗师业务技术培训。加强对治疗师的基础知识、基本理论、基本技能的系统化培训和考核。组织治疗师参与各种新技术、新观念、新服务理念的学习,提高治疗师的理论知识和技术操作水平,从根本上保证治疗安全。

（3）重视治疗师与患者的沟通:治疗师要注重社会科学、人文科学、心理学等知识的学习,提高人文素养。加强语言修养,在工作中合理使用保护性语言,避免误解和纠纷;分析患者心理,主动与患者及其家属沟通,加强人文关怀,尊重患者知情权,及时让患者了解病情、治疗方案和预后等,对意志消沉的患者要给予精神上的安慰和支持。

（4）加强医院管理,完善支撑系统:医院相关医技科室和后勤保障系统的服务,要能够保证康复治疗的工作需要。医院的环境、布局、设施和工作流程要符合治疗的需要。仪器设备、设施要专人维护,定期检修,要在保证患者和治疗师的安全下正常使用。

（5）合理配置人力资源,确保治疗安全:康复治疗师人员少,治疗任务重,超负荷的工作导致治疗师身心疲惫、急躁和焦虑等情绪是构成医疗不安全因素的重要原因。因此,应合理配置人力资源,合理安排治疗师的工作和休息时间,合理安排治疗师的实际工作量,合理组建治疗师队伍,保证治疗安全。

三、治疗师职业防护

治疗师职业防护是指治疗师在治疗过程中采取多种有效措施,保护治疗师免受职业损伤因素的侵袭或将其伤害降至最低程度。

1. 治疗师职业防护的危险因素

（1）机械性损伤因素:治疗师劳动强度大,站立时间长,弯腰和低头动作多,可引起肌肉、骨骼损伤及静脉曲张等。

（2）放射性损伤因素:治疗师在实施紫外线、激光、高频电磁场、超声波、微波等治疗过程中,如果防护不当可导致放射性皮炎、皮肤溃疡等。

（3）电击性损伤因素:治疗师在工作过程中要接触各种治疗设备,如感应电治疗仪、经皮神经电刺激仪、功能性电刺激治疗仪、短波治疗仪、微波治疗仪、激光治疗仪等各种治疗仪器,虽然这些治疗设备都有很好的保护机制,但是在治疗过程中也存在触电的可能。

（4）心理社会性损伤因素:治疗师要经常面对病、伤、残等各种患者,特别是比较严重的残障者,甚至要面对患者的昏迷、死亡等,机体随时处于应激状态,心理压力过大,易引起神经衰弱、身心疲倦。治疗师还可能面对各种医疗纠纷,承受较大的精神压力。

2. 治疗师职业防护的类型

（1）机械性损伤因素的职业防护:机械性损伤是指治疗师在治疗时因经常搬运患者、长期弯腰、扭转、长时间站立等,导致肌肉、骨骼、关节的损伤。其主要防护措施如下。

①正确利用人体力学原理,保持正确的劳动姿势:在站立位或坐位时应尽可能保持腰椎伸直,使脊柱支撑力最大,避免过度屈曲对腰部韧带的劳损,减少身体重力对腰椎的损伤。在半弯腰或弯腰时,应两足分开使重力落在髋关节和两足处,降低腰部负荷。在弯腰搬运患者或者弯腰治疗患者时,双脚适当分开,屈膝,躯干挺直,使椎间盘承受的压力小于弯腰姿势时的压力。拒绝做剧烈活动,防止拉伤腰部肌肉,损伤椎间盘。

②避免长时间维持一种体位:治疗师应经常变换体位,缓解肌肉、关节及骨骼疲劳,减轻脊椎负荷,避免长时间保持一种固定的劳动姿势而引起腰肌劳损,增大发生腰椎间盘突出的概率。如果需要长时间站立,应避免长时间保持同一姿势,要适当轻微活动,双脚交替支撑身体重量,并可适当做踮脚活动,在工作间隙可适当做下肢运动操,尽量抬高下肢,以促进血液回流。

③加强体育锻炼,提高身体素质:加强体育锻炼,可增强背部、髋关节、膝关节的伸肌及腹肌等的柔韧性和抗疲劳性,增强骨关节活动度,还可提高机体免疫力,使全身各脏器系统功能增强,有效预防治疗时所导致的机械性损伤。

④养成良好的生活饮食习惯:提倡健康作息,在从事家务劳动时避免长时间弯腰活动,减少弯腰次数。合理调配饮食,多吃富含钙、铁、锌的食物,增加优质蛋白质的摄入量,增加维生素的摄入量。

(2)放射性损伤因素的职业防护:放射性损伤是指治疗师在治疗过程中,因接触各种放射性的仪器所引起的损伤。其主要防护措施如下。

①学习有关放射性电器的安全技术和防护知识,不必过于紧张。

②切勿直视正在治疗的各种放射性治疗仪的输出口,必要时戴好防护眼镜。

③完成治疗操作后,立即离开治疗仪,不在仪器旁做不必要的逗留。

④在具有辐射的环境内工作时,选择含有金属的布料作为衣物的面料,可反射和屏障辐射,减少对辐射的吸收。在有强辐射环境中时刻穿专门的防护服或围裙。

⑤合理调配饮食,多摄入富含优质蛋白质的食物,如牛奶、肉、蛋;增加富含维生素食物的摄入量,如蔬菜、水果等。

(3)电击性损伤因素的职业防护:电击性损伤是指治疗师在治疗过程中因各种原因导致触电,电流作用于机体后所引起的损伤。其主要防护措施如下。

①治疗室的地板最好是木板或橡皮板,并保持干燥,避免潮湿。治疗桌、椅、床及其附件应是木制品或非金属制品。

②治疗室的各种电源开关、插座、电源线、地线必须按安全用电的要求进行设计、安装。

③使用新的治疗机前,应先进行安全检查。使用后也要定期做安全检查,不使用不合格、不安全的设备。

④治疗仪外壳应接地线,漏电的治疗仪不得用于治疗。

⑤每次使用治疗仪前应检查治疗仪能否正常工作,电极、电缆、辐射器有无破损,开关、调节器有无故障,接头是否牢固。不得将有故障、破损,接触不良、输出不正常的治疗仪或其附件用于治疗。

⑥不得任意换不符合安全要求的电极、电缆和附件。

⑦治疗仪或电源的故障应由经专业训练的维修人员负责检查、修理、安装、改装,未经专业训练的人员不得进行这方面的操作。

⑧操作者的衣服和皮肤应保持干燥,穿不含金属并且吸汗的衣服。操作者手湿时不得进行治疗操作。

⑨患者治疗部位及附近的金属物品(如手表、发夹、首饰、别针、钥匙等)应予以去除。患者的体内有金属(如骨科固定钢板、钢钉,气管金属插管,金属节育环,金属牙套等)的部位不宜进行治疗。

⑩治疗时操作者身体的任何部位均不得接触任何接地的金属物或潮湿地面。

（4）心理社会性损伤因素的职业防护：心理社会性损伤是指治疗师在每日的治疗中面对病、伤、残等患者所承受的心理压力，以及在工作过程中因劳动强度、健康透支、自身价值等社会因素所造成的损伤。其主要防护措施如下。

①建立良好的医患关系，促进和谐沟通：明确和保障治疗师在工作中的权利，保护医患双方的权利和义务。加强相关法律法规的学习，增强治疗师自我保护意识。规范治疗行为，严防差错事故，减少医患纠纷，掌握语言技巧，尊重患者的各项权利，了解治疗师应遵守的各项规章制度和应尽的义务。

②培养积极乐观的精神：面临各种心理困扰时，以开朗豁达的态度对待。积极采取疏泄、转移、放松、自我暗示等方法进行心理和情绪的自我调整，将压力转化为积极的动力。积极寻求个人发展的机遇，善于从生活中寻找乐趣，学会宣泄和疏导，保持平和、稳定和乐观的心境。

③积极锻炼身体，培养业余爱好：治疗师应合理安排工作、学习和生活时间，培养广泛的兴趣，劳逸结合，保证充足的睡眠和良好的情绪，保持心理健康，减少心理疲劳。

④提高治疗师自身综合素质：随着社会进步，人们的健康需求逐渐增加，治疗仪器不断更新，治疗师也应与时俱进，正视挑战，提升自身综合素质，适应时代的需求，增强社会适应能力。

⑤及时寻求专业人员帮助：当自我调节不足以解决心理问题或生理疾病时，应及时寻求专业人员的帮助，进行心理咨询、心理或药物治疗，切勿讳疾忌医。

案 例 分 析

1. 该患者应用了干扰电疗法及磁疗法两种物理因子治疗技术进行治疗。

2. 干扰电疗法属于中频电疗法，磁疗法属于磁疗。

3. 物理因子治疗技术应用于老年病、慢性病领域，以及由各种原因引起的功能障碍者；应用于多种原因引起的急、慢性疼痛，由机体自行改善或消除疾病和损伤引起的病理变化。近年来逐渐应用于脏器康复、癌症康复、抑郁康复等领域。

 资源拓展

扫码答题　　　　章节思维导图

（傅青兰）

第二章

直流电疗法与直流电药物离子导入疗法

扫码看课件

学习目标

▲ **知识目标**

掌握直流电疗法、直流电药物离子导入疗法的操作方法及临床应用;熟悉直流电疗法、直流电药物离子导入疗法的治疗作用;了解直流电疗法、直流电药物离子导入疗法的治疗原理。

▲ **技能目标**

学会直流电疗法、直流电药物离子导入疗法的操作方法;能使用、管理常规仪器、设备。

▲ **素质目标**

培养良好的医患沟通能力;爱岗敬业、乐于奉献的团队协作精神;培养细致、耐心、负责的职业态度。

课程思政点

培养学生树立正确的世界观和价值观;培养学生吃苦耐劳的精神及勇于担当、甘于奉献的精神;培养学生的医患沟通能力及细致耐心的工作态度。

第一节　概　　述

案 例 导 入

患者,女,45 岁,右侧肩关节周围疼痛、活动受限半年,因近 2 日加重就诊。经检查患者的右肩关节前屈、后伸、外展、内旋及外旋活动均受限,关节僵硬,肩峰下有明显压痛点,基本生活自理。查体:ROM 评定结果为肩关节前屈 120°,后伸 35°,外展 135°,内旋 50°,外旋 40°。X 线检查无明显异常。诊断为肩关节周围炎。

【思考】

1. 该患者当下可实施哪种物理因子治疗技术?

2. 如何为该患者制订物理因子治疗处方?

3. 该患者治疗时应注意哪些问题?

电流是由带电粒子定向移动所产生的,习惯上把正电荷移动的方向作为电流的方向。直流电是指方向(正负极)固定、不随时间变化的电流,包括恒定直流电和脉冲直流电。直流电疗法(galvanism)是应用较早的电疗法之一。直流电药物离子导入疗法(electrophoresis)兼有药物和直流电的双重作用,在临床上应用广泛。

一、概念

直流电疗法是应用低电压(30～80 V)、小强度的平稳直流电(小于 50 mA)作用于人体一定部位以治疗疾病的方法,也是直流电药物离子导入疗法的基础。直流电药物离子导入疗法是使用直流电将药物离子经皮肤、黏膜或伤口导入体内以治疗疾病的方法,具有直流电和药物的双重作用。以上两种疗法在治疗疼痛、炎症、溃疡、血栓、骨折及神经损伤等方面有较好的疗效。目前临床上较少单独应用直流电疗法进行治疗。

二、物理特性

(一)对人体的理化作用基础

人体的体液是组织细胞进行代谢和功能活动的内环境,体液中含有各种电解质,对维持细胞内外液的渗透压、酸碱平衡和神经肌肉兴奋性等具有重要作用。体液中含有 Ca^{2+}、K^+、Na^+、Mg^{2+} 等阳离子,SO_4^{2-}、Cl^-、HCO_3^-、HPO_4^3 等阴离子,以及有机酸离子和蛋白质等。因此,体液是电解质溶液,人体组织属于电解质导体,能够导电。由于各组织含离子量、含水量及结构特征各不相同,故导电性差异较大,可分为:①优导体,如脑脊液、淋巴液、血液、胆汁等;②良导体,如神经、肌肉、肝、肾等;③不良导体,如皮肤、结缔组织、脂肪、骨等;④绝缘体,如指甲、干头发等。皮肤的导电性主要依赖汗腺导管及其分泌物,所以直流电或直流电药物离子导入经皮肤作用于人体也是借助汗腺导管而产生作用。

当直流电作用于人体组织时,组织内各种离子、水分子、胶体微粒(如蛋白质分子)等向特定方向移动,进而产生了电解、电泳、电渗等一系列生物化学效应。

(二)电解及电解产物

直流电通过电解质溶液时,溶液中的离子发生迁移并在电极表面发生化学反应的过程,称为电解。其中,阳离子移向阴极并在阴极上获得电子而还原成原子或原子团,阴离子移向阳极并在阳极上放出电子而氧化成原子或原子团。这些在电极上产生的原子或原子团,或它们与溶剂进一步发生化学反应而产生的新物质,称为电解产物。下面以氯化钠(NaCl)溶液为例说明电解过程(图2-1)。

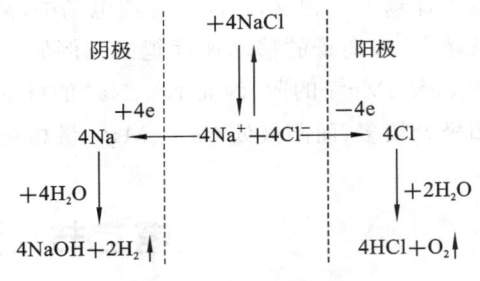

图 2-1　NaCl 的电解过程

NaCl 溶于水后解离成 Na^+ 和 Cl^-。通以直流电,Na^+ 向阴极移动,从阴极上得到电子成为钠原子,钠原子与水发生化学反应生成氢氧化钠并释放出氢气;Cl^- 向阳极移动,在阳极上放出电子变成氯原子,氯原子与水发生化学反应生成盐酸并释放出氧气。综上所述,直流电作用于电解质溶液时,阴极处产生碱性物质,而阳极处产生酸性物质。

(三)电泳及电渗

蛋白质为两性电解质,既可解离成阳离子,也可解离成阴离子。在碱性溶液中,蛋白质的羧基解离出 H^+ 而带负电荷;在酸性溶液中,蛋白质的氨基结合 H^+ 而带正电荷。正常人体的血液、脑脊液和淋巴液等体液呈弱碱性,因此蛋白质表面带负电荷。带正电荷的离子被蛋白质表面的负电荷吸引,分布在蛋白质周围,蛋白质表面的负电荷和其所吸引的少量正电荷离子构成吸附层,而吸附层四周的正电荷离子构成扩散层,扩散层外包绕水化膜。

蛋白质溶于水形成胶体溶液,在直流电的作用下会同时出现电泳和电渗两种现象。带负电荷的蛋白质粒子及其吸附层向阳极移动,称为电泳;带正电荷的扩散层离子连同其水化膜向阴极移动,称为电渗。由于电泳,蛋白质向阳极集中,密度增高,组织致密;由于电渗,阴极处水分相对增多,组织膨胀松软,而阳极较干燥,应用于人体,可对人体生理功能产生影响,起到治疗疾病的作用。

蛋白质的稳定性与电荷、水化膜、酸碱度和电解质有密切关系。在直流电阳极处,由于脱水、偏酸性等特点,蛋白质分散度降低,易于聚集凝结,且阳极下 Ca^{2+} 浓度相对增高,细胞膜变得较致密,因此阳极使细胞膜通透性降低,物质经膜交换速率减慢。而阴极处组织含水量增加,偏碱性,偏离蛋白质的等电点,蛋白质分子分散度升高,且阴极下 K^+ 浓度相对升高,细胞膜变疏松,通透性增强,物质经膜交换速率加快。

(四)改变组织含水量

在直流电的作用下,由于发生电泳和电渗,阴极处水分子增多,蛋白质分散度升高,组织膨胀松软,而阳极处组织含水量减少,蛋白质分散度降低,组织较干燥致密。利用阳极的作用,可使水分向瘢痕、干燥组织集中。组织蛋白具亲水性,由于水分增加,组织蛋白吸水后易溶解膨胀变软,因而阴极能使瘢痕、干燥组织软化。阳极可使局部组织脱水,皮肤干燥,对于水肿或有渗出物的病灶和多汗的局部皮肤,可利用阳极的脱水作用进行治疗。

(五)酸碱度的变化

当直流电作用于电解质溶液后,金属阳离子向阴极移动,产生碱性电解产物,阴极呈碱性;而酸根和有机酸阴离子移向阳极,产生酸性电解产物,阳极呈酸性。两极下的酸碱电解产物浓度较高时,能破坏人体组织引起化学性烧伤,临床操作时应注意采取措施避免。临床上可利用直流电的电解原理进行拔除倒睫毛、祛除皮肤疣和痣等。

(六)离子的水化

水分子的正、负电荷中心并不重合,故称偶极子。在电解质溶液中,阳离子易吸引水偶极子的负端,阴离子易吸引水偶极子的正端,以致离子周围被水偶极子包围,该现象为离子的水化,而排列在离子周围的水分子为该离子的水化膜。水化膜的厚度与该离子的原子量、化合价等成正比;且水化膜越厚,离子的有效半径越大。相反,在同一直流电场中,离子的移动速度与其有效半径成反比,即水化膜越厚,有效半径就越大,该离子的移动速度越慢。例如,K^+、Na^+、Ca^{2+}、Mg^{2+} 四种阳离子,其中 K^+、Na^+ 形成的水化膜比 Ca^{2+}、Mg^{2+} 的薄,因此 K^+、Na^+ 的移动速度较 Ca^{2+}、Mg^{2+} 快;当通直流电后,阴极处 K^+、Na^+ 量相对阳极处较多,而阳极处 Ca^{2+}、Mg^{2+} 量相对阴极处较多。

□ 直流电疗法
与直流电离子
导入疗法的
治疗原理及
治疗作用

第二节　治疗原理及治疗作用

一、直流电疗法的治疗原理及治疗作用

(一)治疗原理

1. 改变组织兴奋性　神经纤维在静息电位时,细胞膜两侧电位为"内负外正"的状态,称为极化。当静息电位向膜内负值减小的方向变化时,称为去极化,可引起细胞兴奋;当静息电位向膜内负值加大的方向变化时,称为超极化,细胞兴奋性降低。在直流电阴极下积聚的负电荷使细胞膜两侧处于"内正外负"的电位状态,膜内负值减小产生去极化,易被兴奋;而阳极下较多的正电荷加强了膜两侧原有的"内负外正"的电位状态,引发超极化,兴奋性降低。

神经纤维的膜电位变化也与 K^+、Na^+、Ca^{2+}、Mg^{2+}、H^+ 等电解质离子的分布与浓度有关,当各种电解质比例发生改变时,可影响组织兴奋性(兴奋性$=([K^+]+[Na^+])/([Ca^{2+}]+[Mg^{2+}]+[H^+])$)。另外,$K^+$ 可增加神经轴突的通透性,提高细胞膜去极化及离子转运的能力。通直流电时,体液中的 K^+、

Na^+、Ca^{2+}、Mg^{2+}向阴极移动,由于K^+、Na^+形成的水化膜较Ca^{2+}、Mg^{2+}的薄,因此K^+、Na^+的移动速度较快,在阴极处浓度相对增大,加上电解作用使阴极产生碱性电解产物,H^+浓度降低,组织兴奋性提高。相反,阳极处Ca^{2+}、Mg^{2+}浓度相对增大,产生酸性电解产物且H^+浓度较高,对组织兴奋性有明显的抑制作用。

当通较长时间直流电或电流强度较大时,阴极处K^+进一步增大可致神经轴突通透性过强而不能维持正常的膜电位变化,兴奋性转向降低甚至消失,在治疗时应注意时间和强度的选择。

2. 舒张血管　直流电作用于人体后,产生普遍的血管舒张反应。放置电极局部的血流量增加,皮肤温度升高,可持续30 min以上,以阴极处更明显。直流电刺激感觉神经末梢和血管壁上的感受器,经生理反射作用使神经末梢血管舒张;同时,蛋白质电解作用引起组胺和血管活性肽等物质释放,通过轴突反射扩张小动脉,并增宽毛细血管内皮细胞使血管通透性增强。离子向两极移动时,对血管壁的机械冲击也对血管的舒张产生了一定影响。

3. 影响细胞膜的通透性和组织含水量　膜蛋白是细胞与周围进行信息与能量交换的桥梁,影响着细胞膜的通透性。在直流电阳极处,电泳和电渗作用诱发蛋白质聚集凝结和一定程度脱水,且Ca^{2+}浓度相对增高,细胞膜通透性降低,物质交换困难,组织干燥致密,利于渗出性炎症和水肿等的治疗。阴极处水分子增多,蛋白质密度低而较分散,且K^+浓度相对升高,细胞膜疏松,通透性增强,物质交换加速,组织松软膨胀,可松解粘连、软化瘢痕、促进肉芽组织生长,对慢性炎症、皮肤缺血性溃疡等有较好疗效。

(二) 治疗作用

1. 镇静和兴奋作用　直流电对神经系统兴奋性有明显的影响。全身治疗时,下行的电流起镇静作用,上行的电流起兴奋作用。对局部治疗而言,阳极周围组织兴奋性降低,阴极处神经兴奋性增强。当通弱或中等强度的直流电时,阳极处神经兴奋性降低而阴极处神经兴奋性增强;当通过的电流强度较大或通电时间较长时,阴极下会由兴奋性增强转向降低;如果电流强度进一步增大或者通电时间延长,阴极处兴奋性甚至可能完全消失,称为阴极抑制。

2. 消炎镇痛,软化瘢痕　直流电阳极有减少水肿和渗出、消炎、镇痛、促进伤口愈合的作用,阴极有改善局部组织营养,促进伤口、溃疡愈合,软化瘢痕,松解粘连等作用。实验证明,在较低电流密度(0.03～0.06 mA/cm²)直流电作用下,皮肤出现轻度无菌变性、渗出性炎症、白细胞和巨噬细胞杀菌作用增强,而且阳极比阴极作用更明显。阳极有脱水作用,可减轻组织水肿和渗出,阴极可治疗慢性炎症和久治不愈的溃疡。

3. 对冠心病的治疗　微弱直流电很接近生物电的电流强度,刺激心血管反射区的皮肤感受器,可反射性地对异常的冠状动脉舒缩功能进行调节。有研究表明,低电流密度(0.001 mA/cm²)直流电接近生物电的电流强度,将阳极置于心前区,阴极置于背部,通过刺激皮肤感受器,可反射性调节异常的冠状动脉舒缩功能,改善心肌缺血、缺氧状态,对冠心病有良好的治疗效果。另外,直流电通过调节心肌的兴奋性和传导性,具有消除心律不齐、恢复心室收缩功能等作用。

4. 促进骨折愈合　适量的直流电阴极刺激可促进骨痂生长,骨折愈合。临床实践证明,低强度直流电(0.01～0.02 mA)的阴极有促进骨折愈合的作用。骨折后,骨折修复区域活跃,呈负电位,低强度直流电可以改变骨细胞的微环境。阴极下氧的消耗增加,致氧分压降低,刺激多能干细胞分化为成骨细胞,局部增加的OH^-使pH升高,促进了钙盐的释放和钙化。同时,在直流电的作用下,HPO_4^{2-}、$H_2PO_4^-$在碱性环境下易在阴极附近沉积,利于骨痂的形成,加速了骨折愈合的进程。

5. 对静脉血栓的影响　较大强度的直流电有促进静脉血栓溶解的作用。动物实验表明,高强度直流电作用于血栓部位,阳极处血栓首先松脱,并逐渐向阴极退缩至一定程度,血管重新开放。相关组织学观察,直流电作用2日后,可使成纤维细胞增殖,内膜下进而形成肉芽组织,新生的毛细血管和成纤维细胞自内膜长入血栓中,血栓机化,体积皱缩,血管再通。临床上用大剂量(0.2～0.3 mA/cm²)直流电治疗静脉血栓或血栓性静脉炎。

6. 对癌症的治疗作用　直流电作用后,电极下产生的强酸或强碱电解产物使肿瘤细胞的蛋白质变性沉淀、酶失活,肿瘤细胞发生坏死。同时,由于电渗作用,阳极脱水,而阴极水肿,不断充盈的水压迫静脉,微小血栓逐渐形成,肿瘤细胞缺血、缺氧,影响肿瘤血运情况。因此,直流电具有治疗肿瘤的作用。

二、直流电药物离子导入疗法的治疗原理及治疗作用

(一)治疗原理

1. 药物离子导入原理　在药物溶液中,一部分药物解离成离子或带电的胶体微粒,在直流电的作用下,这些离子或胶体微粒会向阴极或阳极定向移动。在两电极与皮肤之间放置被药物溶液浸湿的衬垫(纱布或滤纸),如果阴极衬垫中含有带负电荷的药物离子或阳极衬垫中含有带正电荷的药物离子,根据同性电荷相斥、异性电荷相吸的原理,药物离子就会向人体方向移动而进入体内。其特点:①利用直流电能将药物离子经完整皮肤导入体内。②由直流电导入体内的药物能保持原有的药理性质。③阴离子只能从阴极导入,阳离子只能从阳极导入。

2. 药物离子导入途径及导入极性

(1)导入途径:已有研究证明,导入的药物离子经过皮肤汗腺管口和毛孔进入皮肤内,或经过黏膜上皮细胞间隙进入黏膜组织。虽然皮肤的最外层为角质层,结构致密,但其导电性主要依赖表面大量的汗腺管口、毛孔等。汗腺导管内径为 15~80 μm,因此蛋白质(1~100 μm)等大分子物质的离子也能经过汗腺导管进入人体,或经过黏膜上皮细胞间隙进入黏膜组织。

(2)导入极性:根据化学结构式可以判定有效药物离子导入的极性。通常金属离子、生物碱带正电荷,从阳极导入;非金属离子、酸根带负电荷,从阴极导入。氨基酸、肽、酶类及蛋白质等两性电解质,其极性与溶剂的 pH 有关。当溶剂的 pH 接近或等于等电点时,药物呈电中性,直流电不发挥作用;当溶剂的 pH 远离等电点时,药物带正电荷或负电荷。

3. 药物离子导入深度及导入数量

(1)导入深度:药物离子被直流电导入深度只达皮内,大多不超过 1 cm,在局部表现组织中,药物浓度可比肌内注射途径用药高 20~100 倍。因此,在表皮堆积后形成"离子堆",局部神经、血管的功能状况不同,存留时间可从几小时到几日不等。部分药物离子对某些器官有一定的趋向性,能选择性地聚集停留在器官组织内,如碘主要停留在甲状腺,磷主要停留在中枢神经系统和骨骼中等。通过渗透作用进入淋巴液或血液循环的药物离子,可对远处的器官或全身发挥治疗作用。

(2)导入数量:药物离子导入的数量与很多因素有关,在一定范围内,溶液浓度越大,药物离子导入数量越多;通电时间越长、电流强度越大,导入的药物离子数量越多。但电流强度增大到一定强度,通电时间达到 30 min 后,导入的药物离子数量便不再随之增加。溶剂寄生离子的存在会影响药物离子的导入量,故多选用蒸馏水作为溶剂。人体不同部位对同一种药物离子的导入数量也有差别,躯干最多,上肢次之,下肢特别是小腿最少。另外,药物离子的直径越小,通过皮肤进入人体的数量就越多,而在导入前进行红外线、超短波等温热疗法治疗,也可增加药物离子的导入数量。一般情况下,导入体内的药量为衬垫中药量的 2%~10%,所以导入体内的药量是很少的。

(二)治疗作用

1. 直流电和药物的综合作用　直流电不会破坏导入药物的物理性质,且只导入其有效成分,能够避免口服、注射等用药途径刺激胃肠道、血管产生的不良反应,以及消化液对药物的破坏;在皮肤内形成的"离子堆",储存时间更长,作用更持久。因此,直流电药物离子导入是直流电和药物的综合作用,两者互相加强,疗效优于单纯采用直流电或药物疗法。目前很少单独使用直流电疗法,多用直流电药物离子导入疗法。

2. 对神经反射的作用　直流电药物离子导入疗法可通过神经反射途径引起机体反应。当作用于某些神经末梢分布比较丰富的部位时,自主神经节段反射机制启动而影响相应节段的内脏器官和血管功能,例如鼻黏膜直流电导入 0.5%普鲁卡因可通过自主神经反射治疗血管性头痛。

第三节 治疗技术

一、设备

（一）直流电疗机

利用电子管或晶体管对 220 V 交流电进行整流,经滤波输出 100 V 以下的平稳直流电。电流输出 0～100 mA 可调。输出插口标明正(＋)、负(－)极性,有的仪器有极性转换开关和电流量程分流器。

（二）辅助配件

1. 电极板 由导电性能好、化学惰性大的材料制成。临床多选用 0.3 cm 厚的导电橡胶电极板或 0.10～0.15 cm 厚的铅板电极板,由于铅板的柔韧性差,容易折断,不易紧密接触皮肤,影响治疗效果,因此目前临床多采用导电橡胶电极板-布衬垫,但必须经常清除电极板上的沉淀物,以免影响电极板的导电性。根据治疗部位将电极板制成不同大小的方形、圆形等形状,也有用于眼部、颈区、乳房等区域的特殊形状的电极板,如眼杯电极、直肠电极(多采用碳棒电极,外缠有 1 cm 厚的纱布或棉花)等。

2. 衬垫 ①用吸水性能好的棉绒布缝制而成,导电橡胶电极板使用 0.3～0.4 cm 厚的衬垫,而铅板电极板的衬垫厚度应达 1 cm。②衬垫需超出电极板边缘 1～2 cm,形状要与电极板相似。③治疗时用温水浸湿衬垫套后,将电极板放入衬垫套内,厚的一面与皮肤接触,可吸附和稀释电极下的酸碱电解产物,避免发生电化学灼伤。

3. 输出导线 一般选用绝缘性良好的、柔软的红色、白色(或红色、蓝色)两根导线,以便区分正负极。每组至少 2 条单芯绝缘导线或可分为两支的 1 条绝缘导线,以不同颜色区分正负极,一般红色为正极,负极为其他颜色(白色、蓝色等)。导线一端接输出插口,另一端接电极板的圆形插孔或连导电夹接电极板。

4. 其他用品 ①覆盖衬垫、垫导电夹的绝缘布,捆绑肢体电极的固定带,压迫躯干部位电极的沙袋等。②直流电药物离子导入时,配制不同浓度的拟导入药液及浸药所用的滤纸、纱布及槽平台等;药液必须新鲜、无污染,滤纸、纱布上应标明极性。③煮锅:两个,分别用于阴、阳极衬垫的煮沸消毒。④长夹:用于夹取煮锅内的衬垫。

二、治疗方法

（一）直流电疗法

1. 主电极和副电极的确定 直流电治疗时,电极面积不同可产生不同的功效。电极面积小,则电流密度大,引起的反应强,治疗作用明显,称为主电极或作用极;电极面积大,则电流密度小,引起的反应弱,称为副电极或非作用极。主电极常放置在治疗部位,而副电极可酌情放置在颈部、背部、腰骶部、胸骨等平坦且电阻较小的皮肤上。

2. 电极的放置方法 采用不同的电极放置方法,让电流更好地通过病变部位或需要作用的部位,主要有以下几种放置方法。

(1) 对置法:两个电极分别放置在身体某部位的内、外侧或前、后面,如肘关节内、外侧对置,上腹部与腰部前、后对置等,多用于治疗局部(头部、关节等)或较深部位(内脏器官等)的疾病。

(2) 并置法:两个电极同时放置在身体某部位的同一侧,上下或左右并置,如某侧下肢前面的上下并置,适用于治疗身体浅表部位,如周围神经、血管、较长肌肉的病变等。

(3) 斜对置法:两个电极分别放置在身体某部位的内、外侧的上、下部斜对置。

3. 治疗剂量与疗程

(1) 治疗剂量:临床中常用电流密度作为电流刺激强度的指标。电流密度即衬垫单位面积(每平方厘米)的电流强度。一般成人为 $0.03\sim0.1$ mA/cm^2,儿童为 $0.02\sim0.08$ mA/cm^2,头面部、颈部的电流密度应小于躯干部位;做反射治疗时电流密度应适当减小,如治疗冠心病时采用 0.001 mA/cm^2。

(2)治疗疗程:治疗时间为每次 $15\sim25$ min,每日或隔日 1 次,$10\sim15$ 次为 1 个疗程。

4．操作方法

(1)选择治疗所需的电极及衬垫:①根据治疗部位不同,选择治疗所需的电极及衬垫。②将主、副电极放入已消毒好、温度和湿度适宜的衬垫内,使电极板的各边在衬垫各边之内约 1 cm。③将电极片与直流电治疗仪输出导线相连,准备好固定带、沙袋等其他辅助用品。

(2)患者体位选择及治疗部位检查:①患者取舒适的体位,充分暴露治疗部位。检查治疗部位有无皮肤破损、炎症及有无感觉障碍等,根据情况酌情调整电流强度或终止治疗。②如有小面积抓伤或点状破损,可贴上胶布或涂抹凡士林;毛发过多,可剃去或温水浸湿后治疗;若有皮肤感觉障碍、术后瘢痕等情况,应酌情减小电流强度;若有感觉迟钝或丧失,则不可在此处治疗。

(3)确定电极放置位置:选择适宜的治疗位置放置电极,使衬垫套紧贴皮肤,用固定带或沙袋固定电极。

(4)做好治疗前解释说明:向患者解释治疗时产生的各种感觉,如轻微的蚁走感、柔和的针刺感、轻微的紧束感等。

(5)检查治疗仪器:①检查直流电疗机开关是否关闭,输出调节旋钮是否在"0"位,极性转换开关是否指向正确位置,电流量程分流器所指强度是否适合治疗要求。②检查导线连接的极性是否正确,分叉导线所连的两个电极是否为治疗所要求的同一极性。③检查设备及配件有无松动及破损。

(6)启动仪器:接通电源,启动电源开关,顺时针缓慢旋转电位开关,平稳增加电流输出,随时询问患者,根据患者感觉在 $3\sim5$ min 逐渐增大电流强度至目标值,但不可超过患者的耐受度。

(7)治疗结束:治疗结束后,逆时针缓慢旋转电位开关至"0"位,关闭电源开关,拔下电源插头。取下电极,检查治疗部位皮肤有无异常,询问患者治疗反应,记录治疗情况。

(8)整理设备:清洗、消毒、晾晒衬垫,整理相关治疗设备。

5．常用的治疗方法

(1)眼枕法:一个用分叉导线连接两个直径为 $3\sim4$ cm 的圆形电极片作为主电极,并置于提前滴入药液的闭合双眼上;一个连接 6 cm$\times10$ cm 的方形电极片作为副电极,放置于枕部(如眼区接正极,则负极置于枕部,图 2-2),电流强度为 $8\sim15$ mA。本法适用于治疗结膜炎、青光眼、白内障、视神经炎等疾病。

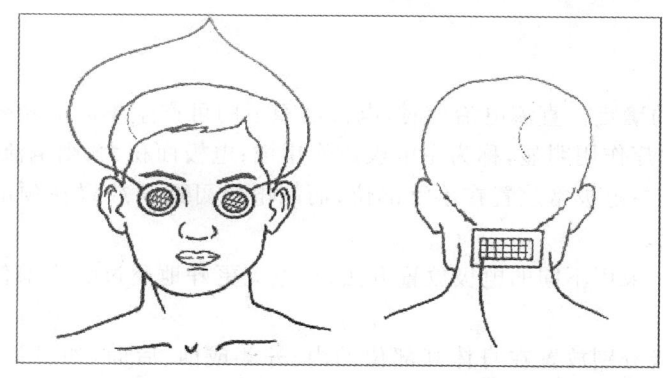

图 2-2 眼枕法

(2)额枕法:一个连接 5 cm$\times10$ cm 的方形电极片作为主电极,放置于额部;一个连接 7 cm$\times10$ cm 的方形电极片作为副电极,放置于枕部;电流强度为 $3\sim6$ mA。本法适用于脑血管硬化、脑血管意外恢复期、神经衰弱等疾病。

(3)面部治疗法:一个连接 E 形电极片作为主电极,放置于患侧面部;一个连接 10 cm$\times15$ cm 方形电极片作为副电极,放置于肩胛间区;电流强度为 8～15 mA。本法适用于三叉神经痛和面神经麻痹等疾病。

(4) 上颌窦区治疗法:一个连接 3 cm×15 cm 的条形电极片作为主电极,放置于上颌窦体表投影区;一个连接 6 cm×10 cm 的方形电极片作为副电极,放置于枕部;电流强度为 2～6 mA。本法适用于急、慢性鼻炎和鼻窦炎等疾病。

(5) 咽部治疗法:一个用分叉导线连接两个 5 cm×6 cm 的方形电极片作为主电极,斜对置于颈前部;一个连接 8 cm×10 cm 的方形电极片作为副电极,放置于颈后部;电流强度为 3～6 mA。适用于急、慢性咽喉炎等疾病。

(6) 颈交感神经节疗法:一个用分叉导线连接两个 3 cm×5 cm 的方形电极片作为主电极,并置于两侧胸锁乳突肌前缘;一个连接 6 cm×8 cm 的方形电极作为副电极,放置于颈后部;电流强度为 1～3 mA。本法适用于失眠、偏头痛、更年期综合征等疾病。

(7) 领区反射治疗法:一个连接披肩式电极作为主电极,放置于领区(锁骨上区、肩及 C6～T4 之间的背部);一个连接 16 cm×25 cm 的方形电极片作为副电极,放置于腰骶部。电流强度为 6 mA,治疗时间 6 min,每治疗 2 次电流强度增加 2 mA,治疗时间增加 2 min,至电流强度 16 mA,治疗时间 16 min 为止。本法适用于神经衰弱、血管性头痛、哮喘等疾病。

(8) 心前区治疗法:两极均连接 10 cm×15 cm 的方形电极片,分别放置于心前区和左背部;电流强度为 0.2 mA。本法适用于冠心病等疾病。

(9) 乳腺区反射治疗法:一个用分叉导线连接两个直径为 12 cm 的圆形电极片作为主电极,并置于两侧乳房;一个连接面积为 250～300 cm² 的电极片作为副电极,放置于肩胛间区或耻骨联合上。电流强度为 8～12 mA。本法适用于乳腺炎等疾病。

(10) 肩关节治疗区:两极均连接 6 cm×8 cm 的方形电极片,分别放置于肩关节的前面和后面。电流强度为 5～8 mA。本法适用于肩周炎、肩部陈旧性损伤、肌筋膜炎等疾病。

(11) 肘关节治疗区:包括对置法和并置法。①对置法:两极均连接 6 cm×10 cm 的方形电极片,对置于肘关节的内侧和外侧。②并置法:一个连接 6 cm×10 cm 的方形电极片作为主电极,放置于肩上部;一个连接 8 cm×10 cm 的方形电极片作为副电极,放置于前臂掌侧下 1/3 处。以上电流强度为 8～12 mA。本法适用于肘部损伤等疾病。

(12) 全身治疗法:一个连接 14 cm×22 cm 的方形电极片,放置于肩胛间区;一个用分叉导线连接两个 10 cm×15 cm 的方形电极片,分别放置于两侧腓肠肌处。电流强度为 15～25 mA。本法适用于神经衰弱、动脉粥样硬化、自主神经功能紊乱等疾病。

(二) 直流电药物离子导入疗法

1. 设备及用具

(1) 直流电疗机及其辅助配件的要求与直流电疗法基本相同。

(2) 衬垫及浸药所用的滤纸、纱布上应标注正(＋)、负(－)极性;滤纸、纱布的尺寸与电极板一致。

(3) 遵医嘱选择用无污染药物配制成不同浓度的导入药液备用。药物的选择及配制应选择易溶于水,易于电解,或经配制后易于导入的药物;不易被两极下产生的酸、碱电解产物破坏;除特殊需要外,一般采用蒸馏水、酒精、葡萄糖溶液等作为溶剂配制溶液;避免同时使用多种药物,减少寄生离子对药物离子导入量的影响。

(4) 治疗时仪器设备的操作方法与直流电疗法基本相同。

2. 常用治疗方法

(1) 衬垫法:其治疗方法与直流电疗法基本相同,注意事项有以下几个方面。

①放置电极的注意事项:作用电极放在与治疗部位面积相同,且用药液浸湿后的滤纸或纱布上;非作用电极下的滤纸或纱布用温水浸湿即可;导入的极性要正确;每个衬垫、滤纸或纱布尽量只供一种药物使用。

②配制药液的注意事项：配制药液的溶剂一般用蒸馏水、酒精或葡萄糖溶液等，减少寄生离子对药物离子导入量的影响；过敏药物导入前需做皮肤过敏试验。

③特殊注意事项：部分药物为防止被电解产物破坏，采取在用药液浸湿的滤纸或纱布上依次放置衬垫、缓冲液浸湿的滤纸或纱布、衬垫、电极片的非极化电极处理。

（2）电水浴法：将药液放入水槽内，治疗部位浸入水槽内，主电极为炭质电极（连水槽），副电极放置于身体相应部位。常见以下几种。①手浸入盛有药液的水槽内，一侧电极连接水槽，另一侧电极连接宽 4～6 cm 的袖口电极，放置于前臂中上 1/3 处；电流强度为 8～12 mA。②足浸入盛有药液的水槽内，一侧电极连接水槽，另一侧电极连接 10 cm×15 cm 的方形电极片，放置于腰骶部；电流强度为 10～18 mA。③将四肢远端分别浸入四个盛有药液的水槽内，根据导入药液性质分别连接阴极或阳极，称为四槽浴直流电药物导入法。④一侧电极连接盛有药液的眼杯电极，放置于患侧眼部，另一侧电极连接面积为 60 cm² 的电极片，放置于颈后部；电流强度为 1～2 mA，该法称眼杯法。

（3）体腔法：将被药液浸湿的棉条塞入鼻腔、耳道等或将特制的体腔电极置入直肠、阴道等治疗部位，再放置主电极灌注药液，副电极放置于身体相应部位。适用于身体与外界连通的腔隙部位。

①鼻黏膜疗法：将被药液浸湿的棉条塞入鼻腔，使其紧贴鼻黏膜，将露出鼻腔外的棉条下垫置绝缘布，上面放置 1 cm×3 cm 的主电极，副电极 6 cm×10 cm 放置于枕部；电流强度为 0.5～3 mA。适用于过敏性鼻炎、哮喘等疾病的治疗。

②耳道药物离子导入法：将被药液浸湿的棉条塞入外耳道，若有鼓膜穿孔，可先滴入 1 ml 药液。露出外耳道的棉条下垫置绝缘布，上面放置 5 cm×6 cm 的主电极，副电极 8 cm×10 cm 放置于对侧耳前区；电流强度为 1～2 mA。适用于亚急性、慢性中耳炎等疾病。

③直肠前列腺离子导入法：排便或灌肠清洁后，将有机玻璃或硬橡胶制成的前列腺体腔电极，缓慢置入直肠内约 10 cm，灌注 4～5 ml 温热药液；放置 150 cm² 副电极于下腹部；电流强度为 6～10 mA。适用于前列腺增生症、前列腺炎、直肠溃疡等疾病。

④阴道离子导入法：将特制的阴道体腔电极缓慢置入阴道内，灌注温热药液，放置 200 cm² 副电极于下腹部或腰骶部；电流强度为 8～20 mA。适用于宫颈炎、盆腔炎等疾病。

（4）创面离子导入法：该方法可使药物在伤口内的浓度增高，并达到较深层组织，且有直流电的协同作用，疗效比其他投药方法更好。其操作方法为清除创面分泌物后，将被药液浸湿的无菌纱布置于创面上，再放置主电极；副电极放置于创面对侧；电流强度为 0.05～0.1 mA。例如，导入庆大霉素治疗铜绿假单胞菌感染的创面，导入锌离子治疗营养不良性溃疡等。

第四节　临床应用

直流电疗法及直流电离子导入疗法的适应证及禁忌证

一、适应证

①面神经麻痹、神经衰弱、三叉神经痛、偏头痛、坐骨神经痛、自主神经功能紊乱、神经官能症、周围神经损伤、末梢神经炎等神经科疾病。②冠心病、高血压、静脉血栓、血栓性静脉炎、慢性胃炎、胃溃疡、十二指肠溃疡等内科疾病。③骨折、类风湿性关节炎、颈椎病、肩周炎、淋巴管炎等外科疾病。④皮肤瘢痕、硬皮病、皮肤溃疡、丹毒等皮肤科疾病。⑤结膜炎、角膜炎、玻璃体浑浊、白内障、虹膜睫状体炎、过敏性鼻炎、牙周炎、慢性扁桃体炎、慢性咽炎、中耳炎等五官科疾病。⑥盆腔炎、附件炎、宫颈炎、闭经、功能失调性子宫出血等妇科疾病。

直流电药物离子导入疗法常用药物、治疗作用及适应证见表 2-1。

表 2-1 直流电药物离子导入疗法常用药物、治疗作用及适应证

导入药物	极性	药物名称	浓 度	治疗作用	适 应 证
钾	＋	氯化钾	3％～5％	提高神经、肌肉组织兴奋性	周围神经炎,周围神经麻痹
钙	＋	氯化钙	3％～5％	维持神经、肌肉的正常反应性,降低细胞膜通透性,消炎	神经根炎,神经炎,局限性神经水肿,神经官能症,过敏性结肠炎,功能失调性子宫出血
锂	＋	氯化锂	2％～5％	加强尿酸盐溶解	神经炎,痛风性关节炎,肌炎
镁	＋	硫酸镁	3％～5％	缓解平滑肌痉挛,舒张血管,降低血压	冠心病,高血压,肝炎,胆囊炎
锌	＋	硫酸锌	0.25％～2％	降低交感神经兴奋性,杀菌,改善组织营养状况,促进肉芽组织生长	创面,溃疡病,慢性胃炎,过敏性鼻炎
铜	＋	硫酸铜	0.5％～2％	抑制霉菌,抑制病毒	浅层结膜炎,疱疹性结膜炎,手足癣
银	＋	硝酸银	1％～3％	消炎,杀菌	创面,子宫颈糜烂,霉菌性炎症
磷	－	磷酸铜	3％～5％	促进神经调节、磷代谢	神经炎,周围神经损伤,神经官能症,骨折
硫	－	亚硫酸钠	3％～5％	促进慢性炎症吸收	关节炎,盆腔炎,肝炎,胆囊炎
氯	－	氯化钠	3％～5％	促进慢性炎症吸收,软化瘢痕	慢性炎症,退行性骨关节病,瘢痕增生
碘	－	碘化钾	1％～5％	软化瘢痕,松解粘连,促进慢性炎症吸收	神经根炎,蛛网膜炎,视网膜炎,瘢痕增生,术后粘连
氟	－	氟化钠	1％～3％	减弱牙齿对冷热的传导	牙齿过敏
庆大霉素	＋	硫酸庆大霉素	2000～4000 U/ml	对大肠杆菌、金黄色葡萄球菌、铜绿假单胞菌有抗菌作用	浅层组织感染
黄连素	＋	硫酸黄连素	0.5％～1％	对革兰氏阳性菌、部分革兰氏阴性杆菌有抑菌作用	浅层组织感染
四环素	＋	四环素	0.5％	对多数革兰氏阳性、阴性菌有抑菌作用	浅层组织感染

导入药物	极性	药物名称	浓　度	治疗作用	适应证
氯霉素	+	氯霉素	0.5%～1%	对革兰氏阳性、阴性菌有抑菌作用,且对革兰氏阴性菌作用较强	眼、耳、浅层组织感染
红霉素	+	红霉素	2%	对革兰氏阳性、阴性菌有抗菌作用	对青霉素、四环素有抗药性的感染
新霉素	+	硫酸新霉素	0.5%～1%	对大部分革兰氏阳性、阴性菌有杀菌作用	浅层组织感染
土霉素	+	盐酸土霉素	0.5%～1%	对多数革兰氏阳性、阴性菌有抑菌作用	浅层组织感染
链霉素	+	硫酸链霉素	0.02～0.05 g/ml	对革兰氏阴性球菌、结核杆菌有抑菌作用	结核杆菌感染
异烟肼	+	异烟肼	1%～2%	对结核杆菌有抗菌作用	结核杆菌感染
阿托品	+	硫酸阿托品	0.02%～0.1%	散瞳,缓解平滑肌及微血管痉挛,抑制汗腺及唾液腺分泌	虹膜炎,虹膜睫状体炎,胃肠道痉挛,多汗症
毛果芸香碱	+	硝酸毛果芸香碱	0.02%～0.1%	缩瞳,加强胃肠道、膀胱平滑肌张力和蠕动	青光眼,肠麻痹,尿潴留
新斯的明	+	甲硫酸新斯的明	0.02%～0.1%	缩瞳,加强胃肠道、膀胱平滑肌张力和蠕动,兴奋横纹肌	青光眼,肠麻痹,尿潴留,面神经麻痹,重症肌无力
普鲁卡因	+	盐酸普鲁卡因	1%～5%	局部麻醉,降低组织兴奋性	疼痛(加入适量肾上腺素),溃疡病,高血压,脑血管疾病
狄奥宁	+	盐酸狄奥宁	0.1%～0.5%	镇痛,促进渗出物吸收	肌痛,冠心病,毛囊炎,角膜白斑,玻璃体浑浊
安替比林	+	安替比林	2%～10%	镇痛,解热	神经痛,肌痛,关节痛
奎宁	+	盐酸奎宁	0.25%～2%	镇痛,减轻横纹肌强直收缩	神经痛,红斑狼疮,先天性肌强直
士的宁	+	硝酸士的宁	0.01%	加强横纹肌收缩	神经麻痹,肌肉瘫痪
加兰他敏	+	氢溴酸加兰他敏	0.05%～0.2%	加强平滑肌、横纹肌收缩	面神经麻痹,脊髓灰质炎后遗症
氯丙嗪	+	盐酸氯丙嗪	1%～2%	镇静,降血压	神经官能症,高血压
维生素 B_1	+	盐酸硫胺	1%～2%	参与糖代谢,维持神经、消化系统正常功能	周围神经损伤,多发性神经炎,溃疡病
维生素 B_{12}	+	维生素 B_{12}	50～100 μg/ml	抗恶性贫血,营养神经	神经炎,神经痛

续表

导入药物	极性	药物名称	浓度	治疗作用	适应证
肾上腺素	+	盐酸肾上腺素	0.01%~0.02%	收缩皮肤、内脏血管，舒张骨骼肌、心肌血管，扩张支气管平滑肌，抗过敏	支气管哮喘，过敏性鼻炎
组胺	+	盐酸组胺	0.01%~0.02%	舒张微循环、提高血管通透性	静脉炎、血栓闭塞性脉管炎，扭伤
苯海拉明	+	盐酸苯海拉明	1%~2%	抗过敏，抗组胺	过敏性鼻炎，局限性神经性水肿，皮肤瘙痒症
氢化可的松	+	氢化可的松	10~20 mg/次	抗炎，脱敏	类风湿性关节炎，变态反应性疾病
促皮质素	+	水溶性促皮质素	10~15 U/次	刺激肾上腺皮质合成及释放皮质激素	类风湿性关节炎，变态反应性疾病
透明质酸酶	+	透明质酸酶	5~10 U/ml	提高组织通透性，促进渗出液吸收	外伤后肿胀、血肿、瘢痕，硬皮症
麻黄碱	+	盐酸麻黄碱	1%~2%	收缩皮肤、内脏血管，松弛支气管平滑肌	支气管哮喘，过敏性鼻炎
叶秋碱	+	硝酸叶秋碱	0.1%	兴奋神经	面神经麻痹
罂粟碱	+	盐酸罂粟碱	0.1%~0.5%	降低平滑肌紧张度	冠心病，脑动脉供血不足
氨茶碱	+/−	氨茶碱	1%~2%	扩张支气管平滑肌，扩张冠状动脉	支气管哮喘，冠心病
大蒜	+	大蒜原液	1%~5%	对革兰氏阳性、阴性菌有抑菌作用	痢疾，前列腺炎
草乌	+	草乌总生物碱	0.1%~0.3%	消炎，镇痛	神经痛，关节痛
杜仲	+	杜仲煎剂	50%	降血压	高血压
延胡索	+	硫酸延胡索乙素	30~40 mg/次	镇痛，镇静	胃肠道及肝胆疾病的疼痛，脑外伤后遗症
双钩藤	+	双钩藤煎剂	10%~20%	镇静，降压	神经衰弱，高血压
罗芙木	+	罗芙木液	10%	降血压	高血压
洋金花	+	洋金花总生物碱	0.5%	扩张支气管平滑肌	支气管炎，支气管哮喘
五味子	−	五味子煎剂	50%	兴奋中枢神经，调节血管功能	神经衰弱，盗汗
川芎	−	川芎煎剂	30%	扩张血管	冠心病，脑动脉供血不足，高血压
毛冬青	−	毛冬青煎剂	50%~100%	扩张血管，消炎	冠心病，脑血管痉挛

续表

导入药物	极性	药物名称	浓　度	治疗作用	适　应　证
青霉素	—	青霉素钠盐	1万~2万 U/ml	对革兰氏阳性菌、革兰氏阴性球菌有抗菌作用	浅层组织感染
磺胺嘧啶	—	磺胺嘧啶钠	2%~5%	对大部分革兰氏阳性球菌、某些革兰氏阴性菌有抑菌作用	皮肤、黏膜及浅层组织感染
结核菌素	—	旧结核菌素	0.1%~0.25%	对结核杆菌感染有脱敏作用	结合性角膜炎,结核性虹膜睫状体炎
对氨基水杨酸	—	对氨基水杨酸钠	3%~5%	对结核杆菌有抑菌作用	结核杆菌感染
阿司匹林	—	阿司匹林	2%~10%	镇痛,解热,抗风湿	风湿性关节炎,神经炎,神经痛,肌炎,肌痛
水杨酸	—	水杨酸钠	3%~5%	镇痛,抗风湿	风湿性关节炎,神经痛,巩膜炎,虹膜炎
安乃近	—	安乃近	0.5%	镇痛,解热,抗风湿	风湿性关节炎,神经痛,肌痛
肝素	—	肝素	5000 U/ml	抗凝	冠心病,血栓性静脉炎
枸橼酸	—	枸橼酸钠	1%~5%	抗凝	类风湿性关节炎的关节肿胀
谷氨酸	—	谷氨酸钠	3%~5%	参与脑糖和蛋白质代谢过程,改善细胞营养	神经衰弱
胰蛋白酶	—	胰蛋白酶	0.05%~0.1%	加速伤口净化,促进肉芽组织生长	创口感染,肉芽组织生长不良,血栓性静脉炎
维生素 C	—	抗坏血酸	2%~5%	促进结缔组织形成,促进伤口愈合,增强抵抗力	创口,角膜炎,冠心病

二、禁忌证

神志不清、高热、恶性肿瘤、恶性血液系统疾病、急性化脓性炎症、湿疹、急性传染病、孕妇腰腹骶部、严重心脏疾病或植入心脏起搏器、金属异物局部、皮肤破损局部、对电流不能耐受及对导入药物过敏者。皮肤感觉障碍者慎用。

三、注意事项

(一)治疗前

1. 核对患者信息及说明注意事项　包括患者姓名、治疗部位等信息,说明治疗时的感觉及注意事项,并嘱患者去除治疗部位及附近的金属物,以防烧伤。

2. 检查仪器设备及用具　①直流电疗机开关是否关闭,输出调节旋钮是否在"0"位,极性转换开关是否指向正确位置。②电流量程分流器所指强度是否适合治疗要求,导线连接的极性是否正确,设备及配件有无松动及破损。③新启用或检修后的直流电疗机在使用前,必须进行输出极性的鉴定。④电极插头必须紧紧插入导线插口,导线夹下必须垫置绝缘布,避免金属裸露部分直接接触皮肤。⑤电极片及衬垫需平整,保证紧密接触皮肤,使电流作用均匀。⑥衬垫、纱布或滤纸上必须标明正(＋)、负(－)极性,严防反放;不同药物的衬垫及纱布不得混用;衬垫的温度和湿度应适宜。

3. 检查直流电离子导入药物 ①检查药物失效时间,观察有无变色及浑浊。②抗生素、酶类等药物易被电解产物所破坏,治疗时应采用非极化电极。③过敏药物导入前需做皮肤过敏试验。

(二) 治疗中

1. 仪器操作注意事项 ①旋转电位开关应缓慢,平稳增加电流输出,随时检查电流表指针是否平稳、是否在所调节的电流强度上。②两电极之间宜保持一定距离,严禁相互接触。

2. 治疗中患者注意事项 ①嘱患者不得随意变换体位,治疗时不得触摸治疗仪或其他金属物。②如患者感觉电极下有局限性疼痛或烧灼感,应立即调节电流至"0"位,中断治疗进行检查(电极板是否滑脱、电流强度是否过大等),查看局部皮肤情况。③电水浴时,患者肢体不得擅自离开水面,不得向水槽内增加或减少液体。

(三) 治疗后

1. 治疗仪器及用具处理 ①缓慢旋转电位开关至"0"位,关闭电源开关后,再从患者身上取下电极,纱布或滤纸。②电水浴治疗结束时,必须在患者出水槽前关闭电源。③电极板使用后需用肥皂水刷洗。④衬垫、纱布清洗、煮沸消毒后应按极性分开晾干备用,专药专用。⑤滤纸使用后可丢弃。⑥水槽使用后应立即清洗消毒。

2. 患者治疗后注意事项 ①嘱患者勿搔抓治疗部位皮肤,必要时可使用护肤剂。②局部出现刺痒或小丘疹等情况时,可外涂50％甘油或止痒液。③如果发生直流电灼伤,局部无须特殊处理,注意预防感染即可;若灼伤严重,可给予2％龙胆紫溶液,也可用红斑量紫外线照射。

3. 评估治疗效果 治疗师要注意评估治疗效果,若治疗效果不明显,可与医师沟通是否调整处方。

 案 例 分 析

1. 该患者为肩周炎,可以为该患者进行直流电疗法。

2. 治疗处方:取两个 6 cm×8 cm 的电极对置于肩关节前面和后面,电流为5～8 mA,每次 15～30 min,每日或隔日 1 次,15 次为 1 个疗程。

3. 注意事项:①向患者说明治疗时的感觉及注意事项,并嘱患者去除治疗部位及附近的金属物,以防烧伤。②注意正确操作仪器设备,选择好电极板及衬垫。③嘱患者勿搔抓治疗部位皮肤,必要时可使用护肤剂。

直流电疗法及直流电离子导入疗法案例分析

 资源拓展

扫码答题

章节思维导图

直流电疗法及直流电离子导入疗法操作常规

(陈　轶)

低频电疗法

扫码看课件

▲ **素质目标**

培养爱岗敬业、乐于奉献、团队协作的精神；培养细致、耐心、负责的职业态度；培养良好的医患沟通能力。

▲ **知识目标**

掌握低频电疗法的定义、低频电疗法的临床应用、低频电疗法的治疗技术；熟悉低频电疗法的治疗原理和作用机制；了解低频电疗法的临床应用、注意事项。

▲ **技能目标**

学会低频电疗法操作；能使用、管理常规仪器、设备。

课程思政点

树立以"患者为中心"的服务意识；培养科学严谨及一丝不苟的工作作风；培养吃苦耐劳的劳动精神；培养医患沟通，共情，细致、耐心的工作态度。

第一节 概　述

什么是低频
电疗法

案 例 导 入

患者，男，56 岁，骨折后出现失用性肌萎缩，前来就诊。

【思考】

1. 该患者当下该实施哪种物理因子治疗技术？

2. 如何为该患者制订物理因子治疗处方？

3. 该患者治疗时应注意哪些问题？

一、概念

医学上将频率小于 1000 Hz 的脉冲电流称为低频脉冲电流，将应用低频脉冲电流治疗人体疾病的方法称为低频电疗法。

低频电疗法的电流频率定为 1000 Hz 以下,是由不同电流频率会引起肌肉神经组织不同的电生理学特征来决定的。研究表明对于运动神经,1～10 Hz 的电流频率可以引起肌肉单个收缩,20～30 Hz 的电流频率可以引起肌肉不完全强直收缩,50 Hz 的电流频率可以引起肌肉完全强直收缩;对于感觉神经,50 Hz 的电流频率可以引起明显的震颤感,100 Hz 左右的电流频率可以产生镇痛和镇静中枢神经的作用;对于自主神经,1～10 Hz 的电流频率可以兴奋交感神经;10～50 Hz 的电流频率可以兴奋迷走神经等。以上这些电流频率均在低频电流频率的范围之内。并且,哺乳类动物运动神经的绝对不应期在 1 ms 左右,骨骼肌细胞的绝对不应期在 2 ms 左右。理论上两次刺激间隔大于 1 ms 的电刺激才能使神经纤维均兴奋,因此,为了使得每次脉冲都能引起肌肉收缩运动,其刺激频率需要小于 1000 Hz。

低频电疗法在医学领域的应用已经有 100 多年的历史。最早用电来治病可以追溯到古希腊医生希波克拉底(公元前 460 年—公元前 370 年);随后,从 1831 年法拉第(Michael Faraday)发明了电磁感应装置后,低频脉冲电流开始用于治疗头痛、瘫痪等疾病;19 世纪后期和 20 世纪初是电疗法的黄金时代,多种低频电疗法被发明并且应用于临床;1900 年 Leduc 进行的家兔士的宁导入实验,为临床应用直流电奠定了基础;1930 年法国牙科医生 Bernard 在一次牙科电泳实验研究过程中,发现间动电疗法并应用于患者的镇痛治疗;1950 年 Nemech 等人制成首台干扰电治疗仪并用于临床治疗;但在之后的一段时间,电疗法一度被临床医生冷落;直到 1965 年 Melzack 和 Wall 提出疼痛闸门控制学说,为经皮电刺激神经疗法奠定了基础,电疗法才得以重新获得重视;20 世纪 60 年代,高压脉冲电流和电子生物反馈技术开始应用;随后,1968 年我国晶体管低频脉冲电针仪研制成功,并且在全国广泛推广;20 世纪 80 年代以来,随着大规模集成电路和计算机技术的应用,治疗仪器从早期的需要手动控制的大型设备发展为电脑控制、功能先进、可随身携带的便携式设备。目前,在功能性电刺激、神经肌肉电刺激、肌电生物反馈及镇痛的研究和应用上已有明确的理论基础和实验证据支持,这使得低频电疗法成为康复治疗中较常用的物理治疗方法。

低频电疗法的特点是低电压、低频率、小电流;频率低且可调;电解作用较直流电弱;电流强度或电压可有增减、升降的变化;对感觉神经和运动神经有较明显的刺激作用;不会产生明显的热效应,有镇痛作用。

二、低频电疗法的分类

低频电疗法根据不同的标准有多种分类方法,如按电流形式分类、按治疗目的分类,各有其优缺点。由于所用低频电流的波形、频率、强度不同以及治疗方法不同,产生的治疗效果也不同,如镇痛(超刺激疗法),改善睡眠(电睡眠疗法),调整脊髓功能(低频脊髓通电法)等。同一种治疗目的又可使用不同波形、频率,如经皮电刺激神经疗法有用方波的,有用三角波的,因此科学的分类法有待进一步确定。以下主要根据治疗目的进行分类。

(一) 主要刺激神经肌肉、使肌肉收缩的低频电疗法

1. 神经肌肉电刺激疗法(neuromuscular electrical stimulation,NMES) 使用低频脉冲电流刺激运动神经或肌肉,可以使失去神经支配的肌肉和痉挛的肌肉在低频脉冲电流刺激作用下发生节律性收缩。

2. 功能性电刺激疗法(functional electrical stimulation,FES) 使用低频脉冲电流刺激失去神经支配的肌肉,代替或矫正肢体和器官已经丧失的功能,也可归属神经肌肉电刺激的范畴。

3. 感应电疗法 利用电磁感应原理产生一种双相、不对称的低频脉冲电流,使用这种低频脉冲电流刺激因失用等原因丧失运动的肌肉,使之产生被动收缩,从而防治肌萎缩。

(二) 主要作用为镇痛或促进局部血液循环的低频电疗法

1. 间动电疗法 间动电流可以提高通阀,它可以阻断或干扰痛觉冲动的传导,同时能改善血液循环,其镇痛机制可以用掩盖效应、疼痛闸门控制学说来解释。

2. 超刺激电疗法 使用超出一般治疗剂量的低频方波脉冲电流来治疗疾病,有明显的镇痛与促进血液循环的作用。电流作用于神经粗纤维,通过闸门机制或掩盖效应发挥镇痛作用;同时也可改善局部血液循环、加速致痛物质的排出而间接发挥镇痛效果。

3. 经皮电刺激神经疗法(transcutaneous electric nerve stimulation,TENS) 经皮电刺激是根据疼痛闸门控制学说发展起来的。使用特定的低频脉冲电流刺激脊髓后角的粗纤维,关闭疼痛传入的闸门;同时通过激活脑内的内源性吗啡多肽能神经元,从而产生镇痛作用。对于急、慢性疼痛均有明显的镇痛作用。

4. 高压低频脉冲电疗法(high voltage pulsed low frequency electrotherapy,HVPC) 高压低频脉冲电疗法的特点为采用高电压,能兴奋感觉神经和运动神经,同时还可以促进血液循环,临床上主要用于治疗各种疼痛。

5. 脊髓电刺激疗法 脊髓电刺激疗法是将电极植入脊柱椎管内,应用有一定通断的脉冲电流刺激神经,进而阻断疼痛信号经脊髓向大脑传递,从而有效缓解顽固性神经性疼痛。

(三)促进骨折和伤口愈合的低频电疗法

1. 经皮电刺激神经疗法 有研究报道,经皮电刺激神经疗法可以加速骨折愈合。

2. 高压低频脉冲电疗法 20世纪80年代,有研究报道,用高压低频脉冲电疗法的微弱直流电可以治疗慢性皮肤溃疡,并且认为其对糖尿病并发的皮肤溃疡的治疗效果比漩涡浴好。

(四)以其他治疗作用为主的低频电疗法

1. 电兴奋疗法 电兴奋疗法是将感应电与直流电结合或单独应用,以超强剂量,在病区或穴位,短时间内断续刺激,以治疗疾病的方法。该疗法的提出是基于强烈刺激兴奋后将转为抑制的原理。可用于治疗神经衰弱、各种神经痛、胆道蛔虫病、软组织扭伤等。

2. 电睡眠疗法 以弱量的低频脉冲电流作用于脑部,调整机体功能,以引起睡眠或产生治疗疾病作用的方法,称为电睡眠疗法。可引起治疗中入睡或治疗后使生理睡眠延长或加深,加强中枢的抑制作用,但经近年来的研究发现其不仅对引起睡眠可发挥一定治疗作用,对治疗中不入睡的患者也有调整性的治疗作用。弱量的低频脉冲电流通过脑部,可保证机体内环境稳定,促进机体自我调节,对于精神和情绪方面也可产生良好的影响。

三、物理特性

由于机体不同组织对不同参数设置的低频脉冲电流反应不尽相同,因此电流的参数设置是多样且复杂的。为了更好地描述低频脉冲电流的物理特征,以下我们将详细描述各参数的定义及其意义。

低频电流的
物理特性

(一)波形

波形指随着时间而变化的脉冲形态。脉冲形态由脉冲上升时间、脉冲顶宽、脉冲下降时间以及升降变化曲线所决定。脉冲上升时间是指脉冲自零升至峰值(或峰值的90%)所需的时间;脉冲下降时间是指脉冲自峰值(或峰值的90%)下降至零所需的时间。脉冲电流的升降与时间关系可呈直线式,也可呈指数曲线式或正弦曲线式。脉冲顶宽是指电流上升至峰值后所持续的时间。脉冲上升时间、脉冲顶宽、脉冲下降时间的单位多是 ms 或 μs。临床上常用的波形有三角波、方波、正弦波、梯形波、锯齿波、指数曲线形波等(图 3-1)。升降时间短暂、且呈直线关系,并有一定脉冲顶宽者,称为方波;升降缓慢、且呈直线关系、有一定脉冲顶宽者,称为梯形波;无脉冲顶宽者称三角波;升降时间较长,且呈指数曲线关系者,称为指数曲线形波;升降时间慢,且呈正弦曲线关系者,称为正弦波;直线式缓慢上升,迅速下降者,称锯齿波。不同波形的有效作用面积不同,对组织和细胞的作用也不尽相同。在脉宽和电流强度相同的情况下,方波的有效作用面积最大。

(二)调制

采用一种频率较低的脉冲电流,使得另一种频率较高的脉冲电流的幅度或频率随着频率较低的脉冲

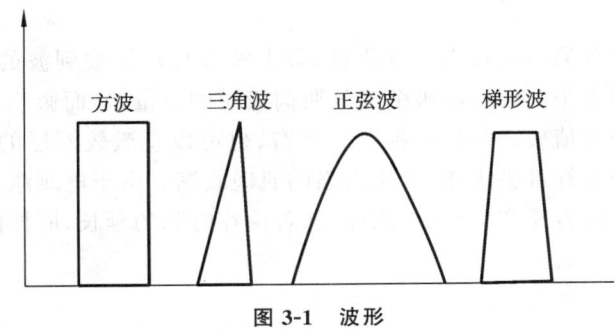

图 3-1 波形

电流的幅度的变化而改变,称为调制。频率较低的脉冲电流称为调制波,被调制的频率较高的脉冲电流称为被调波。被调波的幅度随调制波幅度变化时称调幅;被调波的频率随调制波幅度变化时称调频。低频脉冲电疗法多用调幅方式调制电流,兼有低中频电流的优点。

(三)相位

根据电流方向是否单一可以将低频电流分为单相和双相。单方向偏离基线的脉冲电流为单相脉冲;先单方向偏离基线又反方向偏离基线的脉冲电流称为双相脉冲。在双相波中,两个相位的波形、周期、脉宽、波幅等完全相同,只是电流方向相反,称为对称性双相波,反之则称为不对称性双相波。在脉冲电流中,每个相位的电荷量约为电流强度对单位时间的积分,简单来说就是相位所涵盖的面积。在双相波中,若两个相位所涵盖的面积相同,则为平衡性双相波,反之则为不平衡性双相波。一般来说,对称性双相波是平衡性双相波,但平衡性双相波不一定是对称性双相波。平衡性双相波两个输出电极的正负离子均等,可避免电刺激导致的化学作用,因此大肌肉刺激一般使用平衡性双相波。在使用单相脉冲时,脉宽应较短,避免离子堆积引起的化学性伤害(图 3-2)。

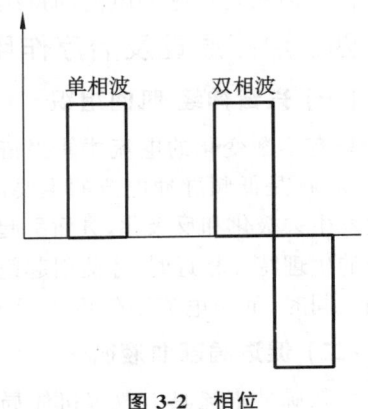

图 3-2 相位

(四)脉冲周期

一个脉冲波的起点到下一个脉冲波的起点相距的时间称为脉冲周期,以 ms 或 s 计。

(五)频率

频率指每秒出现脉冲刺激的次数,单位为赫兹(Hz),频率与周期互为倒数。频率是低频电疗中重要的参数,在刺激脉宽一定,刺激强度最大时,肌肉收缩的力量在一定范围内随着刺激频率的增加而增加,但同时刺激频率的增加也会加快肌肉疲劳的产生。当刺激频率较小,刺激的间隔大于一次肌肉收缩舒张的时间时,肌肉只能产生单收缩;随着频率的增加,肌纤维相邻的两次收缩开始重叠,肌肉开始产生强直收缩;当频率增加超过 50 Hz 时,肌肉可能会产生更大的收缩力量,但也会加快肌肉疲劳的速度。

(六)脉宽

脉宽指每个脉冲电流出现的时间,以 μs 或 ms 计。研究表明,引起组织兴奋的电刺激与电流强度和刺激时间均有关系,当刺激较强时,只需较短的刺激时间就可引起兴奋。因此,引起组织兴奋除了需要足够的电流强度外,还需要达到一定的脉宽。神经纤维和肌肉组织兴奋所需的最小脉宽不同,肌肉组织兴奋需要更长的脉宽。当脉宽小于 40 μs 时,电流强度要非常大才可以使肌肉组织兴奋收缩;当脉宽较大时,较小的电流强度就可以引起神经纤维的动作电位,产生肌肉收缩,但是神经纤维对脉宽 0.03 ms 的电流刺激就有反应,因此较大脉宽下的刺激容易兴奋痛觉神经。

（七）波幅

波幅指由一种状态转变到另一种状态的变化量,最大波幅是从基线到波的最高点之间的变化量,也就是电流强度。电流强度的大小能够影响被募集的肌肉组织的数量,进而影响肌肉的收缩力量。增加电流强度可以使刺激部位部分阈值较高的运动神经元兴奋,也可以刺激较深层的肌纤维产生兴奋,因此增加电流强度可以诱发更多的肌纤维去极化,产生更强的肌肉收缩。由于电刺激首先募集靠近电极的大肌肉,而大肌肉多为Ⅱ型肌纤维,容易产生疲劳,因此,随着治疗时间的延长,同样的电流强度诱发的肌肉收缩会越来越小。

（八）脉冲间歇期

前一个脉冲结束至自下一个脉冲出现的间期,称为脉冲间歇期,单位为 ms 或 s。

（九）通断比

通断比指一系列脉冲电流输出的持续时间和脉冲间歇期的比值。在电刺激治疗时,脉冲间歇期越长,肌肉越不易疲劳,但达到同样的治疗效果所需的治疗时间越长。

（十）占空因数

占空因数是指脉冲电流的持续时间与脉冲周期的比值,通常用百分比来表示。

四、治疗原理及治疗作用

低频电疗法
的治疗原理及
治疗作用

（一）兴奋神经-肌肉组织

只有不断变化的电流才能兴奋神经肌肉,低频脉冲电刺激可以引起神经或肌肉的兴奋,引起肌肉收缩运动,这是低频脉冲电流的主要治疗作用之一。低频电刺激可以破坏静息时膜的极化状态,也就是膜会因此发生去极化和反极化,进而引起膜兴奋。对于不同的组织,电刺激参数不同,只有当电刺激参数与组织兴奋的生理特性相近时,才能引起组织兴奋。为此改变脉冲电流的参数,可以选择性地作用于各种不同的神经。同时,低频电流不仅可作用于周围神经,也可直接或反射地作用于脊髓或脊髓以上的中枢神经。

（二）促进局部血液循环

低频脉冲电流具有改善机体局部血液循环和代谢的作用。其作用机制如下。

（1）轴突反射:低频电流刺激皮肤,使得血管舒缩神经兴奋,传入冲动同时沿着轴突传导,使小动脉松弛,引起血管扩张。

（2）低频电流刺激神经(尤其是感觉神经),使之释放出小量的 P 物质和乙酰胆碱,引起血管扩张。

（3）低频电流刺激皮肤,释放出组胺,引起毛细血管扩张。

（4）低频电对运动神经的刺激引起肌肉节律性收缩,肌肉节律性地收缩与舒张,形成"泵"的作用,促进血液与淋巴液回流,改善代谢功能。同时,肌肉活动后的产物如乳酸、ADP 等有强烈的扩血管作用,改善肌肉组织的供血。

（5）低频电刺激可以抑制交感神经,而引起血管扩张。

（三）镇痛

低频脉冲电流具有明显的镇痛作用,包括即时镇痛效果和多次治疗积累的长期镇痛效果。即时镇痛效果是电疗中和电疗后数分钟至数小时所产生的镇痛作用;多次治疗积累的长期镇痛效果是多次治疗后,局部血液循环的改善能减轻局部缺血、缓解酸中毒、加速致痛物质的排出、减轻组织和神经纤维间水肿、改善局部营养代谢,从而消除或减弱了疼痛的刺激因素,达到长期的镇痛效果。

然而,低频脉冲电流的镇痛机制尚未完全清楚。目前认为主要由以下机制发挥镇痛作用。①神经调节机制:电刺激可以通过神经调节,抑制疼痛性刺激,提高痛阈。这与刺激引起遮盖效应、皮层干扰、脉冲电刺激对周围神经轴索的直接抑制作用以及脉冲电刺激粗神经纤维从而关闭疼痛向中枢传递的闸门有关。②体液机制:电刺激后神经系统可以使得体内类阿片肽、脑啡肽、内啡肽、5-羟色胺、γ-氨基丁酸等具有镇痛作用的物质含量增高,使其在体液中的含量变高,从而达到镇痛目的。此外,镇痛作用的机制还与低频电刺激改变血液循环从而加速致痛物质的排出有关。

低频脉冲疗法中具有镇痛作用的疗法有经皮电刺激神经疗法、间动电疗法、超刺激电疗法、感应电疗法等,其中经皮电刺激神经疗法是主要应用低频脉冲电流的镇痛作用的疗法。

(四)消炎

低频电刺激对于非特异性的慢性炎症有一定治疗作用,是低频电刺激的镇痛作用和促进局部血液循环的综合效果。但是,低频脉冲电流对于急性炎症无效。

(五)促进伤口愈合

低频电刺激在改善局部血液循环的同时,可增加局部营养,促进皮肤伤口愈合。20 世纪 80 年代国外曾有用高压低频脉冲电疗法的微弱直流电治疗慢性皮肤溃疡的报道。

(六)促进骨折愈合

小电流的电刺激可加快局部血液循环,改善局部代谢环境,增加钙质的沉积,有一定的促进骨折愈合的作用。

(七)镇静催眠作用

电刺激通过刺激颈交感神经反射性地降低大脑皮层的兴奋性,进而发挥镇静催眠作用。

(八)改善肌肉和韧带的张力

肌痉挛一直是中枢神经系统损伤患者康复中的一大难题。现今已有大量研究证实电刺激可以控制肌痉挛,其机制可能与对侧抑制、多连接的脊髓通路或者强直收缩后的电位降低、或电刺激痉挛肌肉导致周围神经疲劳有关。但是,目前仍无法确定低频电刺激改善肌痉挛的最佳参数设置,因此在使用低频电刺激控制痉挛时,应谨慎选择参数,并进行定期评估。

案 例 分 析

1. 该患者在骨折术后出现失用性肌萎缩,应采用低频电疗法进行治疗。低频电刺激中的感应电疗法对失用性肌萎缩有较好的治疗作用。

2. 治疗处方:电极片并置于肌萎缩部位,电流强度以引起肌肉收缩且患者能耐受为宜,每次 15～20 min,一日一次,可逐渐延长治疗时间。

3. 注意事项:治疗调节强度应从低强度开始,询问患者情况及耐受程度,以肌肉产生震颤而不产生收缩为度,随时观察电刺激过程中皮肤的情况。治疗后,轻轻撕下电极片,检查皮肤状态。

第二节 经皮电刺激神经疗法

案 例 导 入

患者,男,工人,56 岁,工作期间不小心出现腰扭伤,随后出现腰部疼痛,一日后前来就诊。

查体:腰部肌肉有轻微肿胀,压痛,活动受限,腰部 MRI 检查未见腰部骨折及突出。初步诊断为

急性腰扭伤。

【思考】

1. 该患者当下该实施哪种物理因子治疗技术?
2. 如何为该患者制订物理因子治疗处方?
3. 该患者治疗时应注意哪些问题?

经皮电刺激神经疗法(transcutaneous electric nerve stimulation,TENS)是以一定技术参数的低频脉冲电流,通过皮肤输入人体,刺激神经,达到镇痛、治疗疾病的方法。

TENS是20世纪70年代根据疼痛闸门控制学说发展起来的一种无损伤性的电疗法,具有良好的治疗疼痛的效果。与以刺激运动纤维为主的传统电刺激不同,TENS是为了刺激感觉纤维而设计的。TENS的发明,可追溯至古罗马时期,当时有医师用电鳗来治疗人的头痛及关节炎。机械发明后,人们才脱离以前的电鳗疗法。1967年Shealy等根据疼痛闸门控制学说,推出一种用脉冲电流刺激神经以治疗疼痛的方法。起初他们将电极植入患者体内借以治疗,达到良好的治疗效果,但是这种治疗具有创伤性。后来他们将电极置于体表,改进了仪器,取得了同样的镇痛效果。1972年Shealy和Long等正式发表论文,将这一方法称为经皮电刺激神经疗法。之所以用"经皮"(transcutaneous)一词,是为了和植入电极相区别。目前,TENS已经非常普及,随着研究的不断深入,TENS的临床应用范围也在不断扩大,不再局限于镇痛的功能,还可用于控制痉挛、恢复运动功能、提高肺功能、刺激组织再生等,但现在临床常见应用仍以治疗疼痛为主。

一、物理特性

1. 波形 电流波形不统一,部分TENS仪器产生持续的、不对称的平衡双相波,其形状一般为变形方波,没有直流电的成分,因此没有极性。此外,还有TENS仪器使用单相方波、对称的双相方波、调制波形等。

2. 频率 TENS的频率一般是1~150 Hz可调,属低频范围。常规TENS一般是用70~110 Hz,也是TENS最常用的频率;其次是针刺样TENS,频率一般为1~5 Hz;20~60 Hz的中频率和120 Hz以上的频率较少使用。

3. 脉宽 脉宽一般在2~500 μs可调,脉宽较其他电刺激短,若脉冲太宽,传递疼痛的纤维被激活,而且电机下离子化增加。但脂肪组织较多者,脉冲可适当增宽。对于有脉冲群输出的仪器,脉冲群的宽度一般为100 μs左右,每秒钟1~5个脉冲群,群内载波为100 Hz的常规TENS波。

4. 强度 强度一般为感觉阈上强度,但不出现肌肉收缩的阈下强度。因此,TENS可以选择性地激发感觉的传入神经纤维的反应,而不触动运动的传出神经纤维的反应。

TENS在临床上常用的电流波形为方波,频率1~150 Hz,脉宽2~500 μs,强度为感觉阈上强度。TENS疗法与传统的神经电刺激疗法具有较大的区别,传统的电刺激主要作用是刺激运动纤维,而TENS则主要是刺激感觉纤维。有生理学实验结果表明,频率2~160 Hz,脉宽9~350 μs的方波或双相波是兴奋感觉纤维较适宜的电刺激。

二、治疗原理及治疗作用

(一) 治疗原理

1. 疼痛闸门控制学说 该学说认为节段性调制的神经网络中脊髓背角胶状质(SG)神经细胞起着关键的闸门作用。传导外周触觉和压力感觉的粗纤维(Aβ纤维)兴奋能抑制传导痛觉和温度觉的细纤维(C纤维)上传兴奋信号。这两类纤维都可把兴奋性刺激传至脊髓后角的第二级神经元(tract cell,T细胞),

同时与 T 细胞周围的胶质细胞(SG 细胞)发生突触连接,SG 细胞能抑制传入 T 细胞的外周疼痛刺激上传至高位中枢。从粗纤维而来的刺激能增强 SG 细胞的抑制作用,而从细纤维传入的刺激则削弱 SG 细胞的抑制作用,这表明 SG 细胞对进入 T 细胞的疼痛刺激起着闸门样的控制作用:粗纤维传入刺激时,闸门关闭,进入 T 细胞的伤害性刺激变弱;细纤维传入刺激时,闸门开放,疼痛刺激就不断地上传至中枢,产生持续性痛觉。TENS 技术正是基于疼痛闸门控制学说而产生的治疗方法。TENS 刺激产生明显的震颤感和肌肉颤动,容易兴奋粗纤维,导致 SG 细胞兴奋,关闭闸门,抑制 T 细胞的活动,阻碍疼痛冲动向中枢的传入,从而达到镇痛的目的。同时 TENS 兴奋 SC 细胞后,会导致 γ-氨基丁酸(GABA)能神经元的激活,关闭细纤维末梢 Ca^{2+} 通道,减少或者抑制痛觉向中枢的传入,从而起到镇痛作用。

2. 体液机制 目前多用内源性吗啡肽释放学说来解释。TENS 可以调制脑高级中枢内源性痛觉系统,释放 5-羟色胺(5-HT)、阿片肽、GABA、去甲肾上腺素(NA)、甘氨酸等递质,经脊髓背外侧束对脊髓背角信息传递产生抑制性调制,抑制三叉神经背核痛敏神经元的活动,提高痛阈,从而达到镇痛的目的。同时,TENS 刺激后,各种递质在神经组织、脑脊液和血浆内含量上升,协同参与疼痛和内分泌的调节,从而达到镇痛目的。

3. 皮层干扰假说 该假说认为电刺激的冲动和疼痛的冲动同时传入皮层感觉区,电刺激的冲动在此区域感染疼痛的冲动,从而掩盖了痛觉,达到镇痛的目的。

4. 掩盖效应假说 该假说认为粗纤维和细纤维的冲动都经过了脊髓、网状结构、丘脑等部位达到大脑皮层,在这些位置的疼痛冲动均有可能被阻断和打扰,产生掩盖效应,进而达到镇痛的目的。

(二)治疗作用

1. 镇痛 TENS 是根据疼痛闸门控制学说发展起来的一种有效的镇痛手段,可以明显降低疼痛强度。TENS 通过皮肤传递轻微的电流刺激,主要激活 A 类纤维,这些纤维包括 Aα、Aβ 和 Aδ 纤维,释放内源性吗啡样物质等途径达到镇痛的效果。TENS 最主要的治疗作用是镇痛,对急、慢性疼痛均有较好的治疗作用。

2. 止呕 使用 TENS 刺激内关穴可有效缓解因使用吗啡类镇痛药所产生的呕吐反应。近几年也有研究表明,TENS 刺激内关穴可缓解妊娠呕吐反应。

3. 促进骨折和伤口愈合 TENS 可以改变血管通透性,使营养物质更易达到损伤部位,促进骨折和伤口的愈合。

4. 促进局部的血液循环 TENS 可以使微量组织蛋白分解,促进组胺的释放,通过直接扩张小动脉、轴突反射、增高毛细血管的渗透性,使微血管扩张。同时,TENS 能使得肌肉产生节律性收缩,其活动后的代谢产物具有扩血管的作用,TENS 治疗后局部皮肤温度上升 1～2.5 ℃。

5. 消除水肿 TENS 可刺激肌肉规律性地收缩和舒张,产生机械性压迫,促进静脉和淋巴回流,消除水肿。同时,TENS 还可以降低血管通透性,减少组织液渗出,消除水肿。

6. 消炎 TENS 可以促进血液循环,改善局部的供氧、营养和代谢,增加防御性免疫物质向局部的输入,使细胞间的淋巴流动旺盛,加速病理致痛物质的排出,使腺体分泌增加等。这些都有利于炎症的消散和功能的改善。

三、治疗技术

(一)设备

进行经皮电刺激治疗所需要的设备一般包括仪器和配套的电极(图 3-3)。仪器的输出类型一般有恒流型和恒压型两种。恒压型易于被患者接受。输出通道有单道、双道和三道,负载阻抗一般为 1 kΩ。以脉宽 2～50 μs、频率由 1～150 Hz 可调、输出强度 30～150 mA 连续可调者较为实用。电极常采用导电胶电极,用不干胶粘贴。

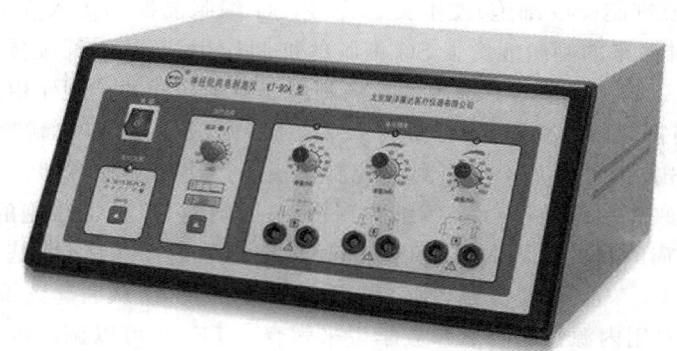

经皮电刺激
神经疗法操作

图 3-3　经皮电刺激仪器

（二）治疗方法

1. 电极放置　TENS 治疗中电极放置的部位较为灵活，两个电极可选择对置或并置；病灶同节段的脊柱旁可沿周围神经走向并置、对置、交叉放置等。常用方法如下。①电极置于疼痛区域或运动点：这些位置皮肤电阻低，对中枢神经有高密度接触。②电极置于扳机点或穴位上：这些位置对中枢神经也有高密度接触。扳机点和穴位上的短暂、高强度 TENS 刺激可以长期抑制疼痛。③周围神经：电极置于病灶同节段的脊柱旁，沿周围神经走向、病灶上方节段、病灶对侧同节段上，两个电极或两组电极的放置方向有并置、对置、近端-远端并置、交叉放置等，电刺激可引起同节段的内啡肽释放而起镇痛作用。④眼-枕经颅法：电流通过颅顶，具有较好的镇痛效果。⑤电极放在术后切口两旁。⑥神经干或神经根：由神经病变引起的疼痛，在相关的神经干或神经根给予 TENS 治疗效果更佳。上述这些电极的放置有利于兴奋神经粗纤维，关闭脊髓后角闸门而产生镇痛作用。

2. 电流应用参数

（1）频率和脉宽：频率一般为 1～150 Hz，脉宽多使用 0.04～0.3 ms。常用的 TENS 可分为常规型 TENS、类针刺样 TENS 和短暂强刺激型 TENS。①常规型 TENS 的频率为 70～100 Hz，脉宽小于 0.2 ms，是高频率、低强度的电刺激，治疗时有舒适的麻颤感，但不产生肌肉收缩，多适用于急慢性疼痛、短期疼痛，能较好地缓解短期疼痛。②类针刺样 TENS 的频率为 1～4 Hz，脉宽为 0.2～0.3 ms，治疗强度达到运动阈以上、一般为感觉阈的 2～4 倍，能同时兴奋感觉神经和运动神经，多适用于急慢性疼痛、周围循环障碍、长期的深部痛，长期镇痛的效果较好。③短暂强刺激型 TENS 的频率为 150 Hz，脉宽大于 0.3 ms，其治疗强度可以引起肌肉强直或痉挛样收缩，肌肉易疲劳，多用于小手术、致痛性操作过程中加强镇痛效果。此外，还有微电流方式，但尚处于研究阶段。常用 TENS 的种类、频率、脉宽、强度和应用如表 3-1 所示。

表 3-1　常用 TENS 的种类、频率、脉宽、强度和应用

种　　类	频　　率	脉　　宽	强　　度	应　　用
常规型 TENS	70～100 Hz	小于 0.2 ms	低强度，不产生肌肉收缩	多适用于急慢性疼痛、短期疼痛
类针刺样 TENS	1～4 Hz	0.2～0.3 ms	达到运动阈以上、一般为感觉阈的 2～4 倍，能同时兴奋感觉神经和运动神经	多适用于急慢性疼痛、周围循环障碍、长期的深部痛，长期镇痛的效果较好
短暂强刺激型 TENS	150 Hz	大于 0.3 ms	引起肌肉强直或痉挛样收缩，肌肉易疲劳	多用于小手术、致痛性操作过程中加强镇痛效果

（2）波形：大部分的 TENS 治疗仪器使用持续的、不对称的平衡双相方波，也有少数使用单相方波。

（3）剂量与疗程：最常用的是常规型 TENS，治疗时间从每次 30～60 min 到持续 36～48 h 不等。类

针刺样 TENS 单次治疗时间一般超过 45 min,具体时间根据受刺激的肌肉的疲劳程度决定。短暂强刺激型 TENS 电流强度较大,肌肉最容易产生疲劳,一般单次刺激 15 min 左右后需要休息几分钟。一般情况下每次治疗为 30～60 min,每日 1～2 次,每周 3～6 次。

3. 操作方法 在治疗前向患者解释治疗过程中可能出现的正常感觉,比如麻颤感、蚁行感等。患者取舒适的体位,然后将电极固定于相应的部位上,打开治疗仪的电源,选择适当的刺激参数(频率、脉宽、治疗时间等),调节电流强度。治疗结束后应先将电流输出旋钮归零,取下电极,然后再关闭电源。

四、临床应用

(一) 适应证

1. 手术后切口痛 TENS 最成功的应用是手术后的切口镇痛。对于手术的患者,一般在术前就给患者应用 TENS,以确定合适的参数,术后即刻开始 TENS 治疗,效果较好。可将一次性电极平行放置于切口两旁,伤口缝合后立即通电治疗。通常持续刺激 48～72 h,可由患者调节电流强度。一般认为,当患者还在麻醉状态时就开始治疗,镇痛效果最好。

2. 骨科疼痛 TENS 治疗急性踝关节扭伤,能较早缓解疼痛,减轻水肿,早期恢复关节活动度和行走功能。TENS 治疗肩周炎也有显著疗效。此外,有报道表明,TENS 对急性腰肌扭伤、运动创伤等的疗效较好。

3. 妇产科疼痛 TENS 对因分娩而引起的腰痛、骨盆疼痛具有一定的疗效。TENS 也可用于治疗痛经(方法是平肚脐处以倒三角形用三个电极治疗),其中以常规型 TENS 疗效最好。

4. 颌面部疼痛 TENS 治疗颌面部疼痛效果较好。对于急性牙痛,TENS 的治疗效果比阿司匹林好,但常规型 TENS 的效果与类针刺样 TENS 无差异。

5. 腰背痛 TENS 对控制慢性腰背痛有效,长期应用可减少镇痛药的用量,促进工作和正常活动能力的恢复。

6. 关节痛 TENS 对膝关节炎引起的疼痛具有明显的镇痛效果,并且在治疗过程中其镇痛作用较强,在镇痛、提高关节活动度、延缓或逆转关节炎症疾病过程等方面表现出较好的疗效,治疗停止后仍能持续数小时。

7. 神经源性疼痛 许多研究表明,TENS 对疱疹后神经痛、截肢后幻肢痛、周围神经变性、格林-巴利综合征、三叉神经痛均有不同程度的镇痛效果。

8. 头痛 TENS 治疗可用于治疗偏头痛和紧张性头痛的患者。

(二) 禁忌证

(1) 植入心脏起搏器者严禁使用,TENS 的电流会干扰心脏起搏器的活动,可导致心脏停搏或心室颤动。

(2) 严禁刺激颈动脉窦,在颈动脉窦区域进行 TENS 可能会干扰患者的血压调节和心脏收缩,导致心动过缓或心律失常。

(3) 孕妇的腹部和腰骶部不能使用。在孕妇躯干部位进行 TENS 有导致宫缩的风险,也可能会影响胎儿的正常发育,所以孕妇的躯干部位不能使用 TENS 治疗。

(4) 外周血管存在血栓的部位,进行 TENS 可能导致栓子脱落。

(5) 在患者的心前区,如在胸部进行 TENS 可能干扰内脏器官的活动,包括心脏。

(6) 膈神经或膀胱刺激器附近,TENS 的电流会干扰膈神经和膀胱刺激器的正常运行。

(7) 有赘生物或感染的部位,TENS 能够加速血液和淋巴循环,诱发肌肉收缩,可能使感染加重。

(8) 有认知障碍的患者不应进行自我治疗。

(9) 下列部位需要慎重使用。

①眼部。

②脑血管意外患者的头部。

③电极植入人体体腔内的治疗等。

④皮肤破损的部位。

⑤出血部位。

⑥高血压或低血压患者。

⑦脂肪组织过多的区域

（三）注意事项

（1）在治疗前充分了解患者的病情,对患者做必要的解释,说明治疗的正常感觉和可能出现的不良反应。

（2）治疗过程中密切观察患者的状况,对有感觉障碍的部位进行治疗时宜选用低电流、低强度谨慎治疗。

（3）为避免电灼伤,电流强度不能过大,且治疗时注意电极片和皮肤应紧密接触。

（4）治疗部位保持皮肤清洁,应剃除治疗部位的毛发,以降低皮肤阻抗,便于通电,且使得电流作用均匀。

（5）神经损伤后尽早开始治疗,越早开始治疗效果越好。

（6）长时间的电刺激或高强度电刺激都可能造成电灼伤。因此治疗前、治疗中和治疗后应及时检查皮肤状况。对于治疗后出现皮肤过敏或损伤的患者,应停止治疗。

（7）使用中应避免引起患者的焦虑及恐惧。对儿童进行治疗时,先施以弱电流消除其恐惧,再逐渐将电流调到治疗量。

（8）治疗部位皮肤有瘢痕、溃疡或皮疹时,电极应避开这些部位,以免电流集中引起烧伤。

案 例 分 析

1. 该患者在工作时导致腰部肌肉损伤,是急性疼痛,TENS 对于急性疼痛具有良好的镇痛效果,且该患者出现了肿胀,TENS 对于消除水肿也有一定的疗效。现在可以采取经皮电刺激减缓疼痛,消除水肿。

2. 治疗处方:电极片对置于疼痛部位,频率为 70～100 Hz,脉宽小于 0.2 ms,治疗强度以患者有舒适的麻颤感而不产生肌肉收缩为度。治疗时间为每次 30 min,一日 1 次,可逐渐延长治疗时间。

3. 注意事项:调节治疗强度应从低强度开始,询问患者情况及耐受程度,以产生麻颤感而不产生收缩为度,随时观察电刺激过程中皮肤的情况。治疗后,轻轻撕下电极片,检查皮肤状态。

第三节　神经肌肉电神经刺激疗法

案 例 导 入

患者,男,70 岁,17 天前无明显诱因下出现左侧肢体乏力,不能行走,无意识障碍,无恶心呕吐,在家休息后症状未缓解,至医院就诊,完善头颅 CT 检查后诊断为"脑梗死"。现患者右侧肢体肌力5级,左侧肢体肌力4级,肌张力2级,言语减少,记忆力减退,无发热、头痛、呼吸急促等症状。为进一步康复治疗,至我院康复科就诊,以"脑梗死恢复期"收入院。

【思考】

1. 该患者为降低肌张力可以实施哪种物理因子治疗技术?

2. 如何为该患者制订物理因子治疗处方?

3. 该患者治疗时应注意哪些问题?

神经肌肉电刺激疗法(neuromuscular electrical stimulation,NMES)是指应用低频脉冲电流刺激神经或肌肉,引起肌肉收缩,以恢复运动及感觉功能的一种方法,它的临床应用已有一百多年历史。

NMES早期主要用于脑卒中患者运动功能障碍、吞咽功能障碍及骨科术后等的康复治疗,之后逐步运用于具有继发性肌萎缩的神经肌肉疾病患者和健康人群中。NMES易操作,操作过程中不会对患者造成伤害,没有特定的环境要求,副作用小,安全,是目前较受欢迎的一种物理治疗辅助手段。根据作用原理,应用各种低、中频电流刺激神经、肌肉的方法都属于NMES的范畴,本节只讨论狭义的NMES。

一、物理特性

1. 波形 常见的波形有不对称双相方波和对称双相方波2种。不对称双相方波一般用阴极作主电极,用于小肌肉、肌束的刺激。对称双相方波没有极性,用于大肌肉和肌群的刺激。失神经支配肌肉的NMES一般采用三角波。

2. 脉宽 脉宽在0.2~0.4 ms时,电流强度稍有增加就可以引起肌肉明显的收缩。0.3 ms是最舒适最常用的脉宽,肌肉收缩时不易引起肌肉疼痛。

3. 电流频率 研究表明,电流频率越高发生肌肉疲劳和肌肉恢复能力下降的可能性越大。NMES使用的频率通常在100 Hz以下。临床应用时要使肌肉达到完全强直收缩。正常肌肉使用频率在30 Hz以上。对于失神经支配的肌肉,引起肌肉强直收缩的可能性降低。

4. 占空因数和通断比 通断比在1:(1~1.5)。病情越严重,所需的占空因数和频率越低。

5. 波形上升时间 失神经支配肌肉的NMES采用指数波或三角波,波形上升时间在10~500 ms。

NMES参数的选择会影响肌肉激活的特征。目前NMES的应用处方暂时还没有一个统一的标准,大多采用双相脉冲方波,频率大多为较低或中等的频率(35~50 Hz),脉宽大多处在250~500 μs。有研究报道,在肌腹上应用30 Hz频率、长脉宽和低强度的刺激产生的肌肉疲劳更少。

二、治疗原理及治疗作用

(一)对失神经支配肌肉的治疗原理

为了防止下运动神经元受损后,肌肉失去神经支配而萎缩变性这种情况出现,根据不同的病情,选择不同的脉冲电流对失神经支配的肌肉或肌群进行刺激,使之发生被动的节律性收缩,保留肌肉功能,延迟肌萎缩及肌肉变性。

延迟肌萎缩及肌肉变性的原理可能与以下因素有关。

(1)电刺激时失神经支配肌肉发生节律性收缩,可以改善肌肉的血液循环和营养,保留肌肉的正常代谢。

(2)保留肌肉中的糖原,减少蛋白质的消耗,减轻肌萎缩。

(3)肌肉规律性地收缩和舒张可以促进静脉和淋巴回流,促进神经元兴奋和传导功能恢复,使肌纤维增粗、肌肉体积增加、肌力增强。

(4)防止肌肉大量失水和发生电解质、酶系统及收缩物质的破坏。

(5)失神经支配的肌肉有发生纤维化和硬化的倾向。电刺激可以保留肌肉结缔组织的正常功能,防止肌肉发生纤维化和硬化,延迟肌肉变性。

（二）对痉挛肌的治疗原理

主要是利用刺激痉挛肌肌腱中的高尔基体引起的反射抑制和刺激其拮抗肌的肌腹引起的交互抑制来达到使痉挛肌松弛的目的。

NMES可以兴奋高尔基体,使它产生对痉挛肌的抑制,并兴奋长期不活动的拮抗肌,通过交互抑制原理使痉挛肌得到松弛。交互抑制的原理为一侧屈肌受到刺激时,同侧的屈肌兴奋,拮抗肌受抑制;对侧屈肌抑制,拮抗肌则兴奋。

（三）治疗作用

（1）治疗失用性肌萎缩,延迟肌萎缩。

（2）增加和维持关节活动度。

（3）肌肉运动再学习和易化作用。

（4）减轻肌痉挛,使痉挛肌松弛。

（5）促进失神经支配肌肉的功能恢复。

（6）替代或矫正器官及肢体已丧失的功能。

（7）增强肌肉泵的作用,改善血液、淋巴循环,减轻肢体肿胀,改善肌肉营养。

（8）强化肌肉力量。

（9）缓解疼痛。

NMES治疗
技术

三、治疗技术

（一）电极技术

一般主张用双极法（阴极和阳极）,使电流集中于病变肌肉而不影响邻近肌肉,进而提高疗效。当病变肌肉过小或需要刺激整个肌群时,宜采用单极法,即将一块较小的主电极放于肌肉运动点上,将另一块较大的电极放在腰骶部或肩胛间等部位。

使用双极法时,可选择两个 5 cm×8 cm 或 3 cm×6 cm 的电极,阳极可放置在肌腹（靠近阴极）或更远端,阴极多放置于刺激肌肉的远端。使用单极法时,一般选用阴极,采用的电极片大小根据肌肉大小、治疗目的、治疗部位来决定。

（二）失神经支配肌肉电刺激疗法

失神经支配肌肉分为部分失神经支配肌肉及完全失神经支配肌肉。在刺激病变肌肉的时候,理想的电流模式是使失神经支配肌肉充分收缩,又尽可能不产生皮肤疼痛和肌肉疲劳,同时不引起邻近正常肌肉的收缩,最好是根据电诊断的结果选择合适的脉冲电流,其中三角波是最好的选择,其具有选择性刺激作用,可以对病变的神经肌肉起到特有的刺激作用,并且不会导致正常的神经肌肉收缩或产生疼痛,避免刺激正常的感觉神经,三角脉冲电流的这一特性叫作选择性刺激作用。

1. 设备　选择专用的 NMES 治疗仪器或可以调制的低频脉冲电治疗仪（图 3-4）,各电流参数可调节。

2. 治疗方法

（1）参数的选择:参数有频率（f）、脉宽（$t_{宽}$）、波形上升时间（$t_{升}$）、波形下降时间（$t_{降}$）、持续时间（$t_{有效}$）、间歇时间（$t_{止}$）等。应根据实际需要设定合适的参数,以达到更好的疗效。

理想的电流模式应具备以下条件:脉宽应尽可能短,但必须能引起肌肉适度的收缩;波形应尽量陡峭,以能引起肌肉适度的收缩为宜,避免刺激感觉神经;最低通断比为 1∶5,防止肌肉过早疲劳;电流强度根据患者的具体情况,以达到足够的肌肉收缩,且不引起患者不适为宜。

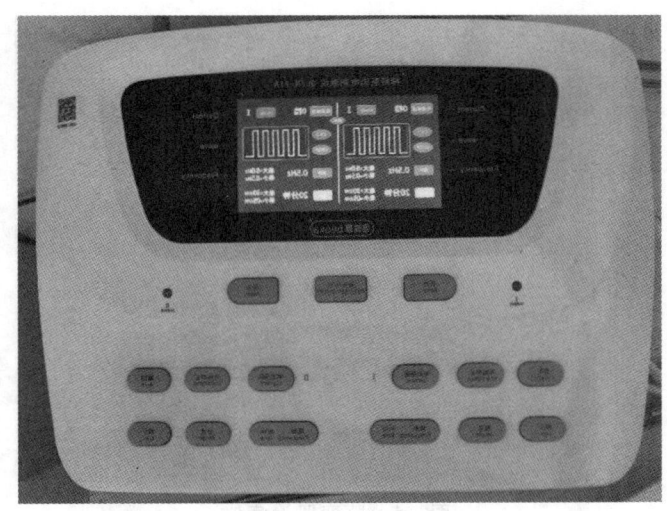

图 3-4　神经肌肉电刺激仪

（2）治疗时机的选择。

①肌肉失神经支配后的第一个月，肌萎缩速度最快，应尽早进行电刺激治疗。电刺激可以增加动脉血流量，使肌肉重量增加，增强肌力。

②肌肉失神经支配数月后，虽然疗效不确定，但仍有必要进行电刺激治疗。电刺激治疗对防止肌肉纤维化有效，但对延迟肌萎缩疗效未知。

③在进行治疗前应判断肌肉是否有恢复神经再支配的可能。若无法判断，也应先进行电刺激治疗，定期观察变化，直到确定再无恢复可能时，再停止治疗。若一开始就明确不能恢复，则就算进行电刺激治疗，也无法起到恢复神经支配的作用。

（3）电极技术：多用双极法，用于较大肌肉的刺激，两个电极放置于患侧肌腹的两端，阴极多放置于刺激肌肉的远端。当病变肌肉过小或需要刺激整个肌群时，宜采用单极法，一般阴极作为主电极，将一块小电极与衬垫作为主电极接阴极，置于患肌的运动点上，另一块 150～200 cm² 大小的电极与衬垫接阳极，置于腰骶部（下肢治疗时）或肩胛间（上肢治疗时）等部位。

（4）每日治疗次数：可以根据具体条件来决定。如条件允许，可每日治疗 2～3 次。随着病情好转，应至少隔日治疗 1 次。有研究表明，在一定限度内每日治疗 4～6 次效果更好。

（5）每次治疗肌肉收缩次数：在治疗初期，每次应使每条被刺激的病变肌肉收缩 10～15 次，休息 5～15 min 后再继续，反复治疗 4 次。整个过程中，每条病变肌肉至少收缩 40 次效果才明显。随着病情好转，应增加每次收缩次数至 20～30 次，整个治疗过程中总收缩次数达 80 次以上。

（三）痉挛肌电刺激疗法

对中枢神经系统病变导致的痉挛性瘫痪，应用 NMES 可以达到使痉挛肌松弛的目的。主要是通过反射性抑制痉挛肌使其松弛，通过交互抑制原理使拮抗肌兴奋，从而使屈肌与伸肌肌张力平衡，促进运动功能恢复。

这种方法的作用特点是，采用脉宽和频率相同但出现时间存在先后顺序的两组方波，交替刺激痉挛肌和对应的拮抗肌，使两肌肉交替收缩。两组电流可分开单独调节，也可错开时间先后调节。

1. 设备　痉挛肌治疗仪（图 3-5），参数均可调节。

2. 治疗方法

（1）电极技术：使用双极法。一组电流用两个电极分别置于痉挛肌的肌腱两端，另一组电流用两个电极分别置于拮抗肌的肌腹两端。

（2）其他：先后调节两组电流输出，电流强度逐渐增加，以出现明显的肌肉收缩为宜。方波频率为

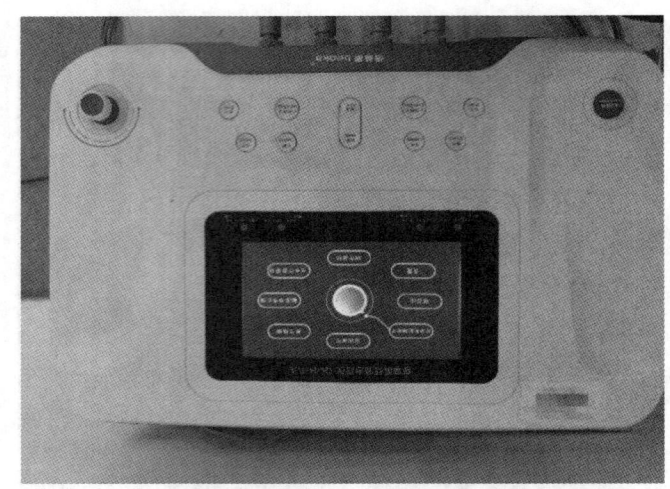

图 3-5　痉挛肌治疗仪

1 Hz，脉宽为 0.2~0.5 ms，两组电流延迟时间相隔 0.1~1.5 s。每次治疗时间为 10~20 min，每日 1 次，痉挛肌起初松弛 24~48 h，随着松弛时间延长，可以每 2~3 日治疗 1 次。

（四）增强治疗效果的方法

1. 治疗前准备　进行电刺激治疗前可以用红外线照射局部皮肤来降低皮肤的不适感和减轻治疗过程中的不适感；由于肌肉收缩需要消耗能量，可以在电刺激前使用微波或超短波等疗法来改善肌肉的血液循环，以提高治疗效果。

2. 肌肉抗阻收缩　肌肉对电刺激反应良好时，可以缓慢给肌肉增加负荷使其进行抗阻收缩，以提高治疗效果，可以采用抗重力收缩、加外部负荷收缩及反向牵引等方法。

3. 肌肉等长收缩　使肌肉收缩的同时长度不缩短，可以增加肌肉的张力。例如刺激胫前肌时，让患者采取平卧位，治疗师将患者的膝关节和足背固定并向床面按压，电刺激使胫前肌收缩时，胫前肌上下两个关节被固定而不能进行足背屈，即胫前肌肌肉长度不缩短，出现等长收缩的情况。

4. 结合生物反馈疗法　不论使用哪种方法，电刺激引起肌肉收缩的同时，患者都应尽最大努力配合完成肌肉的主动收缩，以最大限度地提高治疗效果。如无条件进行生物反馈，也应积极进行自主锻炼或按摩。

四、临床应用

（一）适应证

1. 中枢神经损伤疾病　脑血管意外后肢体运动功能障碍、吞咽功能障碍、肩痛、肩关节半脱位、尿失禁等并发症。

2. 周围神经损伤疾病　机械性外伤、挤压或外科手术导致的各种周围神经损伤。

3. 痉挛性瘫痪疾病　儿童脑性瘫痪、产后引起的痉挛性瘫痪、多发性硬化、脑外伤、脊髓外伤（完全性脊髓损伤除外）、帕金森病等。

4. 女性盆底功能障碍疾病　压力性尿失禁、慢性盆腔疼痛、盆腔脏器脱垂、产后腹直肌分离、宫腔粘连等。

5. 肌肉骨骼疾病　肌腱移植术、前交叉韧带重建术等骨科手术后导致的肌力减退或关节活动受限。

6. 心肺功能障碍疾病　慢性阻塞性肺疾病、心力衰竭等，可与其他物理治疗方法联合使用以提高疗效。

7. 下运动神经元损伤所致的肌肉麻痹　面神经炎；正中神经损伤、尺神经损伤等；坐骨神经损伤导

脑卒中痉挛期
NMES 操作

致的下肢无力;胫神经、腓神经损伤所致的肢体功能障碍。

8. 其他 各种原因导致的失用性肌萎缩;肠麻痹;神经失用症;长期卧床、昏迷或需要镇静;矫正畸形,如脊柱侧弯、扁平足等。

(二)禁忌证

(1)带有心脏起搏器患者,严重心律失常或心力衰竭患者。

(2)对刺激不能提供感觉反馈的患者,比如婴幼儿、老年人等。

(3)高热患者。

(4)有出血倾向者。

(5)急性化脓性炎症患者。

(6)外周血管性疾病患者,如静脉血栓形成。

(7)肌萎缩侧索硬化症,多发性硬化患者疾病进展或恶化期。

(8)精神障碍、癫痫未得到充分控制的患者。

(9)下列部位禁用:颈前区(颈动脉窦处);手术部位;恶性肿瘤患者肿瘤部位;孕妇腰骶部及下腹部;皮肤感觉过敏或缺损部位;瘢痕、伤口、疼痛区。

(三)注意事项

(1)治疗前应充分了解患者的病情,向患者说明治疗过程中的感觉及注意事项,确定治疗的部位、治疗参数、电极大小及放置位置。询问患者是否存在感觉、知觉障碍,检查治疗部位皮肤感觉是否正常,对于感觉异常患者,要严格控制电流强度。治疗过程中,观察患者的皮肤状况以免电流强度过大而灼伤皮肤。治疗结束后检查患者皮肤并询问是否存在不适,以便调整下次治疗方案。

(2)电极大小的选择取决于所治疗肌肉的大小。大肌肉使用大电极,小肌肉使用小电极。放置电极时,两个电极不能靠得太近,以免形成短路而引起电烧伤;两块电极应放在身体同一侧;电极与皮肤应充分接触使电流作用均匀,放置电极片的皮肤面应保持清洁。

(3)调节电流强度时,要从低强度开始逐渐增加到引起肌肉收缩为度。骨科术后采取制动的患者,电刺激以引起肌肉一级收缩为宜,以防止肌萎缩的同时又不引起关节活动。

(4)可能的不良反应:局部皮肤的过敏红肿和皮肤损伤。电流过强可引起疼痛、肌肉收缩过度伴僵硬、肌肉疲劳。

 案 例 分 析

1. 该患者想降低肌张力,可以选择痉挛肌治疗仪来使痉挛肌松弛,痉挛肌治疗仪属于神经肌肉电刺激疗法的一种。

2. 治疗处方:对左侧上肢屈肌、左侧下肢伸肌分别进行痉挛肌治疗,一组电流两个电极分别置于痉挛肌的肌腱两端,另一组电流两个电极分别置于拮抗肌的肌腹两端,频率为 1 Hz,脉宽为 0.2～0.5 ms,每次 15 min,每日 1 次,电流强度根据患者肌肉收缩耐受程度进行调节。

3. 注意事项:调节电流强度时,要从低强度开始逐渐增加到引起肌肉收缩为度。放置电极时,两个电极不能靠得太近,以免形成短路而引起电烧伤;电极应放在身体同一侧,与皮肤充分接触使电流作用均匀,放置电极片的皮肤面应保持清洁。治疗过程中,观察患者的皮肤状况以免电流强度过大灼伤皮肤。治疗结束后检查患者皮肤并询问是否存在不适,以便调整下次治疗方案。

第四节　功能性电刺激疗法

李某,男,60岁。因脑血管意外出现肩关节半脱位,脱位约一横指。

【思考】

1. 针对该患者的肩关节半脱位可以实施哪种物理因子治疗技术?

2. 如何为该患者制订物理因子治疗处方?

3. 该患者治疗时应注意哪些问题?

功能性电刺激(functional electrical stimulation,FES)疗法是指使用低频电刺激失神经支配的肌肉,使其收缩,以替代或矫正器官及肢体已丧失的功能。该方法是 Liberson 等在 1961 年发明的,他们用脚踏开关控制电流刺激腓神经支配的肌肉,产生踝关节背屈,以帮助患者行走,当时该方法被称为功能性电疗法,1962 年才正式定名为功能性电刺激疗法。

目前,功能性电刺激疗法的应用已涉及临床各个领域。如心脏起搏器用于心律失常和窦房结功能低下(病窦综合征),膈肌起搏器(膈神经刺激器)用于救治呼吸中枢麻痹、调整呼吸,通过植入电极控制膀胱功能、调整胃肠功能等。

一、物理特性

功能性电刺激疗法是应用低频脉冲电流或通过信号电流转换放大后,送入人体而产生即时效应的治疗方法,主要用于神经和肌肉受损功能的恢复。在刺激神经肌肉的同时,刺激也传入神经,加上不断重复的运动模式信息,信号传入中枢神经系统在皮层形成兴奋,逐渐恢复原有的运动功能。

1. 频率　理论上 FES 的频率为 $1\sim100$ Hz。

2. 脉宽　常在 $100\sim1000$ μs,多使用 $200\sim300$ μs。

3. 通断比　大多数为 $1:3$ 至 $1:1$。

4. 波形上升/下降时间　波形上升时间是指达到最大电流强度所需要的时间,波形下降时间是指从最大电流强度回落到断电时所需的时间,波形上升/下降时间通常取 $1\sim2$ s。

5. 电流强度　一般 FES 使用表面电极时,其电流强度在 $0\sim100$ mA。使用肌肉内电极时,其电流强度在 $0\sim20$ mA。

二、治疗原理及治疗作用

(1) 代替或矫正肢体和器官已丧失的功能,如偏瘫患者的足下垂、脊柱侧弯。

(2) 功能重建:功能性电刺激疗法在刺激神经肌肉的同时,也刺激传入神经。加上不断重复的运动模式信息,信号传入中枢神经系统在皮层形成兴奋,逐渐恢复原有的运动功能。

三、治疗技术

(一) 电流参数

功能性电刺激治疗仪如图 3-6 所示。脉宽 $0.3\sim0.6$ ms,

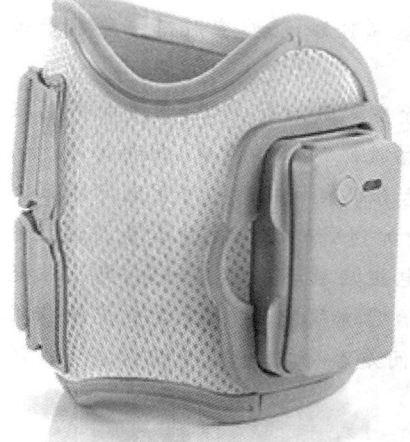

图 3-6　功能性电刺激治疗仪

频率1～100 Hz,波形上升/下降时间通常取1～2 s。宜用梯形波、三角波、正弦波调制。

（二）电极

功能性电刺激治疗过程中所使用的电极为硅胶电极,用导电胶将电极贴于神经或者肌肉运动点上。一般主电极小,副电极大,分为体表电极和植入电极两种。

1. 体表电极　操作简单,但因有皮肤电阻存在,故所需电流强度较大。

2. 植入电极　操作复杂,可以免除皮肤电阻,所需电流强度较体表电极小。

（三）操作步骤

1. 偏瘫　将刺激器系在患者腰部,刺激电极置于腓肠肌处,触发开关放在鞋底足跟部,患者足跟离地时,开关接通,刺激器发出低频脉冲电流,通过兴奋腓神经,使足背屈。患者足跟再次着地,开关断开,刺激停止,如此反复上述动作。

2. 呼吸功能障碍　将接收器植入皮下,植入电极经手术植入膈神经上,或将体表电极放在颈部膈神经运动点上,进行功能性电刺激。

3. 脊柱侧弯　体表电极置于脊柱旁肌肉表面或置于一侧胸、腰侧弯的上、下方。

四、临床应用

1. 上运动神经元瘫痪　上运动神经元瘫痪包括脑血管意外、脑外伤、脊髓损伤、脑性瘫痪、多发性硬化等。功能性电刺激治疗的目的是帮助患者完成某些功能活动,如步行、抓握,以协调运动活动,加速随意控制功能的恢复。

(1)辅助站立和步行:最早应用单侧单通道刺激纠正足下垂。其原理是在患侧摆动相开始时,足跟离地,放在鞋底足跟部的开关接通,电流刺激腓神经或胫骨前肌,使足背屈。进入站立相后,开关断开,电刺激停止。

对截瘫患者,可用4个通道刺激。在双侧站立相(即双足同时站立时),刺激双侧股四头肌;在单侧站立相,一个通道刺激同侧股四头肌,同时处于摆动相的对侧,一个通道刺激胫骨前肌。后来有人在此基础上,又增加了2个通道,分别刺激双侧臀中肌或臀大肌,控制骨盆活动。这样,患者采用功能性电刺激可以站立、转移、行走。

(2)控制上肢运动:上肢的运动比下肢复杂许多。应用4～8个通道的功能性电刺激系统刺激手和前臂肌肉,使患者完成各种抓握动作。

2. 排尿功能障碍

(1)尿潴留:当骶髓排尿中枢遭到破坏或S2～S5神经根损伤后,膀胱逼尿肌麻痹,出现尿潴留。当损伤部位在骶髓以上时,则出现反射性神经源性膀胱,排尿不能受意识控制。功能性电刺激对尿潴留的治疗是采用植入式电极刺激逼尿肌,使其收缩,并达到一定的强度,克服尿道括约肌的压力,使尿排出。电极植入的位置和刺激部位有以下几种:①直接刺激逼尿肌;②刺激脊髓排尿中枢;③刺激单侧骶神经根;④刺激骶神经根的部分分支,典型的刺激参数是频率20 Hz,脉宽1 ms。

(2)尿失禁:由于下运动神经元损伤,尿道括约肌和盆底肌无力,出现排尿淋漓不尽,或腹压轻微增高就出现尿失禁,功能性电刺激作用于尿道括约肌和盆底肌,可增强其肌力。对男性患者可用体表电极或直肠电极;对女性患者可用阴道电极进行治疗。

3. 肩关节半脱位　肩关节半脱位常见于脑血管意外、四肢瘫痪、吉兰-巴雷综合征,由冈上肌、三角肌无力所致,可出现疼痛、上肢肿胀等症状。

本病的治疗多用支具、肩吊带来托住上肢,但这会限制上肢的活动。

功能性电刺激可以替代支具、吊带治疗肩关节半脱位,不影响上肢运动。方法是用双相方波刺激冈上肌和三角肌后部。Baker 和 Parker(1986)观察了63例采用功能性电刺激治疗脑血管意外伴肩关节5 cm 以上肩关节半脱位的患者。功能性电刺激治疗频率为20 Hz,脉宽为0.3 ms。通断比为1:3。逐渐增大电流强度和治疗时间。5日后患者可以耐受连续6~7 h的刺激,以后再逐渐增加通电时间,减少断电时间。

通过对肩关节X线片的观察可以发现,功能性电刺激治疗能显著减轻肩关节半脱位的程度。疗效与治疗前肩关节半脱位的程度和疼痛无关,而使用肩吊带和轮椅臂托不能改变脱位的程度。

案 例 分 析

1. 该患者想要缓解肩关节半脱位可以选择功能性电刺激疗法,以有效改善肩周肌群肌力。

2. 治疗处方:治疗时电极分两组,每组两个3 cm×3 cm方形电极,一组置于患肩的三角肌(中部)与冈上肌中部,一组置于冈下肌中部与三角肌后部。一般功能性电刺激的最佳频率为30 Hz,波形为双向矩形波,通断比为1:2,电流强度以患者能接受而又不导致肌肉疲劳为度,治疗时间为每次30 min,每日1次,30日为1个疗程。

3. 注意事项:调节电流强度时,要从低强度开始逐渐增加到引起肌肉收缩为度。放置电极时,两个电极不能靠得太近,以免形成短路而引起电烧伤;电极应放在身体同一侧,与皮肤充分接触使电流作用均匀,放置电极片的皮肤面应保持清洁。治疗过程中,观察患者的皮肤状况以免电流强度过大而灼伤皮肤。治疗结束后检查患者皮肤并询问是否存在不适,以便调整下次治疗方案。

第五节　感应电疗法

案 例 导 入

患者,女,30岁,产科术后排尿困难,诊断为尿潴留。现来院寻求治疗。

【思考】

1. 该患者当下可以实施哪种物理因子治疗技术?

2. 如何为该患者制订物理因子治疗处方?

3. 该患者治疗时应注意哪些问题?

应用感应电流作用于人体来治疗疾病的方法,称为感应电疗法(faradization)。这种感应电流是1831年由法拉第发现的,因此又名法拉第电流。该疗法是一种最古老的低频电疗法,一直使用至今。

一、物理特性

感应电流是用电磁感应原理产生的一种双相、不对称的低频脉冲电流(图3-7)。双相,指的是在一个周期内有两个方向(一个负波、一个正波)。不对称,是指其负波是低平的,正波是高尖的。感应电流的双相中,主要起作用的是高尖部分,低平部分由于电压过低而常无治疗作用。感应电流的频率一般在60~80 Hz,属于低频范围。感应电流周期在12.5~15.7 ms,其尖峰部分为一个狭窄的三角形电流,正向脉冲持续时间($t_{有效}$)为1~2 ms。峰值电压为40~60 V。

目前已用电子管或晶体管仪器产生出类似感应电流中的高尖部分而无低平部分的尖波电流,称新感

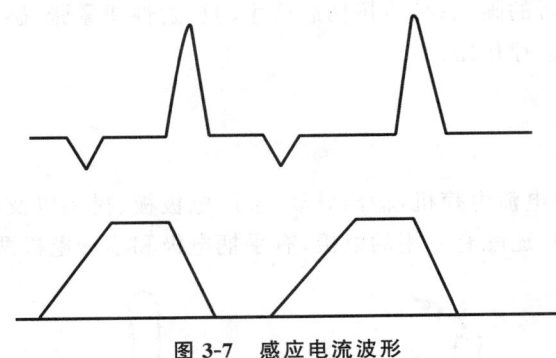

图 3-7 感应电流波形

应电流。也有人将频率 50～100 Hz,正向脉冲持续时间($t_{有效}$)为 0.1～1 ms 的三角波或锯齿波电流统称为感应电流。

二、治疗原理及治疗作用

(一)治疗原理

1. 电解作用不明显 感应电流是双相的,通电时,电场中组织内的离子向两个方向来回移动,因此感应电流引起的电解作用不如直流电明显,治疗时皮肤无针刺或烧灼感。

2. 具有兴奋正常运动神经和肌肉的能力 为了兴奋正常运动神经和肌肉,除了需要一定的电流强度外,还需要一定的通电时间。如对正常运动神经和肌肉,正向脉冲持续时间($t_{有效}$)应分别达到 0.03 ms 和 1 ms。感应电流的高尖部分,除了有足够的电压外,其正向脉冲持续时间($t_{有效}$)应大于 1 ms,因此,当电压或电流达到上述组织的兴奋阈时,就可以兴奋正常的运动神经或肌肉。

刺激人体时,当脉冲电流频率大于 20 Hz 时,就可能使肌肉发生不完全强直收缩;当频率上升到 50～60 Hz 甚至更大时,肌肉可发生完全的强直收缩。感应电流的频率在 60～80 Hz,所以当感应电流持续作用于正常肌肉时,可以引起肌肉完全强直收缩。由于强直收缩的力量可以达到单收缩的 4 倍,因此,这种收缩对肌肉锻炼是有益的,可以达到训练正常肌肉、增强肌力的目的。但是,强直收缩容易引起肌肉疲劳或萎缩,因此不能持续应用感应电流,临床上常用节律性感应电流。

对完全失神经支配的肌肉,由于其时值较长,甚至高达正常值(1 ms)的 50～200 倍,而感应电流的正向脉冲持续时间($t_{有效}$)仅为 1 ms 左右,因此感应电流对完全失神经支配的肌肉无治疗作用,对部分失神经支配肌肉的治疗作用减弱。

(二)治疗作用

1. 防治肌萎缩 当神经损伤或受压迫时,神经冲动的传导受阻或减慢,不能通过损害局部而达到该神经支配的肌肉,结果随意运动减弱或消失,或者因较长时间制动(如石膏绷带、夹板等固定)后出现的失用性肌萎缩或肌无力等。在这些情况下,神经和肌肉本身均无明显病变,可应用感应电流刺激这种暂时丧失运动的肌肉,使之发生被动收缩,从而防治肌萎缩。

2. 防治粘连和促进肢体血液及淋巴循环 感应电刺激可加强肌肉纤维的收缩活动,增加组织间的相对运动,可使轻度的粘连松解。同时当肌肉强烈收缩时,其中的静脉和淋巴管即被挤压排空,肌肉松弛时,静脉和淋巴管随之扩张和充盈,因此用电刺激肌肉使之产生有节律的收缩,可改善血液和淋巴循环,促进静脉血和淋巴液回流。

3. 训练肌肉做新的动作 神经吻合修复或肌肉组织术后锻炼肌肉时结合感应电流刺激,可以促进神经肌肉功能恢复,有助于建立新的运动。

4. 镇静镇痛 应用感应电流刺激穴位或病变部位时,可降低感觉神经兴奋性,产生镇痛效果。临床上可以用来治疗神经炎、神经痛和进行针刺麻醉。

5. 用于电兴奋治疗 感应电流和直流电交替综合强刺激,引起高度兴奋后发生继发性抑制,以此来治疗兴奋型神经衰弱,改善患者的睡眠;腰肌扭伤后产生的反射性肌紧张,感应电流强烈刺激后使紧张的腰肌变松弛,达到解痉镇痛的治疗作用。

三、治疗技术

(一) 设备

一般采用国产的直流感应电流电疗机,输出导线、金属电极板、衬垫以及电极固定用品均与直流电疗法相同。另外在感应电疗法中,还配有专用的电极,有手柄电极和滚动电极两种(图3-8)。

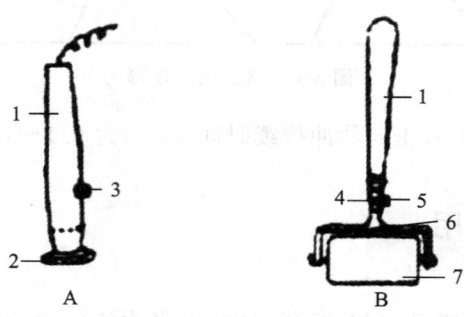

图 3-8　感应电疗法的电极
A. 手柄电极；B. 滚动电极

(二) 治疗方法

感应电疗法的操作方法与直流电疗法基本相同,因为感应电流的电解作用不明显,放电极衬垫的厚度可在1 cm以下。感应电流的治疗剂量不容易精确计算,一般分为强、中、弱三种,强量可见肌肉出现强直收缩;中量可见肌肉出现微弱收缩;弱量则无肌肉收缩,但有轻微刺痛感。治疗方法如下。

1. 固定法

(1) 并置法:两个等大的电极(点状、小片状或大片状)并置于病变肢体或肌肉的一侧或两端(两极与运动点等距离)。

(2) 对置法:两个等大的片状电极对置于治疗部位。

(3) 神经肌肉运动点:主电极置于神经肌肉运动点,副电极置于有关肌肉的节段区。

2. 移动法　手柄电极或滚动电极在运动点、穴位或病变区域移动刺激(也可固定于一处,进行断续刺激);另一个电极(约100 cm²)固定于相应部位,如腰骶部或颈背部等。

3. 电兴奋法　两个圆形电极(直径3 cm)在穴位、运动点或病变区域来回移动或暂时固定某点做断续的中量到强量的直流感应电刺激。

四、临床应用

(一) 适应证

失用性肌萎缩(如神经失用、术后制动、疼痛引起的反射抑制肌肉收缩运动导致的肌萎缩)、下运动神经元轻度或中度受损、肌张力低下、软组织粘连、四肢血液循环障碍、声嘶、习惯性便秘、尿潴留、癔症、胃下垂、失眠等。

(二) 禁忌证

有出血倾向、急性化脓性炎症、痉挛性麻痹、严重心功能衰竭、皮肤破损或感染、感觉过敏、植入心脏起搏器、孕妇的腰骶部等。

(三) 注意事项

(1) 治疗前应了解有无皮肤感觉异常,对于感觉减退的患者应避免电流强度过大而导致电灼伤。

（2）治疗时电极应避免放置于伤口及瘢痕上，避免电流过度集中而引起皮肤灼伤。治疗时患者不可改变体位或接触金属物品。

（3）电极放置在颈部时，电刺激可能会引起咽喉肌、膈肌痉挛，造成呼吸、血压、心率的改变。

（4）治疗癔症时须适当增加刺激的强度，采用可以使肌肉明显收缩的电流强度为宜，并配合暗示治疗。

案例分析

1. 该患者可以通过感应电疗法结合其他功能训练来改善尿潴留。

2. 治疗处方：电极选用滚动电极或手柄电极，置于患者下腹部膀胱区，另一片电极（100～150 cm²）置于患者腰骶部，手动进行移动刺激，电流强度以治疗时引起腹壁肌肉收缩且患者能耐受为宜，每次 10～15 min，每日 1 次。

3. 注意事项：治疗前应了解患者有无皮肤感觉异常，若有感觉减退，则应避免电流强度过大而导致电灼伤。治疗时电极应避免放置于伤口及瘢痕上，避免电流过度集中而引起皮肤灼伤。治疗时患者不可改变体位或接触金属物品。

第六节 直角脉冲脊髓通电疗法

案例导入

患者，女，35 岁，今晨起发现双下肢无力伴麻木，下肢感觉减退，上肢及躯干感觉正常，大小便失禁，曾于 2 周前有过疫苗接种史，现来我院门诊就诊。予影像学检查及查体后，诊断为急性脊髓炎，收入院。

【思考】

1. 该患者当下该实施哪种物理因子治疗技术？

2. 如何为该患者制订物理因子治疗处方？

3. 该患者治疗时应注意哪些问题？

使用体表电极和直角脉冲电流刺激脊髓以治疗疾病的方法，称为直角脉冲脊髓通电疗法。电流方向可表现为上行性或下行性，不同的电流方向对人体产生的作用不同。用于直角脉冲脊髓电流通电疗法的电流为下行性，治疗过程中将作用电极置于后颈部，辅助电极置于腰骶部，可以使人体反射过程的兴奋性降低，该法最早由日本学者应用于中枢性瘫痪的治疗。

一、物理特性

直角脉冲是一种急速通电、急速断电的断续直流电，波峰呈直角形，波形为矩形或方形。其电流频率一般为 165～2000 Hz，脉冲持续时间为 0.1～0.5 ms，电流强度为 4～6 mA。

二、治疗原理及治疗作用

（一）治疗原理

应用直角脉冲脊髓通电疗法治疗中枢性瘫痪的原理目前尚不清楚，通过在治疗过程中进行肌电图检查推测可能有以下两种原因。

（1）病变区域一些不能传导或传导性很差的神经纤维在治疗后恢复传导功能，使神经兴奋趋于正常化。因为一般在中枢神经损伤中，病变部位的神经纤维并非完全被破坏，可以呈现出不同程度的兴奋性，因此治疗中电流的极性作用能促使神经活动恢复至正常状态。

（2）可以通过对自主神经和内分泌系统的调节作用，恢复神经系统正常的生理功能活动。

（二）治疗作用

1. 刺激神经纤维传导功能和促进大脑皮质功能恢复　尤其对脑卒中偏瘫患者有良好的治疗作用，轻度瘫痪的患者可基本痊愈，较重或重型瘫痪的患者在出血停止后 3～4 周、病情稳定后及早治疗，也可取得较好的疗效。一般下肢比上肢恢复更好。

2. 对感觉障碍恢复有一定治疗作用　轻度感觉障碍者治疗数次便可恢复正常，重度感觉障碍者经过治疗症状也可得到改善。以痛觉和触觉恢复较早，其次为冷觉和深部感觉，热感觉恢复较慢。

3. 对伴随偏瘫的症状及功能障碍的影响　如头痛、头重感、易怒、失眠、无力及语言障碍，均能在治疗后减轻或消失。自主神经功能障碍如麻痹肢体的皮肤温度低下、便秘等，经治疗后也可以得到改善。

三、治疗技术

（一）设备

使用设备与一般的直流电疗法类似。

（二）治疗方法

1. 电极　作用电极面积为 25 cm²，接阳极（有时也用阴极），置于患者后颈部，另一辅助电极为阴极，电极面积为 100 cm²，置于患者腰骶部（图 3-9）。

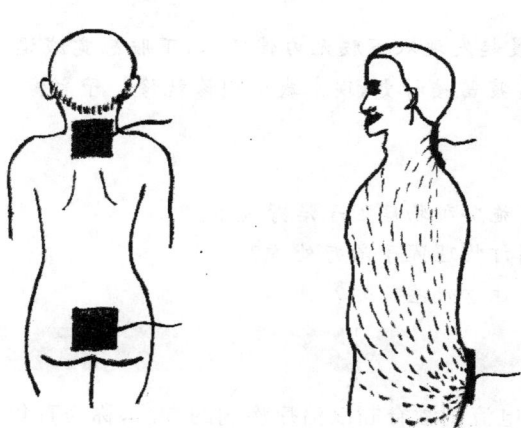

图 3-9　直角脉冲脊髓通电疗法

2. 电流　电流强度为 4～6 mA，如输出以电压表示，则为 30～60 V。

3. 频率与脉宽　频率为 165～2000 Hz，脉宽为 0.1～0.5 ms。

4. 治疗时间　脑出血患者在出血后 3～4 周、病情稳定后开始治疗，每次 30～60 min。开始时每日或隔日治疗 1 次，以后每周治疗 2 次。治疗次数根据患者病情而异，一般为 5～30 次，但若治疗 10 次以上仍无改善，则一般认为无效。

四、临床应用

（一）适应证

主要用于运动神经麻痹（包括中枢性和周围性），尤其适用于脑出血后遗症的治疗。其他如脊髓炎、脊髓压迫症、假性延髓性麻痹、脊髓空洞症、脊髓灰质炎后遗症、脑梗死、肌萎缩性侧索硬化症等引起的感觉、运动障碍等也可适用。

（二）禁忌证

有出血倾向、急性化脓性炎症、心脏病、植入心脏起搏器、对直流电过敏。

（三）注意事项

（1）伴有高血压时，治疗后常可见收缩压升高。因此，通电前后应测量血压。

（2）电极片须紧贴皮肤，以防止电流在个别点上过于集中，发生烫伤和刺痛等。

（3）治疗过程中若发现肢体肌张力较前增高而影响活动，应缩短治疗时间和降低电流强度，或更换极性。

（4）麻痹肢体的痛觉在治疗后可能更敏感，此时可以降低电流强度或缩短治疗时间，一般治疗 2～3 周后症状会减轻或消失。

（5）其他注意事项与直流电疗法相同。

案 例 分 析

1. 该患者为急性脊髓炎，可以应用直角脉冲脊髓通电疗法刺激脊髓以治疗肢体运动和感觉障碍。

2. 治疗处方：作用电极面积为 25 cm²，接阳极，置于患者后颈部，另一辅助电极为阴极，电极面积为 100 cm²，置于患者腰骶部；电流强度为 4～6 mA，频率为 165～2000 Hz，脉宽为 0.1～0.5 ms。每次 30 min，每日 1 次，之后治疗次数根据病情变化调整。

3. 注意事项：设备通电前后应测量患者血压；电极片须紧贴患者皮肤，防止发生烫伤或刺痛；治疗过程中关注患者肢体感觉是否发生变化，必要时调整治疗时间和电流强度。

第七节　间动电疗法

案 例 导 入

王某，男，35 岁，左肘关节外侧疼痛加重 1 个月。该患者 6 年前因劳损致肘关节外侧疼痛，诊断为网球肘，予封闭治疗后略见好转；但遇劳累或遇冷即复发，自服解热镇痛药可缓解。1 个月前因劳累而诱发，又因遇冷而加重，不能端提重物，甚则握筷即感疼痛难忍（该患者为左利者）。自服药物无效，遂就诊。左肘关节外侧略见肿胀，关节附近压痛明显，可触及条索状物，网球肘试验阳性。

【思考】

1. 针对该患者网球肘可以实施哪种物理因子治疗技术？

2. 如何为该患者制订物理因子治疗处方？

3. 该患者治疗时应注意哪些问题？

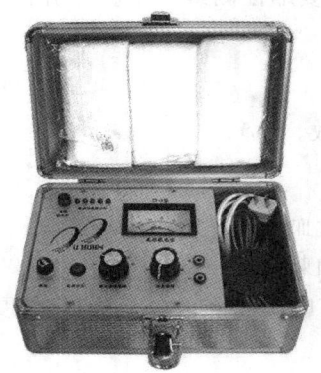

图 3-10　间动电疗仪

间动电流是指将 50 Hz 正弦交流电整流后叠加在直流电上而形成的一种脉冲电流，由法国 Bernard(贝尔纳)首先发现，故又称贝尔纳电流，将这种电流用于临床治疗的方法，称间动电疗法(图 3-10)。

一、物理特性

间动电流的种类：间动电流的脉冲部分由频率为 50 Hz 的交流电整流后获得，其波形基本属于正弦波，它以半波、全波的形式，两者交替或断续的形式出现，而组成以下六种常用的波组。

1. 密波(DF)　频率为 100 Hz 的正弦波，周期为 10 ms，幅度恒定，可促进局部血液循环，降低交感神经张力。

2. 疏波(MF)　频率为 50 Hz 的正弦波，间歇 10 ms，可用于镇痛。

3. 疏密波(CP)　疏波和密波交替出现，各持续 1 s，可用于镇痛，促进渗出物的吸收，降低肌张力。

4. 间升波(LP)　疏密波的一种，疏波和密波交替出现，其中疏波持续 4 s，密波持续 8 s，且密波中一组电压保持稳定，另一组电压缓慢起伏，可用于镇痛。

5. 断续波(RS)　疏波断续出现，通电、断电时间各为 1 s，可用于使正常神经支配的肌肉强直收缩。

6. 起伏波(MM)　疏波断续出现，通电、断电时间各为 4 s，且疏波的出现和消失是缓慢的，作用同断续波。

二、治疗原理及治疗作用

(一) 治疗原理

(1) 间动电流每组电流的波形、频率、脉宽和间隙时间是固定的，治疗时只调节电流的强度。

(2) 半波正弦电流和其他一些电流的比较：因为生理作用仅在感受阈与痛阈之间的作用区内的电流才能引起，在脉宽和峰值相近的情况下，半波正弦电流的作用区较感应电流和指数曲线型电流均大，若要使后两种电流的作用区与前者相近，则后两种电流的峰值均将超出痛阈而引起疼痛。

(3) 间动电流具有直流电的特性，在直流电的基础上，可以加强正弦电流的作用，可使组织的兴奋阈升高，如电流的生理作用区是 3～4 mA 时，那么 0.5 mA 的正弦电流不会引起任何作用，但如附加在 2.5～2.9 mA 的直流电上，则可引起震颤感及肌肉收缩。

(4) 间动电流的载波频率较低，刺激人体时人体容易适应，从而失去激活组织细胞功能的"动力"作用。因此，在电路上加上调投机构，波形和幅度按人为的规律变化，可以防止或延迟适应的产生，同时，由于间动电流具有直流电的特性，所以在治疗时应该明确导线的阴、阳极，同时必须使用衬垫。

(二) 治疗作用

1. 镇痛作用　间动电流的镇痛作用是明显的。这可以从发现间动电流的历史说起。法国牙科医生 Bernard 在一次牙科电泳实验研究过程中，发现在直流电作用下开始曾有痛感，但后来这种不适应感完全消失，并且牙齿感到舒适的震颤。究其原因，是因机器与滤波电容器焊接不良，因此输出的电流稍带波状，而这种电流有较好的镇痛性能。之后经过一系列观察研究，诞生了间动电疗法，经研究证明，在正弦电流上加入直流电成分可使组织兴奋阈升高，镇痛效果增强，两者有协同作用。

间动电流的镇痛作用原理与间动电流作用的掩盖效应及消除纤维间水肿压迫有关。间动电流中直流电所引起的电兴奋性改变和正弦电流所引起的肌肉微小震颤感是一种适宜的刺激，它可阻断或干扰痛觉冲动的传导,起到掩盖作用以镇痛,但这种镇痛效果是短暂的。在间动电流作用后几小时,由于改善了血液循环,组织的营养障碍及神经纤维间水肿得以解除从而获得了较持久的镇痛效果,间动电流各波形中镇痛效果最显著的为间升波,其次为疏密波,再次为密波和疏波。

2. 改善血液循环 间动电流有明显的促进周围血液循环的作用,这与其所引起的血管扩张有关。进行间动电疗后,常见局部皮肤充血、发红就是血管扩张的结果。有人用间动电疗法治疗动脉内膜炎后,发现供血量增加了 50%,治疗动脉硬化后增加了 80%,与其他阻断交感神经的治疗方法效果相似。当作用在星状神经节时,上肢供血量增加 40%,说明间动电流扩张血管的作用与降低交感神经的兴奋性有关,此外与治疗时引起的轴索反射、组胺释放及肌肉的微细运动也有一定关系。

3. 对神经肌肉组织的作用 只有强度不断变化的电流,才能引起神经兴奋而导致肌肉收缩,最适宜的频率是 50～100 Hz。因为频率过高时,单个刺激持续时间过短;频率过低时,组织又易于适应。间动电流是频率为 50～100 Hs 的正弦交流电,对兴奋神经肌肉组织是适宜的。其中以断续波、起伏波最显著,其次为疏波。

三、治疗技术

(一)电极的选择

间动电疗法中所用的电极基本上与直流电疗法的相同,多用小圆极(直径 2～3 cm)或小方极(面积 50～100 cm²),有些仪器附有特殊的电极和把手。

(二)电极放置的位置选择

1. 痛点部位 将直径为 2～3 cm 的小圆极置于痛点,连接阴极,阳极置于痛点附近,当痛点多时,可采用"追赶"痛点法,逐点治疗。治疗时均将阴极置于痛点,因为阴极作用部位的感觉阈及皮肤温度升高均较阳极明显。

2. 沿神经干 阴极置于患部,阳极置于血管或神经干走行方向,电极大小依病变范围选择。

3. 交感神经节与神经根部位 小圆极置于神经节或神经根部位,连接阴极,阳极等大或稍大,置于神经相应部位。

4. 上肢周围血管 选用合适电极置于患侧的颈交感神经节,一个电极置于锁骨内 1/3 上方,另一个电极放于胸锁乳突肌前缘下中 1/3 处。

5. 下肢周围血管 双侧病变时选用大电极置于脊柱面作下行电流,阳极放于颈部,阴极放于骶部;单侧病变时在腰部相应节段横向并置,阴极放在患侧。

6. 肌肉 将合适大小的电极置于肌肉的起、止点上。

(三)电流波形的选择

可以根据患者的症状选择合适的波形。

(1)疼痛、周围性血液循环不良、解除交感神经过度兴奋及作为其他波形的准备治疗可以选用密波。

(2)肌肉及血管痉挛性疼痛可以选用疏波。

(3)较长时间镇痛及促进渗出物吸收可以选用疏密波或间升波。

(4)刺激神经肌肉时可以选用断续波。

(5)缓解骨骼肌紧张时可以选用疏密波和疏波。

(四)治疗时间、频度和疗程的选择

1. 治疗时间 由于长时间的通电治疗,患者容易产生适应,所以一般治疗时间为 3～6 min。

2. 频度和疗程 急性期每日 1 次;新发挫伤、扭伤可以每日 2 次,5～6 次为一个疗程,慢性病每日或隔日 1 次,10～12 次为一个疗程。

四、临床应用

1. 腕关节扭伤 两个小圆极置于腕部,屈侧接阴极,伸侧接阳极,直流电电流强度为 1 mA,脉冲电

流以患者能耐受为准,密波 2 min,疏密波 3～5 min,每日 1 次。

2. 膝关节痛 10 cm×6 cm 电极 2 个,置于膝内、外侧,内侧接阴极,外侧接阳极,直流电电流强度为 1～2 mA,脉冲电流以患者能耐受为准,密波 2 min,间升波 3～5 min,每日 1 次。

3. 腰肌劳损 一个大圆极置于腰部痛点,接阴极,另一个大圆极置于相应处,接阳极,直流电电流强度为 1～2 mA,脉冲电流以患者能耐受为准,密波 2 min,疏密波 2～4 min,每日 1 次,间升波 3～5 min,每日 1 次。

案 例 分 析

1. 针对该患者网球肘可以实施间动电疗法,以有效消除炎症,促进局部血液循环。

2. 治疗处方:使用杯状电极,阴极置于局部痛点,另一极置于同侧手三里穴或外关穴,直流电 1～2 mA,疏密波 8～16 mA,若疏密波用量不到 8 mA(因刺痛而不能开大电量),则不开启直流电,只用脉冲疏密波,电量以最大耐受量为度(14～18 mA),每次治疗 8 min,疗程视病情而定,治愈后巩固 3～5 次即停,一般 5～15 次为一个疗程。

3. 注意事项:调节电流强度时,要从低强度开始逐渐增加到引起肌肉收缩为度。电极与皮肤充分接触,使电流作用均匀,放置电极片的皮肤面应保持清洁。治疗过程中,观察患者的皮肤状况以免电流强度过大而灼伤皮肤。治疗结束后检查患者皮肤并询问患者是否存在不适,以便调整下次治疗方案。

第八节 低频高压电疗法

案 例 导 入

患者,女,48 岁,农民,反复颈部酸痛、活动受限 1 年,加重 4 天,双上肢麻木呈间歇性发作,颈部活动受限,低头或劳累后可加重,无晕厥,无畏寒、发热,无呕心、呕吐。大小便正常。拟诊为颈椎病,收住院康复治疗。

【思考】

1. 针对该患者颈部酸痛可以实施哪种物理因子治疗技术?

2. 如何为该患者制订物理因子治疗处方?

3. 该患者治疗时应注意哪些问题?

应用 150～500 V 的高压低频脉冲电流来治疗疾病的方法,称为高压脉冲电疗法(high voltage pulsed current stimulation,HVPC)或低频高压电疗法。此方法在欧美国家较为流行,其相关仪器在 20 世纪 70 年代便被研发出来。

一、物理特性

HVPC 的特点是电压高,仪器输出的电流峰值电压约为 500 V,峰值电流可达 2000～2500 mA。其波形为单相尖波,脉宽为 5～65 μs,脉冲频率为 1～150 Hz。

尽管 HVPC 的峰值电压很高,但其电流平均值通常不超过 1.5 mA,与常规型 TENS 相比,其对人体的充电量更小。正常人体可以耐受 20 μC、1000 V、2 ms 或 80 μC、500 V、25 ms 的电流。电压100 V、脉宽 50 μs 的 HVPC 对人体的充电量仅为 3.0～5.3 μC,这样小的电流量对人体的刺激性相对较弱。

二、治疗原理及治疗作用

1. 促进皮肤伤口愈合 早期国外有报道用 HVPC 替代微弱直流电治疗慢性皮肤溃疡。认为其对糖尿病并发的皮肤溃疡疗效比漩涡浴好。

2. 镇痛 HVPC 可以激活感觉神经抑制痛觉传导(闸门控制),促进内啡肽释放。与 TENS 相比,HVPC 更适合治疗急性表浅性疼痛。在治疗时电极一般置于痛点、扳机点或穴位上。常见的治疗参数见表 3-2。

表 3-2 HVPC 用于镇痛的治疗参数

指　标	急性或表浅性疼痛	慢性或深部痛
频率	50～120 Hz	1～4 Hz
脉宽	5～65 μs	65 μs
电流强度	感觉阈	引起肌肉收缩的电流强度

3. 抗菌消炎作用 有研究报道,HVPC 的阴、阳极电流都能直接抑制大肠杆菌、克雷伯杆菌和金黄色葡萄球菌等的生长。由于电极下的温度无变化、pH 值只有微弱改变,说明 HVPC 的抗菌作用是通过细胞膜的破坏或电解直接作用于细菌实现的。

4. 促进周围血液循环 HVPC 能扩张血管、加速淋巴回流,减少水肿和代谢产物堆积。研究发现,其阴极电流能够抑制外伤后肿胀的发生或减轻肿胀,而阳极电流和低压脉冲电流则没有这种作用。

三、治疗技术

对于急性或表浅性疼痛,一般将电极置于疼痛部位或其周围,或相应传入神经分布区,频率为 80～120 Hz,脉宽为 5～65 μs,电流强度调至患者有较舒适的感觉,且不引起肌肉收缩。对于慢性或深部痛,一般选择频率为 1～4 Hz、脉宽为 65 μs 的高压电流,电流强度以患者能耐受,且引起肌肉节律性收缩为宜。

须注意的一点是,对痛点和伤口进行长时间治疗时,可通过更换极性来减轻对皮肤的刺激。

四、临床应用

(一) 适应证

(1)各种急慢性疼痛。

(2)因疼痛引起的反射性肌痉挛。

(3)失用性肌萎缩。

(4)血液循环不良性疾病,如雷诺综合征。

(5)伤口愈合和消炎。

(二) 禁忌证

(1)严重心脏病(尤其是植入心脏起搏器者)、恶性肿瘤、急性感染、出血倾向、孕妇等。

(2)高压电刺激虽然能够诱发肌肉收缩,但不适用于兴奋性大的肌肉群,也不能用于兴奋失神经支配的肌肉。

案 例 分 析

1. 针对该患者颈部酸痛可以采用低频高压电疗法,缓解颈周肌群紧张,促进颈部血液循环。

2. 治疗处方:输出脉冲频率,调制波频率 0.08~66 Hz,将躯体治疗电极置于颈肩部大椎穴和阿是穴,输出脉冲为特定脉冲调制波,同时将头部治疗电极分别置于两侧风池穴和太阳穴,输出脉冲为无序波,电流强度以患者能耐受为度,每日 1 次,每次治疗时间为 20 min,连续治疗 10 次为 1 个疗程,一般治疗 2 个疗程。

3. 注意事项:调节电流强度时,要从低强度开始逐渐增加到引起肌肉收缩为度。电极与皮肤充分接触使电流作用均匀,放置电极片的皮肤面应保持清洁。治疗过程中,观察患者的皮肤状况以免电流强度过大而灼伤皮肤。治疗结束后检查患者皮肤并询问患者是否存在不适,以便调整下次治疗方案。

 资源拓展

扫码答题　　　　章节思维导图　　　低频电疗法操作常规

(钮雪康)

中频电疗法

扫码看课件

第一节 概 述

案 例 导 入

患者,男,26岁。因"腰痛1个月余,左下肢麻木10天"入院。患者1个月前因搬抬重物引起腰部疼痛,疼痛逐渐加重,且伴腰椎转侧不利,休息后症状可获部分缓解。10天前因劳累,腰痛发作,疼痛程度与以前无明显变化,左下肢麻木,放射到跗指。自行用药物外敷(具体不详)治疗,疗效欠佳,为进一步治疗来医院就诊。查体:神志清楚,精神可,强迫体位。直腿抬高试验及加强试验阳性,CT显示"L4/5椎间盘突出",门诊诊断为腰椎间盘突出症,医生建议行中频电治疗。

【思考】

1. 该患者可选择何种治疗方式?

　　2. 该类治疗方式的特点是什么？
　　3. 该类治疗方式的主要原理是什么？

中频电疗法在临床上的使用从 20 世纪 40 年代至今已有 80 多年的历史。20 世纪 40 年代，Gleid Meister 首次提出中频电流的概念，20 世纪 50 年代初 Hans Nemec 首先创造出干扰电疗法，20 世纪 60 年代我国医疗系统引进并开展干扰电疗法。目前，我国在临床上对中频电疗法的应用已经相当普遍，在各级医疗机构中均可见中频电治疗技术的使用，中频电疗法已成为临床治疗疾病的重要手段。

一、概念

应用频率为 1000～100000 Hz 的脉冲电流治疗疾病的方法，称为中频电疗法（medium frequency electrotherapy，MFE）。

脉冲频率在 1000 Hz 以下的低频范围内，每个脉冲均可使运动神经元和肌肉发生一次兴奋，即周期同步原则。当脉冲频率大于 1000 Hz 时，上述组织已不遵从周期同步原则，而是依据中频电流所特有的规律发挥作用。当脉冲频率超过 1000 Hz 时，脉冲周期已短于运动神经和肌肉组织的绝对反应期，就不能引起足够的兴奋。因此，医学上把中频电流频率范围定为 1000～100000 Hz。临床上中频电疗法一般采用 2000～8000 Hz 的脉冲电流进行治疗。

二、中频电疗法的分类

中频电疗法根据所采用电流的产生方式、波形、频率不同，可分为以下几类。

1. 等幅中频电疗法　包括音频电疗法、音频电磁场疗法、超音频电疗法。

2. 调制中频电疗法　包括正弦调制中频电疗法、脉冲调制中频电疗法。

3. 干扰电疗法　包括静态干扰电疗法、动态干扰电疗法、立体动态干扰电疗法。

4. 低中频电混合疗法　包括音乐电疗法、波动电疗法。

三、物理特性

中频电流的频率高于低频电流，并且是交流电，临床常用的中频电流不仅在频率、波形等物理特性方面与低频电流存在显著的差别，作用于人体时，所表现的电学特性以及所产生的理化效应也明显不同于低频电流。

（一）人体组织对中频电流的阻抗下降，作用深度大于低频电流

人体组织具有电学上电阻和电容的特性。组织对不同频率电流的电阻不同，对低频电流的电阻较高，随着电流频率增加，人体的电阻逐渐降低。而交流电可以通过电容，其容抗大小与电流频率和电容量成反比，频率越高，容抗就越低。

人体组织对频率较高的交流电的电阻和电容都较低，所以中频电流更容易通过人体组织，可应用较大的电流强度（0.1～0.5 mA/cm²），其所能达到人体组织的深度也较低频电流深。

（二）无电解作用

中频电流是频率较高的交流电，电流无正极、负极之分，故在治疗中也无阴极、阳极的区分。当中频电流作用于人体时，人体组织内的离子在不同的周期内向不同的方向进行往返运动。因而在治疗中电极下不会形成离子堆积，电极下不引起电解反应，不形成电解产物。因而，中频电疗法不会像使用直流电疗法时那样受到酸碱产物的化学刺激，不致损伤皮肤。

（三）对神经肌肉的作用

中频电流的频率大于 1000 Hz，脉冲周期小于 1 ms，因此单个电流周期不能引起神经兴奋和肌肉收缩，必须综合多个周期的连续作用，达到足够强度并处于神经肌肉绝对不应期以外的时期才能引起神经

兴奋和肌肉收缩。因此,为了使中频电流刺激有效,除须达到一定的阈强度以外,还要有足够的刺激时间(通过足够数量的中频电流周期),随着频率的增加,需要综合的周期次数也越多。

(四)对感觉神经的作用

中频电流能进入人体较深组织而不致强烈地刺激皮神经和痛觉感受器,当给予电流刺激时仅有一种轻微的振动感,随着电流强度的增大,可出现针刺感和束缚感,电流强度越大,这种感觉越明显。因此强的中频电流刺激引起肌肉收缩时的感觉比低频电流刺激时要舒适得多。尤其是 6000～8000 Hz 的电流刺激时,肌肉收缩阈与痛阈有明显的分离,当肌肉收缩阈低于痛阈时,出现肌肉收缩时患者并没有疼痛的感觉,因此中频电治疗时患者能耐受较大的电流强度。

(五)对局部血液循环的影响

中频电流刺激时,刺激的局部皮肤发红、充血,血液流动速度明显加快,毛细血管开放的数量增多,局部血液循环改善。

(六)对生物膜通透性的影响

有文献描述,在正弦中频电流的作用下,药物离子、分子透过活性生物膜的数量明显多于失去活性的生物膜,故可认为中频电流可提高活性生物膜通透性,其机制可能是增加了细胞间隙,因此可用于药物离子透入治疗。

(七)低频电流调制的中频电流特点

等幅中频电流频率无变化,人体容易产生适应性。为了克服中频电流的这一弱点,可以采用低频电流调制的中频电流,即用 0～150 Hz 的低频电流来调制中频电流,使中频电流的幅度产生低频电流的变化。低频电流调制的中频电流兼具低频电流的特点,又有中频电流的优点和作用,可以很好地规避低频电流对皮肤刺激大、有电解作用等缺点。

四、治疗原理及治疗作用

(一)镇痛作用

中频电流有比较好的镇痛作用。其机制有两种形式。

中频电疗法的
治疗作用

1. 即时镇痛作用 中频电疗法在单次治疗时和停止作用后都可以观察到不同程度的镇痛作用,这种即时的效果可持续数分钟到数小时。其镇痛作用的原理主要包括"疼痛闸门控制学说""疼痛掩盖效应""皮层干扰学说""内源性吗啡样物质理论"。

2. 多次治疗后的镇痛作用 多次治疗后的镇痛作用可以通过轴突反射引起局部血液循环加强的各种效应的综合作用来解释,也可能与产生即时镇痛作用的各种因素的综合作用有关。由于中频电流刺激改善了局部血液循环,使组织内神经纤维间水肿减轻,组织张力降低、病灶局部缺血缺氧状态减轻或消除,使体内的一些活性物质如 5-羟色胺、组胺、缓激肽等致痛物质得以消除,从而起到镇痛作用。

(二)促进局部血液循环

促进血液循环是中频电流作用的基础。

1. 即时的充血反应 中频电流在单次作用时和停止作用时局部充血反应并不明显,停止作用后10～15 min 毛细血管开放的数量增多,局部血液流动速度明显加快,局部充血反应比较明显,这可以用轴突反射、三联反应来解释。肌肉组织血液循环的改善与肌肉活动所产生的化学物质有关。深部组织或远隔部位组织血液循环的改善则与自主神经功能的影响有关。

2. 多次治疗后血液循环的改善 多次治疗后血液循环的改善可能是单次作用的累积效应以及自主神经功能调整的结果。

(三)软化瘢痕、松解粘连作用

中频电流有较好的软化瘢痕、松解粘连的作用,是由于中频电流刺激能扩大细胞与组织的间隙,使粘连的结缔组织纤维、肌纤维、神经纤维等活动而后得到分离。此外,中频电流能够促进肌肉的收缩,改善局部血液循环和代谢,促进水肿消散、松解粘连。

(四)消炎作用

中频电流对慢性非特异性炎症有较好的治疗作用,主要由于中频电流作用后局部组织的血液循环改善,组织水肿减轻,炎症产物的吸收和排出加快,局部组织的营养和代谢增强,免疫防御功能提高。

(五)神经肌肉刺激作用

中频电流刺激运动神经和肌肉,引起正常骨骼肌和失神经支配肌肉收缩,具有锻炼骨骼肌肉、防止肌萎缩的作用,并有提高平滑肌的肌张力、引起平滑肌收缩和调整自主神经功能等作用。

案 例 分 析

1. 该患者可选择中频电疗法中的调制中频电。

2. 该类治疗方式的特点是用低频电流调制中频电流,使中频电流的幅度产生低频电流的变化。兼具低、中频电流的特点。无电解,对皮肤无刺激,作用较深,感觉舒适,又能发挥低频电流的生理、治疗作用。

3. 治疗时通过改善局部组织的血液循环,减轻组织水肿,加速炎症产物的吸收和排出,增强局部组织的营养和代谢,来起到消除神经根水肿,消炎镇痛的作用。

第二节　等幅中频电疗法

案 例 导 入

患者,男,32岁,阑尾炎,1个月前行"阑尾切除术"。现右下腹皮肤可见6 cm切口瘢痕,局部有增生,伴有瘙痒感,诊断为术后瘢痕。

【思考】

1. 该患者可选择何种治疗方式?

2. 该类治疗方式的原理是什么?

3. 该类治疗方式的治疗处方如何制订?

采用频率为1000～100000 Hz,波形为等幅正弦的中频电流治疗疾病的一种方法,称等幅中频电疗法。应用频率为1000～20000 Hz的等幅中频电疗法又称为音频电疗法。该疗法对于扭伤、肠粘连、瘢痕疙瘩等疾病治疗效果显著。

一、物理特性

我国从1969年开始使用等幅中频电疗法,目前仪器输出电流频率多为2000 Hz,或2000 Hz、4000 Hz,也有人将电流频率扩大到4000～8000 Hz,甚至10000 Hz,并将治疗适应证扩大到临床各科室的多个病种。

等幅正弦中频电流是一种幅度、频率恒定不变,波形为正弦波形的中频电流,具有典型的中频电流的物理特性。

二、治疗原理与治疗作用

（一）松解粘连

松解粘连的原理可能是由于电流所到之处刺激了粘连的纤维组织（如神经纤维、肌纤维、结缔组织等），使之产生活动而逐渐松解。因此,等幅正弦中频电流不论是对瘢痕粘连还是肠粘连等均有不同的治疗作用,一般均须2个疗程以上。

（二）软化瘢痕和硬结

等幅正弦中频电流可促进大面积瘢痕组织吸收。在治疗过程中,瘢痕的颜色逐渐变淡、变软、变平,直至缩小,瘢痕痒痛感逐渐减轻或消失。

（三）镇痛

据实验观察,等幅正弦中频电流能提高痛阈,因此具有较明显的镇痛作用。单次治疗后,有即时镇痛效应,但效果不如脉冲调制中频电流,而且持续作用时间不长。有些镇痛效果长的病例,可能是由于缓解了肌痉挛,改善了局部血液循环所致的间接作用。

（四）促进血液循环

等幅正弦中频电流对血液循环系统有调节作用,即可促使异常扩张的血管收缩,对局部血液循环障碍有一定的改善作用。实验发现,音频电疗后局部皮肤温度、甲皱毛细血管袢数均有不同程度改变。如:①急性皮炎的毛细血管扩张,可在治疗2~3次后消退;②在治疗瘢痕过程中发生的蜘蛛痣样毛细血管扩张,可于治疗3~5次后消失;③在瘢痕前期扩张的毛细血管,治疗十几次以后能消失;④对闭塞性脉管炎,可使血液循环改善,局部温度升高和溃疡易于愈合;⑤治疗时甲皱微循环动态改变,治疗后血管变粗变长,视野更清晰,血流明显加快,起全身性作用。

（五）消炎、消肿

等幅正弦中频电流对慢性炎症、炎症残留的浸润,外伤后淤血、血肿、机化硬结均有较好的促进吸收、消散、软化的作用。这种作用与其具有促进血液循环及软化瘢痕、松解粘连的作用是一致的。等幅正弦中频电流可改善微循环,使血管管径增大,血流明显增快。通过血液循环和局部营养改善,起到了镇痛、消炎、消肿、促进组织再生及神经功能恢复等作用。对外伤后血肿、瘢痕疙瘩引起的肢端水肿均有良好的效果。

（六）促进神经功能的恢复

等幅正弦中频电流作用于神经节段或反射区可以促进汗腺、乳腺的分泌,增进食欲,降低血压,改善全身状况,对自主神经及高级神经活动均具有调节作用。对神经功能的恢复起直接或间接的作用。如:对各种神经损伤或神经炎起直接治疗作用;对继发性闭汗、肌萎缩、感觉和功能障碍等的恢复起间接作用。

（七）药物透入作用

等幅正弦中频电流可提高活性生物膜的通透性,使药物分子由于浓度梯度而透过生物膜。人体观察中亦证明中频交流电确实可使药物分子透入体内,在2000 Hz、4000 Hz等幅正弦电流作用下药物的 $_rH$ 及性质均无变化。因此有人主张中频电药物透入疗法适用于不能电离或极性不明的中草药。

三、治疗技术

（一）治疗设备

1. 主机 音频电疗机的输出电流频率多为2000 Hz,或2000 Hz、4000 Hz两种频率,少数为2000~8000 Hz等其他频率。亦有人用一个联合器将音频电疗机与直流电疗机连接起来,等幅正弦中频电流经整流后可进行音频电与直流电药物离子导入的联合治疗。

等幅中频电疗法的治疗技术

也有人将音频电疗机与超声波治疗机相连接进行等幅正弦中频电流与超声波的联合治疗。

2. 电极　多数为导电橡胶电极,也有黏附式电极和负压吸附式电极。电极大小一般分为大、中、小三种,电极大小依据病变部位大小和需求而定。

(二)治疗方法

1. 连接仪器　将仪器与 220 V 的电源连接。

2. 调整输出　将电流输出旋钮归零,再打开电源。

3. 电极应用　音频电疗电极放置方法有对置法和并置法两种,电极大小根据病变部位选择,根据不同需求选择放置方式。最后用绑带或沙袋固定电极,使电极与皮肤接触良好。

4. 调节输出　根据医生处方,选择不同的治疗电流频率或仪器既有处方。缓慢输出电流,一般逐步增大电流到患者可以耐受而无不适感为宜,但在治疗浅感觉障碍或血液循环不佳的部位时,电流强度的调节不应以患者的耐受为准。在治疗过程中,如患者感到强度减弱,可适当调大电流强度,但不可有疼痛感。

5. 治疗结束　每次治疗结束后,先将电流输出旋钮归零,取下电极,再关闭电源。

6. 治疗处方　每次治疗 20~30 min,每日 1 次(急性疼痛期可考虑每日 2 次,病情缓解后可隔日 1 次),10~15 次为 1 个疗程。治疗瘢痕及松解粘连时可持续数个疗程,疗程间休息 2~3 日。

四、临床应用

(一)适应证

术后软组织粘连,肠粘连,血肿机化,注射后硬结,瘢痕疙瘩,纤维结缔组织增生,声带肥厚,乳腺小叶增生,关节纤维性强直,肌肉、韧带、关节劳损,颈肩腰腿痛,狭窄性腱鞘炎,风湿性肌炎,关节炎,神经炎,神经痛,慢性盆腔炎,附件炎,前列腺炎等。

(二)禁忌证

感染性疾病病灶区、恶性肿瘤、出血性疾病、严重心力衰竭、活动性肺结核、发热、局部有金属异物、心区、孕妇腰腹部及植入心脏起搏器者。

(三)注意事项

(1)患者治疗时不可接触机器,不可随意活动。

(2)治疗时,患者治疗部位的金属物品应除去,体内有金属异物的部位应严格掌握电流强度,电流强度低于 0.3 mA/cm² 方可避免组织损伤。

(3)电极不能在心区及其附近并置和对置;心脏病患者,电流不宜过强,并注意观察患者反应,如果有不良反应即刻停止治疗;忌用于孕妇腰腹部及邻近部位;植入心脏起搏器者禁用中频电疗法。

(4)治疗期间,治疗师应该注意巡视,观察患者有无不适或其他异常反应。如出现电极下疼痛,应立刻终止治疗。

(5)治疗结束后,注意观察治疗区域的皮肤有无发红、烧伤等异常。如有异常,应及时处理并向患者做好解释。

案 例 分 析

1. 该患者可采用等幅中频电疗法。

2. 该类治疗方式可促进瘢痕组织吸收。在治疗过程中,瘢痕的颜色逐渐变淡、变软、变平,以至缩小,瘢痕痒痛感逐渐减轻或消失。

3. 治疗处方:于右下腹瘢痕处进行音频电疗。

电极:2 个电极并置于瘢痕两侧。

案例操作
演示

频率:2000 Hz。

电流强度:患者耐受量。

治疗时间:20 min,每日 1 次,治疗 10 次。

说明:当瘢痕表面不平时,电极应置于瘢痕两侧皮肤上;当瘢痕表面平整时,电极置于瘢痕上。

第三节 调制中频电疗法

案 例 导 入

李某,男,25 岁。因"右侧腰部疼痛 5 天"为主诉就诊。患者自述于 5 天前因提重物出现右侧腰部疼痛,咳嗽、打喷嚏时加剧,休息后缓解,自服镇痛药症状缓解不明显。

查体:腰部活动受限,前屈 30°,后伸 10°,左右侧弯 15°,直腿抬高试验(+),加强试验(+),"4"字试验(一),跟臀试验(一),L4~L5 棘突旁压痛,余无异常。既往体健。

【思考】

1. 请对该患者做初步诊断。

2. 该患者可采用哪种物理因子治疗技术?

3. 该治疗方式的治疗处方如何制订?

调制中频电疗法(modulated medium frequency current therapy,MMFCT)又称脉冲中频电疗法,是一种使用低频电流调制的中频电流的方法,低频电流称为调制波,中频电流称为载波,输出的中频电流幅度随着低频电流频率和幅度的变化而变化。调制的中频电流兼具低、中频电流的特点和治疗作用。该疗法兴起于 20 世纪 60 年代中期,随着 20 世纪 80 年代后期电脑技术的发展,调制中频电疗法得以推广。

一、物理特性

调制波多为 1~150 Hz 的低频电流,波形有正弦波、方波、三角波、梯形波等。载波多为 2000~8000 Hz 的中频电流,电流的波形、幅度、频率、调制方式不断变化。患者不应产生适应性反应。

1. 调制波 调制波调制载波的振幅,又称调制信号。调制波的波形分为正弦波和脉冲波(如方波、梯形波、锯齿波、指数曲线波、微分波等)两大类。脉冲波调制中频电流产生脉冲调制中频电流(图 4-1)。

2. 调制方式 不同的调制方式所产生的调幅波的形式也不同。在调制中频电疗法中通常采用连续调制波、断续调制波、间歇调制波和变频调制波四种不同调制方式的调制波(调幅波)(图 4-2)。

(1)连续调制波又称连续调幅波(连调波),指调幅波连续出现。

(2)断续调制波又称断续调幅波(断调波),指调幅波与断电交替出现,断续出现调幅波。

(3)间歇调制波又称间歇调幅波(间调波或交调波),指调制波与等幅波交替出现,即调制波间歇出现。

(4)变频调制波又称变频调幅波(变调波),指两种不同频率的调制波交替出现,是一种频率交变的调幅波。

3. 调幅度 各种调制电流可以全波、正半波或负半波的形式出现。各种调制电流有不同的调幅度,

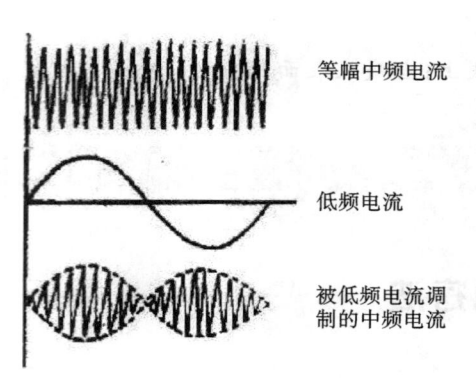

图 4-1　低频调制中频电流

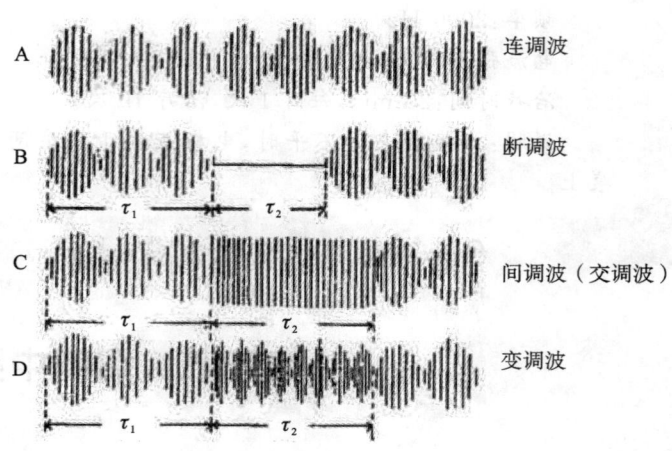

图 4-2　四种不同方式的调制波

调幅度的深浅表示低频成分的大小。调幅度为 0 时,中频电流没有调制,说明等幅中频电流没有低频成分,刺激作用不明显。逐渐增加调幅度时,低频的成分逐渐增大,刺激作用逐渐增强。

二、治疗原理及治疗作用

(一) 治疗原理

1. 兼具中、低频电流的特点

(1) 低频电流特点:低频电流成分在调制中频电流中根据不同的电流频率、频率交替变换以及波形特异性起不同的治疗作用,具体参见低频电疗法。

(2) 中频电流特点:人体对中频电流阻抗较低,作用较深,可采用较强电流,患者舒适性较高;无电解作用,对皮肤无刺激,能充分发挥中频电流所特有的生理和治疗作用。

2. 电学参数多变,不易产生适应性　调制中频电流有四种波形和不同的调制频率、调幅度。其波形、幅度和频率不断变换,人体不易对其产生适应性。断调波作用于肌肉时,调幅波的刺激可引起肌肉收缩反应,在其后的断电时间内肌肉可以得到休息,有利于再次收缩反应。调节中频电流幅度、低频电流成分的多少和振幅的大小即可改变刺激的强度,可以适应不同的治疗需要。

(二) 治疗作用

1. 锻炼骨骼肌

(1) 预防和减轻肌萎缩:断调波作用于失用性肌萎缩、部分失神经支配的肌肉、完全失神经支配的肌肉,有提高神经、肌肉兴奋性,预防和减轻肌萎缩的作用。①对失用性肌萎缩,用断调波,通断比为 1:1,频率为 50~100 Hz,调幅度为 100%。②对部分失神经支配的肌肉,用断调波,通断比为 1:2,频率为 10~20 Hz,调幅度为 100%。③对完全失神经支配的肌肉,用断调波,通断比为 1:2,频率为 10~20 Hz,调幅度为 100%。

(2) 抗肌痉挛的作用:可用不同波形作用于肌痉挛部位以抗痉挛。如脑卒中所致的痉挛性和混合性松弛性瘫痪,可用间调波作用于痉挛肌的拮抗肌,若肌痉挛明显,调制频率用 150 Hz,调幅度 50%;轻度肌痉挛用 20~100 Hz,调幅度为 50%~75%;对儿童脑性瘫痪所致的肌无力,用断调波、间调波(30~100 Hz,50%~100%),肌强直用变调波(70 Hz,75%),肌痉挛用连调波(100~120 Hz,50%)。

2. 改善局部血液循环　断调波和连调波作用后可观察到局部及指尖皮肤温度升高、甲皱及球结膜微循环的毛细血管袢数增多、血流速度加快。电流刺激后可引起肌肉紧张和收缩,反射性地引起血管扩张、血流加快。用通断比为 1:2,频率为 100 Hz,调幅度为 100% 的断调波作用于局部和相关节段,可改善局部血液循环。也有人认为用通断比为 1:1,频率为 50~100 Hz,调幅度为 50%~70% 的连调波及断调波作用于颈交感神经可改善儿童脑血液循环。

3. 镇痛 调制中频电流由于频率多变、机体组织不易产生适应性、作用深等特点而较普通中频或低频电流镇痛效果好。调制中频电流作用于机体时,机体有明显的舒适振动感。一般认为 100 Hz 连调波及 90～100 Hz 全波、变调波有较好的镇痛效果。剧烈疼痛时调幅度控制在 25%～50%,疼痛减轻后调幅度控制在 75%～100%。

4. 促进淋巴回流 采用不同波形、调制频率、通断比、调幅度的调制波促进淋巴回流,如:①通断比为 1:1,频率为 30～50 Hz,调幅度为 100% 的间调波,作用 5 min;②通断比为 11:1,频率为 150 Hz 和 50 Hz,调幅度为 100% 的变调波,作用 5 min。可使淋巴管口径增大,对促进淋巴回流有较好的作用。

5. 消炎 调制中频电流可用于非化脓性炎症、非特异性炎症,有促进炎症消散和吸收的作用。

6. 调节自主神经功能 采用调制中频电流连调波、变调波、间调波作用于上腹部及背部、颈交感神经节部位,可治疗胃十二指肠溃疡。通断比为 5:5,频率为 20～30 Hz,调幅度为 80%～100% 的间调波对于脊髓损伤所致的神经源性膀胱有一定的改善作用。

三、治疗技术

(一)治疗设备

1. 主机 早期调制中频电疗仪面板上需调节的项目、参数较多,操作复杂。随着科学技术的进步,目前多使用电脑调制中频电疗仪,电脑调制中频电疗仪克服了上述缺点,可以按不同病种需要,编制多种程序处方储存在仪器内。有的治疗仪还保留了自选电流种类和参数的功能,可由使用者根据需要和经验,加以变更或重新编制程序处方,按需调配。因此,电脑调制中频电疗仪具有操作简便、治疗电流多样化、患者不易产生适应等优点。

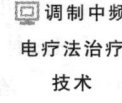

调制中频
电疗法治疗
技术

2. 电极 多数为导电橡胶电极,也有黏附式电极。电极大小一般分为大、中、小三种,电极大小依据病变部位大小和需求而定。

(二)治疗方法

1. 连接仪器 将仪器与 220 V 的电源连接。

2. 调整输出 将电流输出旋钮归零,再打开电源。

3. 电极应用 电极放置方法有对置法和并置法两种,根据病变部位选择相应大小电极,根据不同需求选择不同放置方式。最后用绑带或沙袋固定电极,使电极与皮肤接触良好。

4. 调节输出 根据疾病诊断选择处方,或根据需要和经验,选择波形、频率、持续时间等各项参数。程序处方编制一般按照疾病或症状命名,目前尚缺规范。缓慢输出电流,一般逐步增大电流到患者有可以耐受的振动感而无不适感为止,但在治疗浅感觉障碍或血液循环不佳的部位时,电流强度的调节不应以患者的耐受为准。在治疗过程中,如患者感到强度减弱,可适当调大电流强度,但患者不应有疼痛感。一般电流强度为 0.1～0.3 mA/cm^2。

5. 治疗结束 每次治疗结束后,先将电流输出旋钮归零,取下电极,然后关闭电源。

6. 治疗处方 每次治疗 20～30 min。每日 1 次,10～15 次为 1 个疗程。电流强度以患者耐受为限,一般为 0.1～0.3 mA/cm^2。

四、临床应用

(一)适应证

急慢性软组织扭挫伤、肱骨外上髁炎、肋软骨炎、神经炎、神经痛、颈肩痛、腰椎间盘突出症、腱鞘炎、滑囊炎、肌纤维组织炎、肌萎缩、胃肠功能紊乱、慢性盆腔炎、术后肠麻痹、尿路结石、退行性关节病和上、下运动神经元性瘫痪等。

(二)禁忌证

感染性疾病病灶区、恶性肿瘤、出血性疾病、严重心力衰竭、活动性肺结核、发热、局部有金属异物、心区、孕妇腰腹部、植入心脏起搏器者以及有严重心肺、肾脏疾病者等。

（三）注意事项

（1）根据患者病情选择合适的治疗处方。

（2）连续采用两个治疗处方治疗或使用一个治疗处方而需要更改处方前,应将电流输出旋钮归零,不要在治疗中途更换电流处方。

（3）其他注意事项与等幅中频电疗法相同。

案 例 分 析

1. 该患者初步考虑有腰椎间盘突出,坐骨神经受压。可通过 CT 和 MRI 进一步明确诊断。

2. 该患者可采用调制中频电疗法进行治疗,达到促进血液循环、镇痛的作用。

3. 治疗处方:调制中频电疗法应用于局部痛点、神经根或相应节段。

电极:1 个电极置于局部痛点,1 个电极置于相应神经根处。选用电脑坐骨神经痛程序。

电流强度:以患者耐受为准。或选择:调幅度为 50%～75%,全波、变调波,频率 1 为 100 Hz,持续 3 s;频率 2 为 50 Hz,持续 2 s。

治疗时间:20 min。每日 1 次,治疗 10 次。疼痛较剧烈时调幅度用 50%,随着疼痛减轻,逐渐增大调幅度。

第四节　干扰电疗法

案 例 导 入

患者,女,52 岁,左肩关节疼痛 1 年余,在此期间左肩关节持续疼痛,时轻时重,关节活动度尚可,自行热敷或贴膏药,疼痛可稍缓解,目前疼痛加重伴活动受限 2 周,生活较难自理,遂来医院就诊。查体:左肩关节无明显畸形,左肩关节前屈、外展受限明显,有明显压痛,肌力、肌张力及感觉正常。左肩关节 MR:左肩关节退行性改变;左冈上肌肌腱近关节侧信号稍增高,可能为损伤或退变;左肩关节部分滑囊有积液。门诊以肩周炎收治入院。医生建议行中频电疗法。

【思考】

1. 该患者应选择何种治疗方式?

2. 如何为该患者制订治疗处方?

同时应用两组或两组以上频率相差 0～100 Hz 的中频电流,交叉地输入人体,在交叉处形成干扰电场来治疗疾病的方法称为干扰电疗法(interferential current therapy,ICT)。它分为传统干扰电疗法、动态干扰电疗法和立体动态干扰电疗法等。我国在 20 世纪 60 年代后期引进该技术,并在临床得到广泛应用。

一、物理特性

两种不同频率的等幅交流电流同时交叉地输入人体时会发生干扰现象,产生一种不断变化的综合电流,即差拍,幅度变化的频率即为差频,两种交流电的频率不同,二者重合时,向量相加而产生差拍。

(一)传统干扰电疗法

传统干扰电疗法又称静态干扰电疗法,是将两路频率分别为 4000 Hz 与 3900～4100 Hz 的正弦交流电流,通过两组(4 个)电极交叉输入人体,在电力线的交叉部位形成干扰电场,产生差频为 0～100 Hz 的低频调制中频电流。两组电流交叉形成干扰电流不仅有幅度的变化,还有旋转向量的改变,因此干扰电流作用的最大刺激范围(最大电场强度)形成一个四叶形区域,该区域不是在电极下,而是在四个电极之间的中央。两组电流综合形成的干扰电流的强度比两组中的任何一组都大。

(1)4000 Hz 的正弦交流电流属于中频的范畴,由于采用了中频交流电流,避免了电解,电极可以大大简化。由于频率较高,皮肤电阻明显下降,因此可以增大作用的深度,人体能耐受较大的电流强度。

(2)与过去一般电疗法不同,治疗时不是用一种电流,而是同时用 2 种电流;不是用 2 个电极而是用 4 个电极。通过 4 个电极将两路频率相差 0～100 Hz 的中频交流电流,一种为 4000 Hz,另一种为 3900～4100 Hz,交叉地输入人体。

(3)在 4 个电极下起作用的是幅度恒定的中频交流电流,机体易于适应,刺激性也小;但在两路电流交叉的深处,因电学上的差拍现象而产生具有显著治疗作用的由 0～100 Hz 的低频调制的中频电流。这种深处"内生"的脉冲中频电刺激是干扰电疗法最突出的特点,"内生"的低频调制中频电流可以同时发挥低频电流与中频电流的双重治疗作用。

(4)两组电流中的一组电流频率固定,另一组电流频率在一定范围内变化:每 15 s 由 3900～4000 Hz 或由 4000～4100 Hz 变化一次,与第一组交叉后得出每 15 s 由 0～100 Hz 的差频变动;每 15 s 在某一频率上做小范围的来回变动。如一组固定为 4000 Hz,另一组由 4050～4100 Hz 变化一次,因此差频发生每 15 s 由 50～100 Hz 的小范围波动。频率在一定范围内变动可以避免机体产生适应性,频率固定则可以根据不同的治疗目的选用不同的低频调制频率。

(二)动态干扰电疗法

动态干扰电疗法是在传统的静态干扰电疗法理论和实践的基础上发展起来的,是使干扰电流的幅度被脉宽 6 s 的三角波所调制,发生一个 6 s 的缓慢的低幅度变化,从而使两组电流的强度在 x、y 轴方向上发生周期性变化。

因静态干扰电流只产生平面二维效应,它具有一定的缺陷:①在体内电流作用范围受限;②干扰电场处于恒定状态;③人体易产生适应性。

动态干扰电流对人体的作用与静态干扰电流相同,但因电流强度不断发生节律性动态变化,机体组织不易产生适应性,并能使深部组织获得更加均匀的作用强度,有助于获得较好的治疗效果。

(三)立体动态干扰电疗法

立体动态干扰电疗法是在传统干扰电疗法与动态干扰电疗法的基础上发展起来的,是在静态干扰电流的基础上增加一路,将三路在三维空间流动的 5000 Hz 交流电互相叠加,交叉地输入人体。使用该种电流来治疗疾病的方法称为立体动态干扰电疗法。

该电流具有以下特点。

(1)三维刺激效应:三路电流在三维空间通过,能在三个方向产生立体的空间刺激效应。

(2)强度动态变化效应:由于补充了第三个电场,在"内生"的干扰电流基础上进一步使低频调制电流幅度发生非常缓慢的变化,产生"内生"的动态刺激效应,这样可以消除由于均一性所引起的疲劳作用。

(3)多部位的刺激效应:在电流所通过的区域内呈现不同形式的多部位的干扰最大值。

(4)刺激部位动态变化:由于使用了很低的干扰频率,可在相当范围内产生动态变化刺激。

电流从不同的空间位置刺激可兴奋组织,如肌肉、神经、感觉细胞,包括交感、副交感神经纤维。该刺激可激活某些酶的活性、增加细胞膜的通透性、影响细胞器的功能、影响电荷载体的移动以及组织内水的渗透、运输。

二、治疗原理与治疗作用

（一）治疗原理

干扰电流兼有低频电流与中频电流的特点，最大的电场强度发生于体内电流交叉处，作用深、范围大。不同差频的干扰电流的治疗作用不同。90～100 Hz 的差频电流可抑制感觉神经，使皮肤痛阈升高，有较好的镇痛作用。50～100 Hz 的差频电流可使毛细血管与小动脉持续扩张，改善血液循环，促使渗出物质吸收。10～50 Hz 的差频电流可引起骨骼肌强直收缩，改善肌肉血液循环，锻炼骨骼肌；也可以提高平滑肌张力，促进血液循环，改善内脏功能。

差频选择与治疗作用参见表 4-1。

表 4-1 差频选择与治疗作用

差频/Hz	治疗作用
100	抑制交感神经；镇痛
90～100	镇痛
50～100	镇痛；促进局部血液循环；促进渗出物质吸收；缓解肌紧张
50	促进局部血液循环
25～50	引起肌肉强直收缩；促进局部血液循环
20～40	兴奋迷走神经；扩张局部动脉
1～10	兴奋交感神经；使正常肌肉、失神经支配的肌肉发生单收缩；使平滑肌收缩
0～100	兼具上述作用，但针对性不强

（二）治疗作用

1. 镇痛作用 干扰电流有较明显的镇痛作用。100 Hz 的固定差频或 90～100 Hz 的变动差频能明显提高痛阈，故具有良好的镇痛作用。有研究发现，干扰电流作用于腰骶部局部时，全身的痛阈都有升高，这可能是干扰电流刺激、激活内啡肽系统的效应，可治疗神经丛、神经根和周围神经疾病引起的疼痛，颈椎、腰椎疾病引起的神经根性疼痛。

2. 促进血液循环 干扰电流具有促进局部血液循环的作用，实验证明它具有使开放的毛细血管数量增多，扩张血管，改善局部血液循环，升高局部皮肤温度的作用。尤以 50 Hz 固定差频干扰电流促进局部血液循环效果较明显。50 Hz 固定差频干扰电流作用 20 min，皮肤温度升高 20 ℃，且持续时间较长，从而促进局部血液循环。局部血液循环的改善有利于炎症渗出液、水肿和血肿的吸收。

3. 对运动神经及骨骼肌的作用 干扰电流相对作用于深部组织，并在体内产生低频电流。干扰电流对运动神经和骨骼肌有兴奋作用，引起肌肉收缩，故有治疗和预防肌萎缩的作用。对治疗对象来说，干扰电流感觉舒适，易于接受，在神经肌肉刺激方面是一种较好的电流。

4. 调整内脏功能 干扰电流作用较深，在人体内部所形成的干扰电场（0～100 Hz 差频电流）能刺激自主神经，改善内脏的血液循环，提高胃肠平滑肌张力，调节支配内脏的自主神经功能。

5. 调节自主神经 干扰电流有调节自主神经功能的作用。有人将干扰电流作用于高血压患者的星状神经节部位，使患者的收缩压、舒张压下降；作用于血栓闭塞性脉管炎患者的腰交感神经节，患者下肢的皮肤温度上升，肢体血液循环改善，跛行症状减轻。

6. 促进骨折愈合 干扰电流能促进骨痂形成，加速骨折愈合。国内有学者在动物实验中观察到干扰电流能促进骨折愈合，可治疗骨折愈合延迟等。

动态干扰电流对人体的作用与静态干扰电流相同,但因其不断发生节律性的动态电流强度变化,人体组织不易产生适应性,并能以更加均匀的作用强度作用于深部组织。立体动态干扰电流对人体的作用与静态干扰电流相似,但其刺激的形式不同于传统干扰电流,其强度和刺激部位大于传统干扰电流,并且有较大的动态变化范围,其治疗作用强于传统干扰电疗法。

三、治疗技术

(一) 治疗设备

干扰电疗法的治疗技术

1. 主机 目前国内外干扰电治疗仪的两组输出电流多为频率相差 0～100 Hz 的正弦交流电流,一组为 4000 Hz,另一组为 3900～4100 Hz。

2. 电极 静态与动态干扰电治疗仪的干扰电极相同,均采用 4 个电极或四联电极,治疗时务必使病灶部位处于两路电流交叉的中心,以固定法、移动法等进行治疗。常用的有四联电极、手套电极和吸附电极。四联电极:4 个电极嵌在一个绝缘橡胶上,常用于固定法。手套电极:电极与患者接触的一面是导电的,与操作者手接触的一面不导电,常用于移动法。吸附电极:电极有负压装置,以每分钟 16～18 次的频率吸附,此法除具有干扰电流的作用外,尚有负压按摩作用。治疗时可以用 1 对双四联电极或 1 个单四联电极,减少使用电极数,操作得以简化。立体动态干扰电疗法常用的是星状电极,有两种不同大小的电极,适合在不同部位治疗,每次治疗采用 1 对电极。每个星状电极上有排列成三角形的 3 个小电极,每对星状电极的左右两对小电极的方向是相反的。每对电极相应方向的 3 对小电极,分成 3 组,每组 2 个小电极,连接治疗仪的一路输出,3 对小电极可同时输出三路电流。

电流强度一般以患者耐受量为宜,每次 20～30 min,每日 1 次,10 次为 1 个疗程。

(二) 治疗方法

1. 连接仪器 将仪器与 220 V 的电源连接。

2. 调整输出 将电流输出旋钮归零,再打开电源。使用吸附电极时,应先开启负压装置,开始吸气后固定电极于皮肤上,然后接通电流。

3. 电极应用

(1) 固定法:选用 4 块大小合适的电极,与电极相连接的 4 根导线分为两组,每组 2 根导线。一组导线连接至治疗仪的一路输出孔,另一组导线连接至另一路输出孔内。这两组不同频率的电极交错放置,使病灶部位处于 4 个电极的中心,即电流交叉处。

(2) 抽吸法:采用负压装置与吸附电极。治疗时将吸附电极置于治疗部位的皮肤上,使病灶部位处于 4 个电极的中心。先开启负压装置,使电极吸附于皮肤上,再接通干扰电流。抽吸的频率能根据吸盘内负压的大小而自动调节。负压大时抽吸的频率自动下降,负压小时抽吸的频率自动回升,抽吸的频率根据负压的变化而呈规律性波动,在治疗区产生按摩作用。

(3) 移动法:采用 2 个手套电极。治疗时,操作者的双手分别插入 2 个手套电极的固定带下,双手下压,使整个电极与患者皮肤充分接触,并在治疗部位来回移动。操作者可通过改变双手压力的大小以及电极与患者皮肤的接触面积来调节电流刺激强度。

(4) 对置法:在立体动态干扰电疗法中将 2 个星状电极及其导线放置在治疗部位的上下或两侧。立体动态干扰电疗法通常采用对置法,电流作用部位较深。治疗时应注意使星状电极的各个小极均与皮肤接触良好,以使三路电流都能充分进入人体。

(5) 并置法:在立体动态干扰电疗法中 2 个星状电极及其导线在治疗部位表面同方向放置。并置法作用表浅,较少采用。

4. 调节输出 根据医生处方选择不同的治疗电流频率或选择治疗仪既有处方。缓慢增加电流强度,一般逐渐增大电流到患者可以耐受的振动感而无不适感为止。

5. 治疗结束　每次治疗结束后,先将电流输出旋钮归零,取下电极,然后关闭电源。

6. 治疗处方　根据治疗需要选择不同差频,每次治疗选用 1～3 种差频,每种差频治疗 5～15 min,总治疗时间不宜超过 30 min。每日 1 次,10～15 次为 1 个疗程。

治疗剂量的确定,一般以人体感觉和运动阈为准,电流强度通常为 0.1～0.3 mA/cm²,最大不超过 0.5 mA/cm²。治疗剂量可分为:①感觉阈值下:电流表有指示,患者无刺激感。操作时可在患者出现感觉后再下调电流强度至无感觉为止。②感觉阈值:患者刚好有电麻或震颤感时为止。③感觉阈值上:患者有明确的电刺激感。④运动阈值下:有电刺激感,但无肌肉收缩。⑤运动阈值:电流强度刚能引起肌肉收缩。⑥运动阈值上:电流强度能引起患者明显的肌肉收缩。⑦耐受量:电流增大到患者能耐受的最大限度。

四、临床应用

(一) 适应证

周围神经损伤或炎症引起的神经麻痹和肌萎缩、神经痛,骨关节、软组织疾病(肩周炎、颈椎病、腰椎间盘突出症、扭挫伤、肌肉劳损、关节炎、狭窄性腱鞘炎、坐骨神经痛),术后肠粘连,注射后硬结,缺血性肌痉挛,雷诺病、血栓闭塞性脉管炎,肢端发绀,骨折延迟愈合,内脏平滑肌张力低下(胃下垂、弛缓性便秘),胃肠功能紊乱,尿潴留及妇科慢性炎症。

(二) 禁忌证

感染性疾病病灶部位、恶性肿瘤、出血性疾病、严重心力衰竭,活动性肺结核,发热,局部有金属异物、心区、孕妇腰腹部,植入心脏起搏器者。

(三) 注意事项

(1) 电极放置的原则是两组电流一定要在病灶部位交叉,同组电极不得互相接触。

(2) 在调节电流强度时必须两组电流同时调节,速度一致,强度相同。

(3) 使用吸附电极时,要注意时间不宜太长,一般每组不超过 10 min,以免发生局部淤血而影响治疗;有出血倾向者不得使用此法。

(4) 治疗时注意星状电极的各个小电极应与皮肤接触良好,以使三路电流都能充分进入人体。

(5) 其他注意事项同等幅中频电疗法。

　案 例 分 析

1. 该患者可采用传统干扰电疗法。

2. 治疗处方:于左肩部行干扰电疗法。

固定方法:抽吸法。

电极:两组电极交错放置,使病灶部位处于 4 个电极的中心。

差频:50～100 Hz。

电流强度:感觉阈值上。

治疗时间:15 min,每日 1 次,治疗 10 次。

肩周炎的
干扰电治疗

第五节 音乐电疗法

案例导入

王某,女,61岁,刚退休1年,因"失眠头痛2月"就诊。近一年来由于退休在家,突然觉得无所事事,外加孩子旅居国外,经常独处而觉得郁闷忧愁。否认外伤史,无头晕、恶心、呕吐症状,血压正常。既往体健,性格内向,喜欢听音乐。

【思考】

1. 该患者可选择何种治疗方式?

2. 该种治疗方式的原理是什么?

3. 该种治疗方式的治疗处方如何制订?

将音乐的音调及节奏转变为波动的低、中频电流用于治疗疾病的方法称为音乐电疗法。我国20世纪70年代开始推广音乐疗法,80年代初又在音乐疗法的基础上,将音乐与音乐信号转换成同步电流,并与音乐疗法结合治疗疾病,取得了成效。

一、物理特性

(一)音乐电流的产生

音乐电疗法是由磁带录放仪、功率放大器及声频分配器(包括耳机)三部分组成。录音磁带输入的音乐信号经过放大,转换成电流,即音乐电流,输出功率10 W,音乐电压峰值0~80 V,音频为0~50 mA。

(二)音乐电流的特点

人耳能听到的声音频率为20~20000 Hz,常见乐器和人声的频率范围是27~40000 Hz,转换成同步的音乐,电流频率为30~18000 Hz。音乐电流是将音乐信号经声电转换器,转换成电信号,再经放大、升压后输出的电流。它是一种节律、频率和幅度随音乐不断变化的不规则正弦电流,以低频为主,中频为辅,兼有低频电流和中频电流的作用,而又不同于一般的低、中频电流。由多元、多种信号所产生的音乐电流也就不是单一的,而是多元多种电流,由此可见,音乐电流与一般的音频电疗仪发出的电流是完全不同的。

二、治疗原理及治疗作用

(一)治疗原理

音乐声波的频率和声压会引起人体生理上的反应,有规律振动的声波是一种物理能量,而适度的物理能量会使人体组织细胞发生和谐共振现象,能使颅腔、胸腔或某一个组织产生共振,这种声波引起的共振现象,会直接影响人的脑电波、心率、呼吸节奏等。

(二)治疗作用

1. 锻炼肌肉 音乐电流可引起明显的肌肉收缩,增强肌力,防止肌萎缩,但电极下却无明显的低频电刺激的不适感。用旋律热情、节奏激烈、速度快、力度强的音乐所转换成的音乐电流,肌肉的麻颤感和收缩更为明显。

2. 促进局部血液循环　音乐电流可以引起较持久的血管扩张,局部血流量明显增加。

3. 镇痛　音乐电流作用于皮肤后,局部痛阈和耐痛阈增高,镇痛作用明显而迅速,持续时间长。

4. 神经节段反射作用　音乐电流作用于交感神经节,可以调节血压,作用于头部可以缓解头痛,调整大脑的兴奋和抑制过程。

5. 对穴位和经络的作用　音乐电针疗法是将音乐电流作用于穴位,通过经络产生复杂的生理和治疗作用,如镇痛,促进组织修复,调整内脏、内分泌的功能,抗过敏、增强免疫力等作用。

(三)音乐电疗法的特点

(1)音乐电疗法的治疗作用,以音乐电流为主,音乐为辅,但是综合了音乐与音乐电流两者的作用,比单纯的音乐或单纯电流的镇痛作用显著。

(2)音乐电流的频率、波形、幅度不断变化,人体组织不易产生适应性。

(3)患者对音乐的爱好和欣赏能力与治疗效果密切相关。

(4)音乐可以抑制各种压力反应,促进情绪反应的镇静,调节情绪障碍。

(5)改善睡眠效果。

三、治疗技术

(一)设备

音乐电疗机多配有多种录音盒、播放装置,接两副耳机。一副耳机供操作者试听,另一副耳机供患者听音乐进行治疗。音乐电疗机电流输出可分为通过导线连接电极做体表局部治疗,连接毫针做电针治疗。

仪器配备的音乐大致可以分为以下 6 组。

A 组:音乐旋律舒缓、柔和,速度、力量适中。

B 组:音乐旋律低沉,节奏平稳,速度缓慢,力度较弱。

C 组:旋律轻快活泼,速度较快,力度变化较大。

D 组:旋律热情强烈,节奏激烈,速度快,力度强。

E 组:旋律雄壮,节奏平稳有力,速度慢,力度强。

F 组:旋律节奏平稳、松散、调性模糊、游离,速度慢,力度弱。

音乐主要是通过乐曲的节奏、旋律,其次是速度、力度等的不同而作用不同。选曲时要遵循两个原则。①同质原则:根据患者的情绪给予同样类型的音乐,如患者处于兴奋状态时应给予兴奋的音乐,以提高其兴奋性;当患者感到疲劳时,应给予具有安静舒缓效果的乐曲,最终使其平静下来。②素养水平:根据患者对音乐的欣赏能力和喜好选曲。如不愿听交响乐,可选取轻音乐或流行音乐。

(二)治疗方法

1. 电极法

(1)根据患者的病情及喜好选择合适的音乐。

(2)选用治疗需要的电极,用温水使衬垫湿透,包于电极外面。

(3)患者取舒适体位,暴露治疗部位,将电极和衬垫放于治疗部位并用沙袋或固定带固定。电极放置方法可参照等幅中频电疗法。

(4)检查音乐电疗机输出旋钮是否归零。操作者及患者戴上耳机,接通电源,按下音乐开关,调好音量后,再将电极接上导线。

(5)缓慢调节音乐电疗机的电流输出,根据患者治疗部位电极下的麻颤感或肌肉收缩反应来调节电流强度。电流输出的剂量按患者的感觉分为:感觉阈下,患者无感觉;感觉阈,有明显麻颤感;运动阈,有麻颤感及肌肉收缩反应;运动阈上,有明显的麻颤感及肌肉收缩反应。

(6)治疗完毕,先将电流输出旋钮归零,关闭播放装置,取下耳机、电极和衬垫。

音乐电疗法
治疗技术

（7）音乐电极法每日一次，每次治疗 20～30 min，15～20 次为一个疗程。

2. 电针法 操作程序与电极法类似，先确定好穴位，治疗时将毫针刺入穴位，针柄上夹住导线与音乐电疗机相连，电针法所用的电流强度小于电极法。

四、临床应用

（一）适应证

1. 神经系统功能性疾病 神经衰弱、失眠、血管性头痛、情绪不安、抑郁症、孤独症等。采用旋律优美、速度和力度适中的乐曲，或按同质原则选择合适的乐曲，电极采用额-枕对置法。本疗法能缓解头晕、头痛，改善睡眠，降低焦虑和抑郁水平。

2. 内科系统疾病 高血压、胃肠功能紊乱、胃溃疡等。选用放松乐曲，病灶部位用电极法或在有关穴位上以电针法治疗，能够降低高血压患者的血压、心率、皮肤电阻，改善头晕、头痛、胸闷、心悸和失眠等症状，对胃肠功能紊乱、胃下垂的疗效优于一般针刺疗法。

3. 软组织损伤 音乐电疗法可治疗软组织扭挫伤、肌筋膜炎等，采用节奏强、旋律轻快活泼的乐曲。有研究认为，音乐电疗法对软组织损伤的治疗效果优于红外线疗法、激光疗法和感应电疗法。

4. 关节疾病 颈椎病、风湿性关节炎、骨关节炎等。采用节奏快、力度大的乐曲，电极置于患处或穴位上，可以减轻疼痛，改善关节活动度。

（二）禁忌证

感染性疾病、恶性肿瘤、出血性疾病、严重心力衰竭、肝肾功能不全、局部有金属异物（如植入心脏起搏器）患者，以及心前区、孕妇腰骶部等。

（三）注意事项

（1）治疗前向患者说明治疗目的，交代治疗时的感觉，了解患者的兴趣爱好，选择合适的音乐，要求患者集中注意力，专心听音乐，尽快进入状态。

（2）要求室内舒适美观，严防噪声干扰。音乐电疗机不应与高频电疗仪同放一室，以免高频电疗仪对其产生干扰。

（3）治疗前应检查音乐电疗机的输出是否平稳，导线、电极、衬垫是否完整无损。

（4）治疗前应除去治疗部位及其附近的金属异物。

（5）如治疗部位皮肤有破损，应避免或贴小胶布保护。

（6）电流强度不得过大，不应产生疼痛感。

（7）治疗过程中患者不得任意改变体位，治疗时电极下皮肤不应有灼痛感。如治疗中出现疼痛，应中止治疗。

案 例 分 析

1. 该患者可选择音乐电疗法。

2. 音乐可以抑制各种压力反应，促进情绪的镇静，调节睡眠。

3. 治疗处方：将电极置于颈、肩、腰部紧张的肌肉，选用舒缓的音乐。

电极：并置法。

电流强度：运动阈上。

治疗时间：每日 1 次，每次治疗 20～30 min，15～20 次为一个疗程。

资源拓展

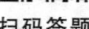　　　　

扫码答题　　　　章节思维导图　　传统干扰电疗法操作常规

（方玉飞　傅青兰）

高频电疗法

扫码看课件

第一节　概　　述

高频电疗法的发展已有近百年的历史。19 世纪末出现了高频电疗的共鸣火花疗法,至 20 世纪上半叶,中波疗法、短波疗法、超短波疗法、微波疗法等高频电疗法相继出现。近 50 年来,长波、中波疗法的应用逐渐减少,而短波、超短波、微波等疗法得到广泛的研究和应用。高频电疗法所具有的热效应、非热效应已被学术界公认,并且广泛地应用于疾病的治疗中,成为临床治疗的重要手段之一。

一、概念

频率大于 100 kHz 的交流电称为高频电流。应用高频电流作用于人体以治疗疾病的方法,称为高频电疗法。高频电流以电磁波形式向四周传播。电磁波在空间传播的速度接近光速,为 $3×10^8$ m/s。高频电流的频率与波长成反比,可用公式表示:$f＝v/\lambda$。式中 f 为频率,单位为 Hz;v 为光速,单位为 m/s;λ 为波长,单位为 m。高频电流的频率明显高于低、中频电流的频率,对人体的作用也明显不同。

二、物理特性

1. 电学基础

（1）电场：电荷的电力所能及的空间称为电场。电场存在于电荷周围能传递电荷与电荷之间相互作用的物理场，是电荷及变化磁场周围空间里存在的一种特殊物质。引入电场中的任何带电体都将受到电场的作用。

（2）磁场：磁极的磁力所能及的空间称为磁场。任何运动的电荷或电流的周围空间内除了存在电场，也存在磁场。如果电场变化不均匀，则在临近产生的磁场也是不稳定的。

（3）电磁场：高频电流产生的交替变化的电场和磁场，称为电磁场。任何变化的电场（强度、速度和方向）都会在其周围产生磁场，而任何变化的磁场也在其周围产生电场。变化的电场与变化的磁场不断交替地循环产生，它们的每一次变化都是相应的、交替发生的、不可分割的。电场或磁场的变化越快，产生的电场或磁场的能量越强。

（4）电磁波：电磁场以波的形式传播。电磁波的传播过程伴随着能量的传播。电荷运动的速度越快，频率越高，所辐射的能量越强。所以为了获得足够量的电磁场，就必须用高频交变电流。

（5）振荡电流：大小和方向都做周期性迅速变化的电流，称为振荡电流。振荡电流是一种频率很高的交变电流，在振荡电路中产生。在振荡电流周围存在着电磁场，向空间传播电磁波，同时伴随着能量的传播和变化。

2. 电磁波的物理特性

（1）电场和磁场共同存在，相互转变：任何变化的电场都会在其周围的空间产生磁场，而任何变化的磁场都会在其周围的空间产生电场。只要产生的电场或磁场是变化的，那么电场和磁场就共同存在，相互转变，并越来越广地向空间传播，使整个空间同时充满着不均匀的、变化的电场和磁场。

（2）电磁场的变化频率与其能量相关：电场（或磁场）的变化越快，产生的磁场（或电场）就越强，具有的能量也就越多。

（3）电磁场的传播：电磁场的传播具有波性，称为电磁波。高频电磁波波长的单位可以为米（m）、厘米（cm）、毫米（mm）、微米（μm）、纳米（nm），频率单位可以为千兆赫（GHz）、兆赫（MHz）、千赫（kHz）、赫（Hz）。电磁波在空间传播的速度接近光速，为 3×10^8 m/s。波长（λ）＝速度（v）/频率（f），电磁波频率越高，则波长越短。

3. 高频电流的特点

（1）频率高，对神经、肌肉无兴奋作用：人体组织电阻率低，电刺激持续时间必须大于 0.01 ms 才能引起神经、肌肉兴奋。然而频率 100 kHz 以上高频电流的脉冲持续时间小于 0.01 ms，所以对人体神经、肌肉无兴奋作用。

高频电流的作用方式及特点

（2）通过电容场作用于人体，治疗时电极可以不接触皮肤：高频电流离开皮肤时，在皮肤与电极之间的空气间隙构成了一个电容场。高频电流可以通过电容场作用于人体，因此在治疗时电极（或辐射器）可以不直接接触皮肤。

（3）无电解作用：高频电流属正弦交流电，周期性变换电流方向，且用于治疗时是以全波形式出现，不会像低、中频电流那样以阴极、阳极及半波的形式出现。因此高频电流无电解、电泳、电渗现象，不会产生电解产物刺激皮肤。

（4）热效应明显，因欧姆损耗或介质损耗而产热。

（5）对皮肤无刺激，但过热可导致皮肤烫伤。

（6）对神经、肌肉的作用是降低神经兴奋性、缓解肌痉挛。

4. 高频电流的生物物理效应
高频电流作用于人体主要产生两种效应，即热效应和非热效应，其中主要是热效应。由于高频电流通过人体时，会对体内的各种组织产生不同程度的热效应，因此又称为透热疗法。

（1）热效应：为"内源"热，即组织吸收电能后转变的"内生"热，而非体外热辐射的加热；热作用较深，可达体内深部组织，其深度依高频电流的频率而别；热作用较均匀，可作用于皮肤、深部组织及体内脏器；热作用选择性分布，不同波长、频率的高频电流，用于不同治疗方法中。

（2）热效应的作用。

①改善血液循环：中小剂量高频电流可使局部血管扩张、血流加速，改善血液循环。

②镇痛作用：中等剂量高频电流的温热作用可缓解各种原因引起的疼痛，对各种神经痛、肌痉挛性疼痛、因肿胀引起的张力性疼痛、缺血性疼痛、炎症疼痛等均有良好的缓解效果。

③消炎作用：中小剂量高频电流的温热作用可促进炎症消散，对各种急性、亚急性、慢性炎症，感染性和非感染性炎症均有很好的消散效果。

④降低肌肉张力：中等剂量高频电流的温热作用可以降低骨骼肌、平滑肌和纤维结缔组织的张力。

⑤加速组织生长修复：中小剂量高频电流的温热作用可促进组织生长修复。

⑥提高免疫力：中小剂量高频电流可增强免疫力，提高机体抗病能力。

⑦治癌作用：大剂量高频电流所产生的高热有治癌作用，特别是表浅癌肿。

（3）非热效应：又称特殊作用和热外效应。当较高频电流（超短波、微波）作用于人体时，在人体组织温度不高、没有温热感觉的前提下，却有较明显的生物学效应，这些现象不能用热效应解释，故被人们称为非热效应。如白细胞吞噬活动增强，急性化脓性炎症发展受阻，以控制早期急性炎症；神经纤维、肉芽组织再生加速；中枢神经系统功能发生变化，神经系统的兴奋性增强；条件反射活动受到限制等。

高频电流与中频电流、低频电流对人体作用的比较见表5-1。

表 5-1　高频电流与中频电流、低频电流对人体作用的比较

比较项目	高频电流	中频电流	低频电流
电流频率/kHz	>100	1~100	<1
对神经、肌肉的作用	降低神经系统的兴奋性，缓解肌痉挛	多个周期才能引起一次兴奋	每个周期可引起一次兴奋
作用深度	共鸣火花、毫米波只达表皮；短波和分米波、厘米波可达肌肉；超短波可达深部肌肉与骨	较深，可达到皮下及浅层肌肉	表浅，达到皮下
热效应	中等剂量的短波、超短波、分米波、厘米波产生热效应；小剂量及脉冲波治疗时产生非热效应	无	无
治疗方式	长波、中波电极接触皮肤，短波、超短波、微波电极可不接触皮肤，以电容场、电感场、辐射场作用于人体	电极接触皮肤，电极外包衬垫，以电流作用于人体	电极接触皮肤，电极外包衬垫，以电流作用于人体
人体电阻	小	中	大

三、高频电疗法

1. 医用高频电疗法　目前医用高频电疗法常用的波长、频率见表5-2。

表 5-2　医用高频电疗法常用的波长、频率

高 频 电 流			医用高频电流		
波段	波长	频率范围	电疗法名称	波长	频率
长波	300～3000 m	100～1000 kHz	共鸣火花疗法	300～2000 m	150～1000 kHz
中波	100～300 m	1～3 MHz	中波疗法	184 m	1.63 MHz
短波	10～100 m	3～30 MHz	短波疗法	22.12 m	13.56 MHz
				11.06 m	27.12 MHz
超短波	1～10 m	30～300 MHz	超短波疗法	7.37 m	40.7 MHz
				6.0 m	50.0 MHz
微波			微波疗法		
分米波	1～10 dm	300～3000 MHz	分米波疗法	69 cm	434.9 MHz
				32.78 cm	915 MHz
厘米波	1～10 cm	3000～30000 MHz	厘米波疗法	12.25 cm	2450 MHz
毫米波	1～10 mm	30～300 GHz	毫米波疗法	8.3 mm	36 GHz

2. 高频电疗法的分类

（1）按波长分类：目前高频电疗法习惯按波长（频率）分类，并以此作为高频电疗法的名称，分为共鸣火花疗法（长波疗法）、中波疗法、短波疗法、超短波疗法、微波疗法，微波疗法又分为分米波疗法、厘米波疗法、毫米波疗法。

（2）按波形分类：产生高频电磁波的振荡电流的波形可以分为减幅正弦电流、等幅正弦电流、脉冲正弦电流，其中脉冲正弦电流又可以分为脉冲等幅正弦电流和脉冲减幅正弦电流。

①减幅正弦电流：电流波幅依次递补递减，最后降至 0，这种电流由火花放电产生，临床常用的有共鸣火花疗法。

②等幅正弦电流：电流波幅相等，恒定不变，连续振荡，临床常用的有中波疗法、短波疗法、超短波疗法等。

③脉冲正弦电流：正弦电流以脉冲形式出现，通电时间短，脉冲峰值大，断电时间长，采用这种电流的疗法有脉冲短波疗法和脉冲超短波疗法。最近出现脉冲微波实验研究的报道，但临床应用尚少见。

（3）按作用方式分类：按照电流作用于人体的方式不同，可以将高频电疗法分为火花放电法、直接接触法、电容场法、电感法、电磁波辐射法五类。

①火花放电法：治疗时玻璃电极与体表距离 0.2～0.5 mm，利用玻璃电极与体表间的高电压进行火花放电，刺激体表感受器以治疗疾病，如共鸣火花疗法。

②直接接触法：治疗时电流直接与人体皮肤或黏膜接触，多用在中波疗法等频率较低的高频电疗法中。

③电容场法：治疗时电极与人体保持一定的距离，整个人体和电极与人体间的空气（或棉毛织品）作为一种介质放在两个电极之间形成一个电容，人体在此电容中接受电场作用，称为电容场法。由于这种电容容量较小，容抗较大，因此只有频率较高的高频电流才能通过，如短波疗法、超短波疗法采用电极板治疗时属此类。

④电感法：用一根电缆将人体或肢体围绕数圈，电缆中通高频电流，由于电磁感应作用在电缆线圈内产生磁场，使人体内产生涡电流，从而起到各种治疗作用，如短波电感法。

⑤电磁波辐射法：当高频电流的频率很高时，其波长接近光，很多物理特征与光相似。在其发射电磁波的无线装置周围安装一个类似灯罩状的辐射器，使电磁波像光一样经辐射器作用于人体，如微波疗法。

高频电疗法
安全防护

四、安全与防护

1. 安全技术

（1）设备的安全措施。

①建筑要求：高频电疗法的治疗室地面应该铺绝缘的木板或橡胶板，保持干燥，使地面绝缘，并减少反射。治疗用的桌、椅、床及其附件应为木制品或其他绝缘的非金属制品。高频治疗机不能与低、中频治疗机放置在同一个治疗室内。

②电源要求：高频电疗法的治疗室的电源开关、插座、电源线、地线必须按照安全用电的要求进行设计、安装，并且应该设计总电闸。

③机器要求：使用新的治疗机前，要先进行安全检查，使用过的机器也要定期进行安全检查，不使用不合格、不安全的治疗设备。每次使用治疗机前应先检查机器能否正常工作，电极、电缆、辐射器是否破损，开关、调节器是否有故障，接头是否牢固，不能将有故障、破损、接触不良、输出不正常的治疗机及其附件用于治疗。

④维修：治疗机或电源的安全故障应由经过专业训练的维修人员负责检查、修理、改装。

（2）操作的安全要求。

①操作者应该掌握安全用电的基本知识与触电、电伤的处理方法。患者和操作者的衣服、皮肤应该保持干燥，穿着不含金属且吸汗的衣物。操作者手潮湿时不得进行治疗操作。患者治疗部位有汗水时需擦干，有湿敷料时应撤换。对有意识障碍或感觉障碍的患者进行治疗时，应防止尿液流到治疗部位，以免发生烫伤。

②患者治疗部位及其附近的金属物品（如手表、发夹、首饰、别针、钥匙等）应予以除去。患者体内有金属物品的部位不宜进行高频电疗法，以免发生烫伤。必要时只能进行无热量、短时间的治疗。治疗时如有过热或灼痛感觉，应立即断电寻找原因。

③治疗时，患者和操作者身体任何部位都不能接触接地的金属物（如暖气管、水管、治疗机外壳、金属床等）或潮湿地面。如果患者必须在金属床上，则治疗时患者身体、电缆与金属床或物品之间必须以棉被、毡垫或橡胶布相隔。

④电感法治疗时不要将电缆直接搭在患者身上，电缆与患者身体接近部位应该隔以棉垫或毡垫，电缆之间不能直接接触、交叉，以免电缆接触或交叉处形成短路而减弱其远端的输出，或烧毁电缆。

⑤治疗前要检查患者皮肤有无破损，有无感觉障碍。患者治疗部位有感觉障碍或血液循环障碍时不宜采用温热量治疗。治疗过程中要注意询问患者感觉，并要求患者不能入睡、闲聊、阅读书报或随意变换体位。对敏感部位治疗时一般不采用温热量。

⑥婴幼儿治疗时应该有专人看护，防止其乱抓电缆、插座、电源接头，防止泪水、汗水、尿液流到治疗部位。哭闹不止的婴幼儿应在入睡、安静时进行治疗。老年人和儿童治疗时要谨慎。

⑦植入心脏起搏器的患者不能进入高频电疗法的治疗室或靠近高频电治疗仪，更不能接受高频电疗法。

⑧术前1～2日和局部穿刺部位当日，不用温热量治疗。

2. 辐射防护

1）辐射对人体健康的影响 高频电治疗机工作时，发生的高频电磁波向空间传播辐射。高频电磁波是非电离辐射，对人体健康的损害不像放射线造成的电离辐射那样严重，但对人体健康仍有一定影响。长期接受一定量高频辐射者可能会出现头痛、头晕、乏力、失眠、多梦、嗜睡、情绪不稳、记忆力减退、心慌、血压降低、心动过缓、心律不齐、食欲减退、消化不良、白细胞总数减少、淋巴细胞减少等反应。这些症状多具可逆性，脱离高频电辐射的工作环境后就会逐渐消失，恢复正常，对大脑、心脏及造血器官不会造成器质性损伤。短时间内接受大剂量高频电辐射的组织、器官，尤其是敏感器官，可能会出现器质性损伤，如白内障、睾丸的曲细精管变性等。但是只要采取恰当的安全防护措施，这些损伤是可以避免的。

2）辐射影响人体健康的因素

（1）辐射源。①频率：高频电流的频率越高，对人体健康的影响越大，其中以分米波、厘米波的影响较大。②波形：脉冲波的功率峰值高，对人体健康的影响大于连续波。③功率：高频电治疗机输出功率越大，对人体健康的影响越大。④距离：距辐射源越近，人体所受的影响越大。⑤操作方法：非接触式辐射器工作时向周围环境辐射的电磁波多于接触式辐射器，非接触式辐射器非垂直向下辐射时，向周围环境辐射的电磁波多于其垂直向下辐射时。

（2）环境。①辐射源周围的设施：高频电辐射中以分米波、厘米波的辐射最强，可以在周围环境中的金属物（如高频电治疗机外壳、暖气管、水管、帘杆等）的表面发生反射，金属物品较多时将发生多次反射而加大环境中的辐射强度。金属物品在高频电磁场中将感应产生高频电流。②环境温度：较高的环境温度会加大高频电辐射对人体健康的影响。

（3）受辐射者。①年龄：年龄小者，尤其新生儿，较为敏感。②性别：女性比男性敏感。③工龄：操作者工龄越长，接受高频电辐射时间越久，所受的影响越大。④工种：设备维修人员接受辐射的量可能大于设备操作者。

3）操作者的防护　①操作前认真学习有关高频电安全与防护知识。②切勿正视正在辐射的微波辐射器输出口，必要时佩戴微波防护眼镜。③完成高频电治疗后，及时离开高频电治疗仪，不在机器旁做不必要的停留。④在有微波辐射的环境中工作时，身穿面料中含有金属的服装，可以起到反射微波、减少吸收微波的作用。环境中有强辐射时，可以穿微波防护服或微波防护围裙。⑤如果高频电疗法的治疗室内高频电疗仪多，工作量大、防护措施不足，操作者应该定期做体格检查，并且可与其他治疗室的操作者轮换。

第二节　短 波 疗 法

案 例 导 入

患者，女，29 岁。患者自 10 月前反复出现下腹部两侧坠痛，疼痛时轻时重，自感腰酸，腰部坠痛，头晕乏力，脸色差；白带量多而稀，经血量多，有血块。B 超示右侧输卵管增粗。经某医院检查确诊为慢性附件炎。医生给予药物治疗后效果不理想。

【思考】

1. 如何对该患者进行物理因子治疗？

2. 选择何种剂量进行治疗？

波长 10～100 m、频率 3～30 MHz 的高频电流称为短波电流。应用短波电流作用于人体以治疗疾病的方法，称为短波疗法。因为短波疗法主要产生热效应，又被称为短波透热疗法。

一、物理特性

1. 产热原理　短波电流作用于人体时，电流流经螺旋形的闭锁导线，在导线周围产生强烈的交变磁场，在这种交变磁场的作用下，人体组织将产生感应电流（涡电流）。涡电流大体上属于一种传导电流，主要沿电阻较小的通路通过，产热原理与通过导体时相似。

2. 热量在组织分布不均匀　短波电流所产生的热量在人体组织的分布是不均匀的。进行短波疗法时，人体中的感应电动势大部分产生在电阻较小的组织。短波电流作用所产生的热量大小与磁场强度的

□短波的概念和物理特性

平方成正比,与人体组织的电阻成反比。对人体组织来说,产热多集中于电阻较小、体液丰富的组织。肌肉的电阻率比脂肪低得多,因此采用短波疗法治疗时,肌肉组织产生的热量明显多于脂肪组织。

3. 输出形式不同 短波电流的输出形式有等幅正弦连续电流和等幅正弦脉冲电流。

二、治疗原理及治疗作用

1. 治疗原理

短波疗法的
治疗原理及
治疗作用

(1)改善深部组织的血液循环:中小剂量的短波电流作用于人体组织后,有明显的血管扩张和血流加快现象,能改善深层组织的血液循环,增强新陈代谢过程,有利于亚急性炎症和慢性炎症的吸收与消散。

(2)促进淋巴回流:中小剂量的短波电流可以加速淋巴回流,增强单核巨噬细胞系统的吞噬功能,提高人体的免疫力。

(3)增强肝脏的解毒功能和胃肠道的吸收功能:短波电流作用于肝胆时,可增强肝脏的解毒功能,增加胆汁分泌,缓解胃肠平滑肌痉挛,增强胃肠道的吸收和分泌功能。

(4)扩张肾血管,增强肾及肾上腺皮质的功能:短波电流可以使肾血管扩张,血流量增加,使肾功能得到改善;并可增强肾上腺皮质功能,使肾上腺皮质激素的合成增加。

(5)杀灭肿瘤细胞:大剂量的短波电流(温度一般在 42.5 ℃以上)可以杀灭肿瘤细胞或抑制其增殖,阻滞其修复。当其与放疗、化疗、手术等合理综合应用时,能明显提高恶性肿瘤的治愈率。

2. 治疗作用

(1)改善组织血液、淋巴循环:中等剂量的短波电流能促进深层组织的血液循环,有明显的血管扩张和血流加快现象,能促进病理产物的排出,有利于亚急性炎症和慢性炎症的吸收与消散。中小剂量的短波电流可加速淋巴回流,使网状内皮系统吞噬功能增强,使人体的免疫功能得到了很大程度的增强。

(2)镇静、镇痛、缓解肌痉挛:短波的热作用降低神经兴奋性,缓解平滑肌及骨骼肌痉挛。

(3)改善器官的功能:①促进肺内慢性炎症吸收,改善换气功能。②短波电流可使肝脏的解毒功能增强,胆汁分泌增加。③作用于肾区,可使肾血管扩张,血流量增加,促进排尿,使肾功能得到改善。④促进肾上腺皮质分泌,改善机体的适应能力。⑤作用于胃肠区,可以缓解胃肠平滑肌的痉挛,改善营养、分泌、吸收功能,并有镇痛作用。⑥促进骨折愈合和神经再生。⑦增强单核巨噬细胞功能,有利于炎症的控制。

(4)脉冲短波的非热效应:用于治疗急性炎症。

(5)大剂量的短波电流可以杀灭肿瘤细胞或抑制肿瘤细胞的增殖,阻滞其修复。

三、治疗技术

1. 设备

(1)短波治疗机:目前常用的短波治疗机输出波长为 22.12 m,频率为 13.56 MHz,或波长为 11.06 m,频率为 27.12 MHz。连续短波输出电压为 90~120 V,功率为 250~300 W,脉冲短波的峰值功率为 100~1000 W。短波肿瘤治疗仪的功率可达 500~1000 W。

(2)短波治疗机的电极。短波治疗机常用的电极:①电容电极(有玻璃式和胶板式两种);②电缆电极;③盘状电极;④涡流电极。采用连续波或脉冲波这两种振荡电流的波形对人体进行治疗。

2. 治疗方法 影响短波疗法的因素很多,必须根据具体病变性质、病变部位和范围来选择合适大小的电极及放置方式、位置,皮肤与电极间隙,剂量大小等。治疗方法选择是否适宜,直接影响治疗效果,必须重视。常用的治疗方法有三种:电容电极法、电缆电极法和涡流电极法。

1)常用治疗方法

(1)电容电极法:电容电极由金属薄片或金属网外包以绝缘的橡皮毡子制成。根据病变部位的深浅,可通过调节皮肤与电极间隙来调节电容电极之间的距离,以用于较大、较深部位的治疗。电容电极法治疗时电极的放置方法有对置法、并置法、交叉法、单极法 4 种,但常采用对置法和并置法。

①对置法:两个电极相对放置,电场线集中于两极之间,横贯治疗部位,主要用于深部病变部位的治疗。放置电极时要注意两个电极之间的距离不小于单个电极的直径。电极与治疗部位之间需保持一定的间隙,如果电极贴近皮肤,由于电场线密集于表浅部位,作用表浅;反之,电极远离皮肤,作用较深。

②并置法:两个电极并列放置于治疗部位表面,电场线分散,只通过表浅组织,作用表浅,多用于表浅病变部位的治疗。放置电极时还应该注意两点:a.电极与皮肤之间的距离不宜过大,以免电场线散向四周空间而不能通过人体;b.两个电极之间的距离不应大于单个电极的直径,并且不小于3 cm。电极间距离过大会使电场线分散,影响作用的强度与深度;电极间距离过小,则使电场线集中于两极间最短路径处,而使病变部位处于两极电场之外。

(2)电缆电极法:最常用的短波电疗法。电缆电极法治疗时各圈电缆之间的间隔应大于电缆直径,以免电缆过近时形成圈间电容(电流通过圈间电容时会减弱磁场强度和影响作用深度)。电缆与皮肤之间应垫以毡垫、棉垫等衬垫物,以免浅层组织过热,影响作用的深度和均匀度。电缆电极法又可分为盘缆法、缠绕法、圆盘电极法、涡流电极法4种具体的操作方法。

①盘缆法:根据不同治疗要求,将2~3 m的电缆盘绕成饼形、双饼形、螺旋形、袢形等置于治疗部位(图5-1)。

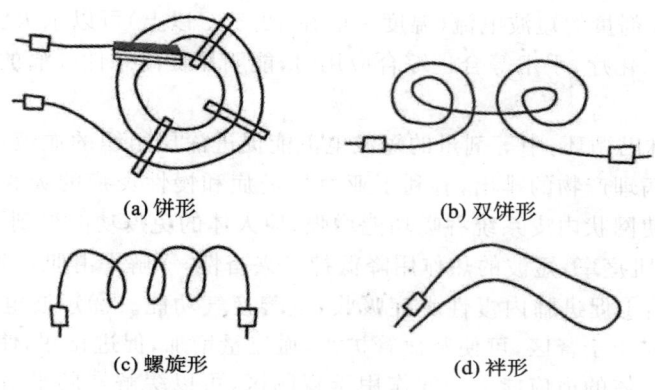

(a)饼形 　　　　　　　(b)双饼形

(c)螺旋形 　　　　　　　(d)袢形

图5-1　电缆电极的各种形状

②缠绕法:将电缆缠绕于肢体上,盘缆或缠绕电缆时,以圈为宜,缆圈间距为2~3 cm,缠绕后留下的两端电缆以分缆夹固定。电缆与皮肤间距1~3 cm,以衬垫间隔(图5-2)。

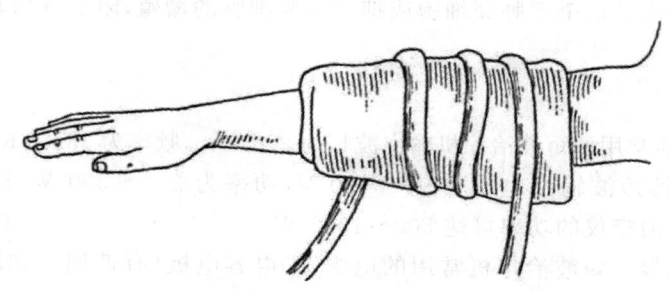

图5-2　缠绕法

③圆盘电极法(鼓状电极法):将有绝缘胶木盒的盘状电极置于治疗部位的治疗方法(图5-3)。

(3)涡流电极法:将有绝缘胶木盒的涡流电极置于治疗部位的治疗方法,涡流电极可直接贴在皮肤上(图5-4)。

2)治疗剂量、时间和疗程

(1)治疗剂量:短波电疗法的治疗剂量尚无准确实用的客观指标,目前主要根据患者主观的温热感觉程度、氖光管的辉度、在谐振工作状态下短波治疗仪电子管阳极电流强度(毫安表读数)三个指标确定

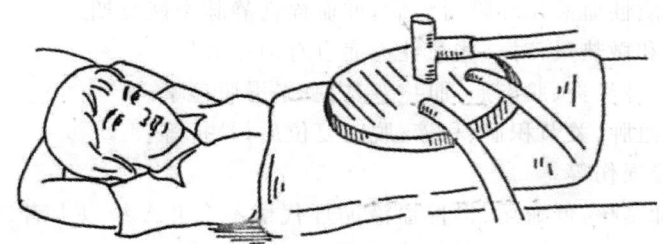

图 5-3 腹部圆盘电极法

治疗剂量。可将治疗剂量分为四级,治疗时通过调整空气间隙的大小或衬垫的厚度获得不同的剂量。

①无热量(Ⅰ级剂量):无温热感,氖光管若明若暗,适用于急性病。

②微热量(Ⅱ级剂量):刚能感觉到温热感,氖光管微亮,适用于亚急性炎症、慢性炎症。

③温热量(Ⅲ级剂量):有明显而舒适的温热感,氖光管明亮,适用于慢性病和局部血液循环障碍。

④热量(Ⅳ级剂量):有明显的强烈热感,但能耐受,氖光管明亮,适用于恶性肿瘤的治疗。

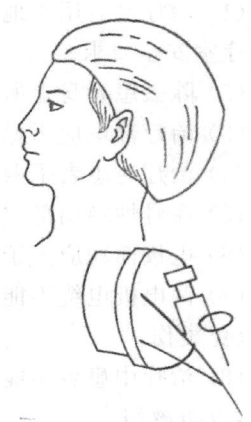

图 5-4 肩部涡流电极法

(2)时间和疗程:根据病情而定。治疗急性炎症或伤病时采用无热量,每次治疗 5～10 min,每日 1～2 次,5～10 次为一个疗程;治疗亚急性炎症或伤病时采用微热量,每次治疗 10～15 min,每日 1 次,15～20 次为一个疗程;治疗慢性炎症和其他疾病时一般用微热量或温热量,每次治疗 15～20 min,每日 1 次,15～20 次为一个疗程;治疗急性肾衰竭时采用温热量,每次治疗 30～60 min,每日 1～2 次,5～8 次为一个疗程。

3)操作程序

(1)取下患者身上所有的金属物品,选择合适体位,治疗部位可不裸露。

(2)按医嘱选用相应大小电极及治疗方法,不同类型电极的操作方法不同。

①采用圆盘电极法时将电极置于治疗部位上。选用电缆电极时,将电缆按治疗部位的形状盘绕成各种形状,电缆电极留出的两端应等长。电缆一般盘绕 3～4 圈,电缆圈间应间距 2～3 cm。盘状电极、电缆电极与皮肤之间间隔 1～3 cm,其间可垫以毡垫、棉垫等衬垫物。

②采用涡流电极法时,选用治疗所需的电极,安装于短波治疗仪的支臂上,移动支臂,将涡流电极置于治疗部位上,距离 1～3 cm,也可贴近皮肤。

③采用电容电极法时,选用治疗所需的电极,电极与皮肤之间间隔 1～3 cm。

(3)检查仪器面板,确认各项数据处于未治疗时的起始位后,接通电源,将输出旋钮调至"预热"档。

(4)按照治疗剂量要求与病变部位的深度,调节电极与皮肤之间的间隔距离。

(5)将输出旋钮调至"治疗"档,再调节"调谐"钮,使电流表指针上升达到最高的谐振点,使氖光灯在电极旁测试时亮度达到最明亮。

(6)根据治疗要求选择治疗时间。

(7)治疗结束,按与开机相反的顺序关闭短波治疗机,取下电极。

四、临床应用

1. 适应证

(1)适用于肌肉、关节、骨骼、脊柱、周围神经和呼吸系统、消化系统、肾、盆腔脏器及耳鼻喉科等的亚急性炎症和慢性炎症。

（2）某些功能性和器质性血液循环障碍疾病，如血栓性静脉炎恢复期。

（3）适当应用无热量和微热量，对一些急性炎症也有治疗效果。

（4）用于缓解神经痛、神经炎、肌肉痛、肌痉挛、内脏平滑肌痉挛。

（5）用于外伤手术后血肿，关节积血、积液，脱臼复位后，骨折等。

（6）其他，如外周神经损伤等。

2. 禁忌证　活动性肺结核、低血压、慢性血液循环代偿不全ⅡA级以上者，植入心脏起搏器及心瓣膜置换者，孕妇腹部等禁用。小功率对恶性肿瘤禁忌。

3. 注意事项

（1）治疗室需用木地板，床、椅、暖气片等金属制品要加隔离罩，治疗机必须接地线。各种设施应符合治疗室安全要求。

（2）除去患者身上所有金属物，禁止在身体有金属异物的局部治疗。

（3）治疗部位应干燥，应除去潮湿的衣物、伤口的湿敷料，应擦净汗液。

（4）治疗时患者采取舒适体位，治疗部位不平整时应适当加大治疗间隙。

（5）在骨性突出部位治疗时，宜置衬垫于其间，以免电场线集中于突起处，导致烫伤。

（6）电极面积应大于病变部位，且与体表平行。

（7）两电极电缆不能接触、交叉或打卷，以防短路；电缆与电极的接头处及电缆与皮肤间需以衬垫隔离，以免烫伤。

（8）治疗中患者不能触损仪器及其他物品，治疗师应经常询问患者的感觉并检查感觉障碍者的治疗部位，以防烫伤。

案 例 分 析

1. 该患者诊断为慢性附件炎，可以进行短波疗法，消炎、镇痛。

2. 采用电容电极法，电极放置方法为并置法。因为是慢性疾病，采用温热量治疗，每次治疗 15 min，每日 1 次，15～20 次为一个疗程。

第三节　超短波疗法

案 例 导 入

患者，男，4 岁。因"反复咳嗽，咳痰一周"为主诉入院，患者体温 38.5 ℃，为阵发性咳嗽，有痰不易咳出，有流涕，无鼻塞，无胸闷，胸痛，无咳血和盗汗。经检查确诊为肺炎，给予药物口服及外用，但治疗后效果不理想。

【思考】

1. 针对该患者应该首选哪种物理因子治疗技术？

2. 应该采用何种剂量进行治疗？

频率 30～300 MHz、波长 1～10 m 的电流为超短波电流。应用超短波电流作用于人体以治疗疾病的方法,称为超短波疗法。超短波电流很容易通过人体,在高频电场的作用下产生热效应和非热效应。超短波疗法的临床应用范围很广,是常用的物理疗法之一。

一、物理特性

超短波电流的波长范围为 1～10 m、频率为 30～300 MHz,常用国产超短波电疗机有波长 7.37 m(40.70 MHz)和 6 m(50 MHz)两种。超短波电流的许多物理特性与短波电流相似,超短波电流很容易通过绝缘的电介质,治疗时电极不需要接触皮肤。大型超短波电疗机输出功率为 200～300 W,小型超短波电疗机(五官超短波)输出功率为 40 W。

超短波电流作用于机体主要产生热效应和非热效应,由于超短波电流的频率比短波电流更高,采用电容场法治疗,非热效应显著。与短波电流相比,超短波电流对组织的作用更均匀。由于超短波电流频率高,电介质的容抗更小,这就使超短波疗法以位移电流为主,热效应以介质损耗产热为主。

目前应用于治疗的超短波电流有连续超短波电流和脉冲超短波电流两种。

二、治疗原理及治疗作用

1. 治疗原理

(1)对神经系统的作用:神经系统对超短波电流十分敏感,因为神经组织接近电介质,尤其是大脑细胞、自主神经及内脏的末梢神经反应,中小剂量超短波电流作用于头部时除有温热感外,常出现嗜睡等中枢神经系统抑制现象。人体在长期的大功率电场作用下,有嗜睡、困倦、易兴奋等现象,这些症状在停止接触或采取预防措施后迅速消失。

(2)对心血管系统的作用:超短波电流对血管系统的作用,除通过神经和体液调节作用影响血管系统的功能外,同时对血管感受器和血管平滑肌有直接作用。研究表明,当超短波电流(中等剂量)作用于血管时,血管短时间收缩后扩张,其特点是深部小动脉扩张明显,电场作用停止后小动脉扩张可持续数小时至 3 日。

(3)对消化系统的作用:超短波电流作用于胃肠,可缓解胃肠平滑肌的痉挛,增加黏膜的血流量,改善胃肠吸收和分泌的功能;作用于肝脏,可增强其解毒功能并促进胆汁分泌。

(4)对血液和免疫系统的作用:动物实验发现,无热量和微热量超短波电流作用后,血细胞总数增加,骨髓造血功能增强;血清总蛋白稍增高,白蛋白降低,α 球蛋白、β 球蛋白、γ 球蛋白升高,尤其 γ 球蛋白明显增高。体内抗体和协同抗体杀菌或溶解细菌的补体增加。然而大剂量长时间治疗时,作用则相反。

(5)对结缔组织的作用:超短波电流有促进肉芽组织和结缔组织再生的作用,但长期作用后可使上皮细胞增殖变厚,角质层增生,发生显著的脱屑,同时血管内皮细胞和结缔组织细胞分裂增殖加快,故超短波电流有加速伤口愈合和结痂作用,但如大剂量长时间作用则可使伤口及周围结缔组织过度脱水老化、坚硬,反而影响伤口愈合。

(6)对肾的作用:超短波电流作用于肾区可使肾血管扩张,解除肾血管痉挛和利尿,对急性肾炎有良好的疗效,较大功率的超短波电流作用于肾区可治疗急性肾衰竭。

(7)对炎症的作用:超短波电流对炎症,特别是急性化脓性炎症有良好作用,对亚急性、慢性炎症,采用微热量或温热量同样可起到促进炎症吸收、消散的作用。①改善神经功能,降低炎症病灶兴奋性。②增强免疫系统功能,抑制炎症组织中细菌的生长。③改变炎症组织的 pH,消除局部酸中毒,有利于炎症的消散。④促进肉芽组织和结缔组织生长,加速伤口愈合。⑤使炎症组织中钙离子增加、钾离子减少,降低炎症病灶兴奋性,使炎症渗出液减少。⑥加速结缔组织和肉芽组织的生长和再生。

2. 治疗作用

短波电流与超短波电流作用于人体时,由于传导电流、欧姆损耗与位移电流、介质损耗的机制,可引起明显的热效应。短波电流作用可达深部肌层,超短波电流作用可达深部肌层与骨。但应用不同的治疗方法,不同层次组织产热的情况也有所不同,电容电极法时脂肪层产热较多,电缆电极法

(线圈场)时浅层肌肉产热较多。除热效应外,还存在非热效应。

(1)改善局部血液循环:热效应通过轴突反射可引起毛细血管、小动脉扩张,血流加快,还可通过组织蛋白微量变性分解产生血管活性肽、组胺等物质扩张血管、改善局部血液循环、增强组织营养、消散水肿、清除代谢产物。过大剂量则常使血管麻痹、淤血,毛细血管内栓塞,血管周围出血、水肿加重。

(2)镇痛:中等强度的热效应可使痛阈升高,并干扰痛觉传入神经中枢;肌痉挛缓解、血流加速而改善肌肉缺血、缺氧,病理产物的清除加快;水肿减轻使组织张力降低等效应,均可使疼痛减轻。

(3)消散炎症:中等强度的热效应可促进渗出液吸收、水肿减轻、炎症产物排出;中小剂量时还可使网状内皮系统免疫功能加强,吞噬细胞数量增多,吞噬能力增强,同时抗体、补体、凝集素、调理素增加,炎症组织中钙离子增多,钾离子减少,伤口分泌物的 pH 趋向碱性,周围血液碱性磷酸酶活性增强,干扰素效价升高,均有利于炎症的控制和消散。因此短波疗法、超短波疗法对炎症有良好的疗效,超短波疗法对急性化脓性炎症的疗效尤为显著,但急性炎症的早期采用大剂量治疗则可能加重肿痛。

(4)加速组织修复再生:中小剂量超短波电流可引起局部血液循环增强、组织营养改善、酶活性增强、氧化过程增强,并促进细胞的有丝分裂,肉芽组织和结缔组织生长加快,促进组织修复、伤口愈合。大剂量超短波电流则抑制组织生长。

(5)缓解痉挛:中等强度的热效应可降低神经系统兴奋性,使骨骼肌、平滑肌的痉挛缓解,肌张力下降,肌肉收缩运动减少、减弱。

(6)调节神经系统功能:短波、超短波电流作用于神经节段、反射区与交感神经节,有调节相应区域神经、血管和器官功能的作用。中小剂量短波、超短波电流加速神经纤维再生,过大剂量短波、超短波电流抑制其再生。

(7)调节内分泌腺和内脏器官的功能:作用于肾上腺,可调节肾上腺皮质的功能,肾上腺皮质类固醇的合成增多;作用于肾区,可增加尿液的分泌;作用于胃肠,可调节胃肠的运动与分泌功能。

三、治疗技术

1. 设备

(1)连续超短波电疗机:又称超短波治疗机,输出的高频电磁波为等幅正弦波。目前常用治疗机的输出功率分为两种:小功率 30～80 W(又称五官超短波治疗机),用于五官或较小、较浅表部位的治疗;大功率 250～300 W(分台式和落地式两种)用于较大、较深部位的治疗。

超短波疗法的治疗技术

(2)脉冲超短波电疗机:输出的高频电磁波为等幅脉冲正弦波,波形的特点是瞬间脉冲峰值高(脉冲功率可达 10000 W),脉冲持续时间短(以微秒计),间歇时间长。脉冲超短波电疗机输出的波长为7.7 m、6 m,脉冲持续时间 1～100 μs,脉冲周期 1～10 ms,脉冲重复频率 100～1000 Hz,脉冲功率 1～20 kW。

2. 治疗方法

(1)电极:超短波疗法主要采用电容电极法治疗,电容电极按照其形状可分为板状电极(长方形、正方形,长条形)、圆形电极和体腔电极 3 种。

(2)电极放置方法:有对置法、并置法、交叉法、单极法,其中以对置法、并置法最常用(图 5-5)。

①对置法:两个电极相对放置,电场线集中于两电极之间,作用较深。放置两电极时应注意两个电极之间的距离应不小于单个电极的直径。两肢体同时治疗时,应在肢体骨突接触处垫以衬垫物,以免电场线集中于骨突处造成烫伤或影响作用的均匀度。

②并置法:两个电极并列放置,电场线分散,多用于表浅组织的治疗。放置电极时还应注意两点:a.电极与皮肤之间的间隙不宜过大。b.两极之间的距离应不大于单个电极的直径,并且应不小于 3 cm。如果电极间距离过大,则电场线分散;距离过小则电场线过于集中,容易造成皮肤烫伤,两者均影响疗效。

③单极法:治疗时只使用一个电极,一般只用于小功率治疗机,而另一个不使用的电极应远离且相背

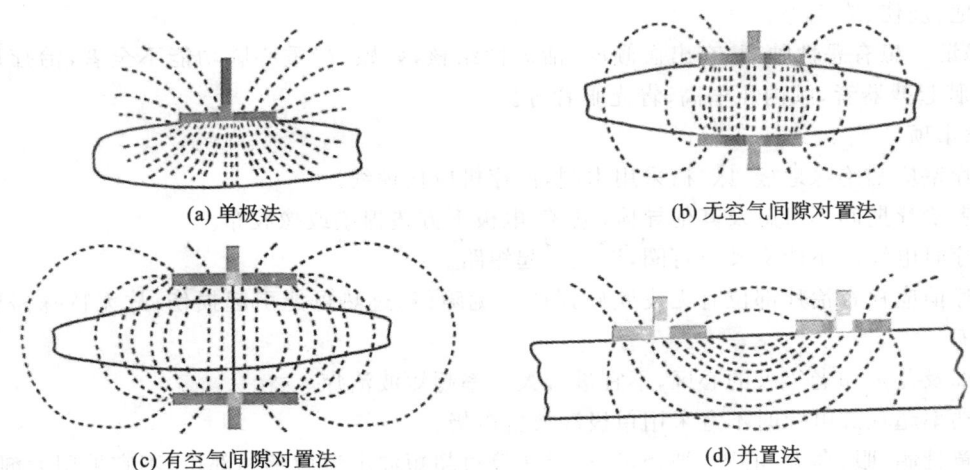

(a) 单极法   (b) 无空气间隙对置法

(c) 有空气间隙对置法   (d) 并置法

图 5-5 电极放置方法

而置,否则会使电场线大量发散至四周空间,易造成电磁污染。

（3）治疗剂量、时间与疗程。

①治疗剂量:同短波疗法。

②治疗时间和疗程:根据病情而定。急性病疗程宜短,慢性病疗程可适当延长。a.急性炎症早期、水肿严重时应采用无热量。每次治疗 8～10 min,水肿减轻后改用微热量,每次治疗 10～12 min。b.亚急性炎症一般用微热量,每次治疗 10～15 min。c.慢性炎症和其他疾病一般用微热量或温热量,每次治疗 15～20 min。d.急性肾衰竭用温热量,每次治疗 30～60 min。一般治疗每日 1 次或隔日 1 次,10～20 次为一个疗程。

（4）操作程序。

①治疗前患者除去身上的金属物品,取舒适的体位,治疗部位可不裸露。高热治疗时则需裸露。

②选用治疗需用的电极,采用电容电极法治疗,选择合适的电极放置方法。

③检查治疗仪的各开关,旋钮是否在适合的位置,电流输出是否调零,电极电缆插头是否固定在输出孔内,接通电源,预热电疗仪 1～3 min。

④治疗剂量的分级与短波电疗法相同。应按照电疗仪的输出功率、病灶部位的深度与患者对温热感的感受,调整治疗电极与皮肤的间隙,来达到治疗剂量的要求。

⑤治疗过程中,应注意询问患者的感觉,高热治疗时注意监测记录温度,以便及时调节输出。如患者感觉过热、烫痛,应中止治疗,检查治疗部位是否灼伤,如有灼伤,应及时处理。

⑥根据病情和治疗要求选择治疗时间。

⑦治疗完毕,将电疗仪输出旋钮调零,关闭高压与电源。

四、临床应用

1. 适应证

（1）炎症性疾病:包括软组织、五官和内脏器官的急性炎症、亚急性炎症和慢性炎症的急性发作等。

（2）疼痛性疾病:外周神经损伤、神经炎、神经痛、肌痛、幻痛、坐骨神经痛、偏头痛等。

（3）血管和自主神经功能紊乱:血栓闭塞性脉管炎、雷诺病、痔疮等。

（4）消化系统疾病:胃肠功能低下、消化性溃疡、胃肠痉挛、胆囊炎、慢性溃疡性结肠炎、过敏性结肠炎等。

（5）软组织、骨关节疾病:软组织扭挫伤、肌肉劳损、肩关节周围炎、颈椎病、腰椎间盘突出症、骨关节炎、骨折延期愈合、关节积血、关节积液等。

（6）其他：烧伤、冻伤等。

2. 禁忌证　患有恶性肿瘤，有出血倾向、活动性结核，妊娠，严重心肺功能不全者，治疗局部金属异物或植入心脏起搏器者，颅内压增高、青光眼者等。

3. 注意事项

（1）治疗室应铺绝缘地板，床、椅采用木制，治疗机应接地线。

（2）患者治疗期间不可触及其他导体，电缆、电极下方垫棉垫或橡胶布。

（3）治疗时电缆间不能交叉或打圈，以免引起短路。

（4）治疗前应检查治疗部位有无皮肤破损或感觉障碍，过热可能引起损伤，故无特殊需要时不宜采用大剂量治疗。

（5）头部及儿童和老年人的心区，不宜进行大功率超短波治疗。

（6）大功率超短波电疗时不宜采用单极法放置电极。

（7）儿童骨骺、眼、睾丸、心脏、神经炎、神经丛等对超短波电流敏感的部位，不宜采用大剂量治疗。

（8）慢性炎症、慢性伤口及粘连患者不宜进行过长疗程的超短波电流治疗，以免引起结缔组织增生过度而使局部组织变硬，加重粘连。

案 例 分 析

1. 该患者为急性肺炎，首选超短波疗法。

2. 采用无热量超短波疗法，电极对置于病变肺部，每次治疗 10 min，每日 1 次，5～7 次为一个疗程。

第四节　微 波 疗 法

案 例 导 入

患者，女，15 岁。自 2 日前出现右上睑硬结伴红肿。查体：右上睑内眦有一 2 mm×3 mm 硬结，红肿，有压痛，右眼睑结膜稍充血，其余未见异常。经检查确诊为睑腺炎（俗称麦粒肿），给予药物口服及外用，治疗后效果不理想。

【思考】

1. 如何对该患者进行物理因子治疗？

2. 选择何种剂量进行治疗？

波长 1 mm 至 1 m、频率 300～300000 MHz 的特高频电流为微波电流。应用微波电流作用于人体以治疗疾病的方法，称为微波疗法。根据波长不同，可以将微波分为三个波段：分米波（波长 1～1 dm，频率 300～3000 MHz）、厘米波（波长 1～10 cm，频率 3000～30000 MHz）、毫米波（波长 1～10 mm，频率 30000～300000 MHz，即 30～300 GHz）。常用的微波一般指波长为 10～30 cm 的电磁波，治疗上最常用微波的波长为 12.25 cm，频率为 2400 MHz。除连续微波治疗机外，新近又出现脉冲式微波治疗机，脉冲频率为 1 Hz。在医疗上通用的厘米波波长已超过厘米波波段的范围,实则属于分米波波段,而且分米波与厘米波作用于人体时的生物学效应相似,故通常将分米波疗法与厘米波疗法统称为微波疗法,它在微波疗法中应用非常广泛,毫米波疗法目前正在临床推广应用阶段。

一、物理特性

微波是一种特高频电磁波,它在电磁波谱中介于红外线与超短波之间,其波段接近光波,因此微波既具有电磁波的物理特性,又具有光波的物理特性。但微波的产生、传输、测量等原理既不同于光波,又不同于超短波。微波的某些物理特性类似光波,如呈波束状传播,具有弥散性,遇不同介质可引起反射、折射、绕射、散射、吸收,以及可利用反射器进行聚集,其规律与相应的光学规律接近。微波作用时称辐射(或照射),因微波的弥散性大,故用特制的传输系统,包括波导管(同轴电缆)和辐射器。微波由辐射器中的无线辐射至空间作用于人体。辐射器有半圆形、矩形、圆柱形和鞍形等形状。

当微波辐射到人体时,一部分能量被吸收,另一部分能量则为皮肤及各层组织所反射。厘米波辐射到人体时的反射率为 40%～50%。富含水分的组织能较多地吸收微波能量,而脂肪、骨骼等则反射相当部分的微波能量。所以当微波辐射到有多数界面的部位或器官(如眼、盆腔等)时,应注意由此引起的过热现象。微波对人体组织的穿透能力与其振荡频率有关,振荡频率越高,穿透能力越弱。波长为 12.5 cm 的微波,穿透组织的深度一般可达 3～5 cm。

二、治疗原理及治疗作用

1. 治疗原理

(1) 对心血管系统的作用:治疗剂量的微波辐射作用于心前区时,心脏有类似迷走神经兴奋的表现:心跳变慢、心电图中 R 波和 T 波幅度下降,P-R 间期延长、房室传导阻滞、血压降低等。小剂量微波辐射能改善冠状动脉供血情况和改善心肌梗死时的血液循环,

微波疗法的治疗原理及治疗作用

但大剂量微波辐射对心脏有损害作用。治疗剂量的微波可使组织温度升高、血液循环增强、血流量增加 50%,用微热量微波作用于人体 10～15 min,可使高血压患者血压下降。

(2) 对神经系统的作用:短期中、小剂量的微波可增强大脑兴奋性,长期大剂量的微波则抑制大脑兴奋性,各种剂量的微波都可引起脑电图改变。长期受微波辐射可使大脑皮质细胞活动能力减弱,特别是自主神经系统会出现功能紊乱现象(如头痛、头晕、易疲劳、记忆力减退、睡眠障碍、心动过缓、心律失常、血压波动等),脑电图出现慢波较多等抑制现象,但脱离微波后,以上症状可逐渐消失。微波作用于外周神经可降低神经兴奋性,呈现镇痛作用;作用于肌肉,可以缓解肌痉挛,降低肌张力。

(3) 对消化系统的作用:动物实验发现,治疗剂量的微波能够加强实验动物胃肠的吸收功能,缓解胃肠痉挛、抑制胃酸分泌,使胃蠕动减慢,胃内全酸和游离酸均减少,对胃肠的分泌和排空功能亦有调节作用,尤其是当胃肠分泌和排空功能亢进时,微波的调节作用更为明显。但由于胃肠等空腔器官的调节功能较差,对热效应敏感,因此不能用较大剂量微波治疗,否则会引起损伤。小剂量的微波可引起肝充血,大剂量的微波辐射会引起肝细胞肿胀、变性,甚至出现空泡及坏死。

(4) 对内分泌系统的作用:小剂量微波可以提高内分泌腺的功能。作用于肾上腺区,对肾上腺交感部分有明显的兴奋作用,血中 17-羟-11-脱氢皮质甾酮和去甲肾上腺素含量升高;作用于胸腺、甲状腺区,可提高胸腺及甲状腺功能,淋巴细胞增生活跃,免疫球蛋白含量升高,降低肾上腺皮质醇活性;作用于头部,可对下丘脑-垂体-肾上腺皮质系统产生刺激作用,呈现免疫抑制效应。大剂量微波对内分泌腺的激素形成过程起抑制作用。

(5) 对血液及免疫系统的作用:大剂量微波可使凝血时间延长;小剂量微波对血小板数量和凝血时间无明显影响。大剂量微波可使红细胞脆性增强,降低血清磷的含量,使中性粒细胞数量减少;中小剂量微波可使中性粒细胞数量增多、淋巴细胞减少。动物实验证明,低强度的微波辐射可使中性粒细胞的吞噬能力下降,抗体生成严重受抑制。长期接触微波者血清中总蛋白和球蛋白含量增高,白蛋白/球蛋白的值下降,血清胆固醇增高,血清碱性磷酸酶活性增强。

（6）对呼吸系统的作用：中小剂量微波作用于肺部时可使呼吸变慢，缓解支气管痉挛、增加肺通气量，使肺轻度充血、肺泡间隙有少量白细胞浸润，有利于炎症的吸收。

（7）对眼睛的作用：眼睛对微波非常敏感。因为眼球组织是富含水分的、具有多层界面的组织，吸收微波能量多，血液循环差，没有足够的血管散热，应用大功率微波照射眼睛时容易发生过热而使晶状体浑浊，形成微波白内障。但小剂量微波则对眼睛则有治疗作用。

（8）对生殖系统的作用：由于睾丸血液循环较差，对微波特别敏感。当微波辐射使睾丸温度高于35 ℃时，精子的产生减少，过量辐射可使曲细精管退行性变、萎缩，甚至局灶性坏死。动物实验发现，母鼠接受较大剂量微波辐射后卵巢功能和生育能力受损，妊娠母鼠可能出现早产、流产。但在长期接触微波辐射的男、女性工作人员中，尚未发现生育能力受影响的现象。

（9）对炎症的作用。

①微波降低与炎症过程的发生机制有关的致炎介质，如用微热量和温热量作用后，炎症组织和血液中增高的组胺、加压素、缓激肽等含量降低，但高热量可致体内炎症介质的含量增加，并使炎症过程恶化。

②降低已增强的微循环、微血管的通透性。炎症反应与微血管通透性增强的微血管反应有关，微血管细胞损伤及其通透性增强是体内炎症介质影响的结果。微波（分米波和厘米波）作用后，这些活性物质在组织和器官内的含量减少，导致增强的组织通透性降低，使炎症发展过程发生逆转。

③使局部血管扩张，血流加速，组织内吸收加快。

④微波在抗炎治疗中，除对异化过程有抑制性影响外，还对同化过程有激活作用。有人发现，不使细胞结构升温的微波剂量对细胞的氧化-还原过程有刺激和使之正常化的作用。因此，有人认为，对决定发炎程度的抑制作用，和对适应系统的激活和修复过程的刺激作用，是微热量微波发挥抗炎作用的基础。

2. 治疗作用

（1）微波辐射使组织温度升高，局部血管扩张，血流加速，代谢增强，改善营养，促进组织再生和渗出液吸收等。

（2）有镇痛、解痉、抗炎作用，对肌肉、肌腱、韧带、关节等组织及周围神经和某些内脏器官的炎症损伤和非化脓性炎症效果显著，并用于亚急性炎症，小剂量对某些急性炎症（如浸润性乳腺炎等）亦有疗效。

（3）眼睛及睾丸对微波特别敏感，治疗时应防护，对血液循环差和富含水分的组织和器官，应避免剂量过量而引起病情恶化。

总之，微波有镇痛、抗炎、脱敏和改善组织代谢和营养等作用。

三、治疗技术

1. 设备

（1）治疗仪：国内微波治疗仪频率多为 2450 MHz，波长 12.25 cm 或频率 915 MHz，波长 32.78 cm，最大输出功率为 200 W。

（2）微波辐射器：国产微波治疗仪必须用特殊的多腔磁控管才能产生微波辐射、微波电磁能量，经同轴电缆传输辐射器的天线发射出来。微波是通过辐射方式作用于人体的，一般将微波治疗用的电极称为辐射器，常用的辐射器有以下几种。

①半球形辐射器：直径 17 cm，适用于一般部位的治疗。

②圆柱形辐射器：圆形截面管状，有大小不同的规格，常用的直径为 8 cm，适用于较小病灶部位的治疗。

③长形或矩形辐射器：虽外形稍有不同，但其开口处都呈长方形，适用于脊柱、肢体部位的治疗。

④马鞍形辐射器：适用于病灶部位面积较大或凹凸不平部位的治疗，如胸、腰、腹、膝等，还有适用于小部位的聚集辐射器，以及外耳道和其他体腔治疗用的辐射器。

2. 治疗方法

1）各种辐射器的应用方法

（1）有距离辐射法：适用于非接触式辐射器，如采用圆柱形、矩形辐射器，照射时辐射器中心对准病灶部位,辐射器与人体表面有一定距离,一般辐射距离为 7～10 cm。

(2)接触辐射法:适用于接触式体表辐射器,辐射器口紧贴病灶部位皮肤。体腔辐射器适用于阴道、直肠腔内的治疗。患者取截石位或侧卧位,先在辐射器外套消毒的耐热乳胶套,套外涂少量无菌液状石蜡或凡士林等润滑剂后伸入阴道或直肠内,以沙袋将辐射器尾端及电缆固定好,治疗完毕后弃去乳胶套,以减少辐射器消毒步骤。使用体腔辐射器时,由于接触面积较少,反射消耗也少,故使用功率不宜超过 10 W。使用耳辐射器治疗时也应该套耐热乳胶套。

(3)隔沙辐射法:有距离辐射法的一种,治疗时在辐射器与皮肤之间用沙子替代空气间隙。由于介电常数的特征,微波通过沙子时,更易于集中成束,散射显著减少,可以有效降低微波辐射通过空气间隙的反射和散射,因而人体吸收的功率比不用沙子时大一倍,故治疗剂量通常应减少一半。冲洗干净、干燥后的河沙、海沙、沙漠沙均可用于此法,沙粒宜细小均匀。

(4)微波体腔内辐射器加温疗法:适用于慢性前列腺增生、子宫出血、脑瘤(加温＋切除)、微波刀(切除肝部肿瘤)、腔内及口腔血管瘤、中心性肺癌、食管肿瘤、胃息肉、直肠内肿瘤、内痔、声带息肉等。例如,应用微波体腔内辐射器加温疗法治疗慢性前列腺增生的方法:采用单极同轴微波天线(辐射头),直径 0.7 cm 左右,低位脊椎麻醉后取膀胱截石位使尿道扩张,插入膀胱镜冲洗膀胱后经镜鞘入微波辐射极于精阜近端,按前列腺大小,调整输出功率(为 50～100 W),照射 60～90 s,按后尿道长度照射 1～3 次,术后留置导尿管 7～10 日。

2)治疗剂量、时间与疗程　分米波疗法的治疗剂量取决于辐射器的类型、辐射距离、输出功率和治疗时间。

(1)治疗剂量:根据病情而定。一般规律是急性期剂量宜小,慢性期剂量可稍大些,微波疗法治疗剂量的分级法与短波疗法、超短波疗法相同,剂量多以患者的主观温热感及按辐射面积计算出的功率密度作为参考。

①根据患者主观温热感将剂量大小分为四级,Ⅰ、Ⅱ级剂量属小剂量,Ⅲ、Ⅳ级剂量属大剂量。

无热量(Ⅰ级剂量):患者无温热感。

微热量(Ⅱ级剂量):有刚能感觉到的温热感。

温热量(Ⅲ级剂量):有明显而舒适的温热感。

热量(Ⅳ级剂量):有明显强烈热感,但能耐受。

②根据机器功率计上的读数划分:对于马蹄形、矩形、直径 17 cm 的圆柱形辐射器,在距离 10 cm 左右的情况下,小剂量为 20～50 W,中剂量为 50～90 W,大剂量为 90～120 W。在应用聚集辐射器、体腔辐射器等小型辐射器时不能采用上述剂量标准,体腔辐射器最大功率不应超过 10 W。对于直径 8 cm 的圆柱柱辐射器,最大功率不应超过 25 W。

(2)时间和疗程:依病情而定,急性病 3～6 次为一个疗程,慢性病 10～20 次为一个疗程。每次治疗 5～20 min,每日或隔日治疗 1 次。

3)操作程序

(1)患者取下身上一切金属物品。

(2)患者取舒适体位,根据治疗部位的大小,选择合适的辐射器,调好辐射器与体表的距离。

(3)检查输出调节是否在"0"位,接通电源,预热治疗仪 1 min。

(4)打开治疗开关,调节输出至所需要的电压,转动定时器至所需时间,此时患者已在高压电场作用下。

(5)治疗结束时,关闭输出及电源,移开辐射器后再让患者离开。

四、临床应用

1. 适应证

(1)肌肉、关节和关节周围软组织炎症和损伤:如肌炎、腱鞘炎、肌腱炎、肌腱周围炎、滑囊炎、关节周围炎以及关节和肌肉损伤、脊柱关节炎等,微波疗法的效果显著。

(2)一些慢性和亚急性炎症:鼻炎、中耳炎、喉炎、神经炎、神经根炎、血栓闭塞性脉管炎、胆囊炎、肝炎、膀胱炎、肾炎、前列腺炎、附件炎。

(3)一些急性软组织化脓性炎症:如疖、痈、乳腺炎,但疗效不如超短波疗法优越。

(4)内脏病:如心绞痛,停经或月经不调,肾、十二指肠溃疡。

2. 禁忌证　活动性肺结核(胸部治疗)、出血及出血倾向、病灶部位严重水肿、严重的心脏病(心区照射)、恶性肿瘤(小功率治疗)者,孕妇子宫区禁止辐射,眼及睾丸附近照射时应将其屏蔽。

3. 注意事项

(1)治疗区域及附近不应有金属物品。当体内有金属固定钉、片等存留又必须治疗时,需用很小剂量。

(2)治疗时一般不需要脱去内衣,但湿的、不吸汗的衣物(尼龙或其他化纤制品)必须脱换,易燃的衣服应脱去,局部油膏药物或湿敷料亦应去除。

(3)对温觉迟钝或丧失者,以及照射部位有严重血液循环障碍者,治疗时应审慎用小剂量。

(4)眼、睾丸附近治疗时应用防护罩遮盖。

(5)老年人和儿童宜慎用,预防灼伤,对成长中的骨和骨骺、颅脑、心区禁用大剂量照射。

(6)治疗仪启动前,电缆各接头必须紧密连接,否则会出现没有输出、接头处发生高热,甚至损坏磁控管的现象。

案 例 分 析

1. 该患者为急性睑腺炎,可采用微波疗法。

2. 采用无热量,每次治疗 5 min,每日 1 次,治疗 3～6 次为一个疗程。

 资源拓展

扫码答题　　　　　章节思维导图　　　　高频电疗法操作常规

(帕提古丽·艾海提)

第六章

光疗法

扫码看课件

学习目标

▲ **知识目标**

掌握红外线疗法、紫外线疗法等光疗法的物理特性；熟悉光疗法的分类；熟悉红外线疗法、紫外线疗法的治疗原理及治疗作用；熟悉红外线疗法、紫外线疗法的临床应用；了解激光疗法。

▲ **技能目标**

掌握不同光疗设备的操作；能使用、管理常规光疗仪器、设备。

▲ **素质目标**

培养爱岗敬业、乐于奉献、团队协作的精神；培养细致、耐心、负责的职业态度；培养良好的医患沟通能力。

课程思政点

树立"以患者为中心"的服务意识；尊重患者隐私；培养严谨、负责的工作态度；培养医患沟通能力、共情能力、细致耐心的综合修养和人文修养。

第一节 概 述

案 例 导 入

患者，女，25岁，因口角歪斜、右眼睑闭合不全1日来院就诊，查体：神志清楚，精神可，右侧额纹消失，不能皱眉，右眼睑闭合不全，右侧鼻唇沟变浅，露齿时口角向左歪斜，鼓腮时右侧口角漏气，不能吹口哨，食物易残存于患颊部与齿龈之间，伸舌居中，四肢肌力5级，肌张力正常，门诊初步诊断为周围性面瘫。

【思考】

1. 该患者如选择光疗法，可选择哪种光疗法进行治疗？

2. 在进行激光治疗时需要注意哪些事项？

光疗法有着悠久的历史。最早使用光来治疗疾病的方式极为原始,如古代玛雅人把皮肤病患者放在阳光下暴晒进行治疗。直到19世纪丹麦医学家芬森的出现,光才在真正意义上成为一种正式的医疗手段,他还发明了以自己名字命名的芬森灯。近年来随着科学技术的发展,很多人工光源被制造出来,因而在疾病治疗方面,光疗法得到了迅速的发展。

一、概念

光疗法(phototherapy)是以人工光源或自然光作用于人体,以达到防治疾病和促进机体康复的治疗方法。光疗法在临床上应用广泛,常用的光疗法包括红外线疗法、可见光疗法、紫外线疗法和激光疗法。临床常用的光源可按发光机制分类:第一类是热辐射光源,包括白炽灯、碘钨灯、烤灯、远红外线治疗仪等,具有寿命短、不允许频闪、散热量大的特点;第二类是气体放电辐射光源,包括日光灯和各种气体灯,特别是紫外线灯,特点是寿命长、光色好、有频闪,但镇流噪声、开关频繁会影响其使用寿命;第三类是受激辐射的光源,如激光器。

二、物理特性

1. 光的性质 光既有波辐射的特性,又有粒子流的特点,因此光具有波粒二象性。光在空气中以 $3×10^8$ m/s 的速度传播,光的传播速度(c)为其频率(ν)与波长(λ)的乘积,即 $c=\nu\lambda$。由于光在介质中的传播速度(c)是固定的,故频率(ν)与波长(λ)成反比。光是一种电磁波,其频率(ν)数值很大,使用不便,所以通常用其波长(λ)来表示不同光线。波长(λ)的常用单位为微米(μm)、纳米(nm)。

光辐射的粒子称为光子或光量子,光子以光速运动,并具有能量、动量、质量。其能量大小与频率成正比,与波长成反比,即光子能量为 $E=h·\nu$ 或 $E=h·c/\lambda$,E 为光子能量,h 为普朗克常数($6.6248×10^{-27}$ erg·s),ν 为光的频率,c 为光的传播速度,λ 为波长。

光的频率(ν)越大,波长(λ)越短,光的能量也就越大。反之,波长(λ)越长,光的频率(ν)越小,光的能量越小。如远红外线的光子能量比较小,故表现得比较温和,没有穿透力,不能直接产生光化学作用,只对体表皮肤具有热效应;紫外线的光子能量比较大,表现得比较厉害,能够杀菌,大剂量照射时对皮肤产生很强的破坏作用。波长在 $0.6\sim1.6$ μm 范围内的光能穿透皮肤与皮下软组织,最深可达 10 mm,有人把这个波段的光称为"光线里的黄金",它主要包含红色光、近红外光、橙色光。

2. 光谱 光谱(spectrum)是复色光经过色散系统(如光栅、棱镜等)分光后,被色散开的单色光,按波长(频率)大小依次排列的图案,全称为光学频谱,简称光谱(图6-1)。光谱是电磁谱的一部分,它包括可见光和不可见光,不可见光包括红外线和紫外线,波长长于红光(760 nm)的,位于红光之外的称为红外线;波长短于紫光(400 nm)的,位于紫光之外的称为紫外线;波长在 $400\sim760$ nm 范围内的为可见光。可见光经棱镜分光后,成为一条由红、橙、黄、绿、蓝、靛、紫 7 种单色光组成的光带,这条光带称为可见光光谱。其中红光的波长最长,紫光的波长最短,其他颜色光的波长介于这两者之间。

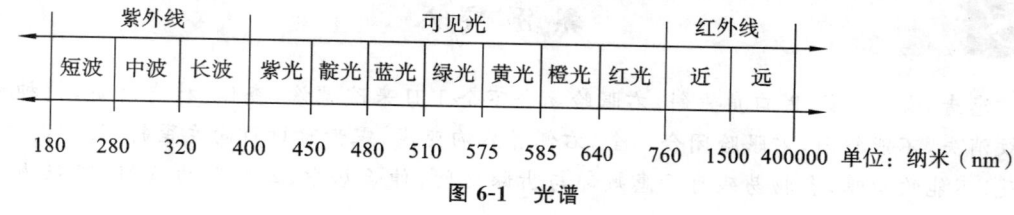

图6-1 光谱

3. 光的传播

(1)光的反射与折射:光射到两种介质的界面上,一部分光从界面反射回原来介质继续传播,这种现象称为光的反射。反射角等于入射角,光的反射率与介质对光的吸收有关,因此常会选用反射系数大的镁铬合金和铝等金属材料来制作反射罩的内壁,这样可以减少光的损耗。反射罩的形状依辐射源的情况而定,辐射源小的,一般以半圆形为宜。而光从一种介质进入另一种介质时,光的传播方向会发生改变,这种现象称为光的折射。光的折射角度大小与两种介质的密度差有关,密度差越大,折射角越大。此外,光的折射角还与光的波长有关,波长越小,折射角越大。

(2)光的吸收和穿透:皮肤各层对不同波长的光吸收能力不同,光的吸收量与穿透量成反比,吸收得越多,穿透得越浅。光的穿透深度由浅到深依次为远红外线和短波紫外线(穿透仅达表皮浅层)、中波紫外线(穿透真皮层达皮下深层),可见光里的蓝紫光、长波紫外线(可穿透表皮到达真皮层)、近红外线、可见光里的红光、橙光、黄光(穿透真皮层达皮下筋膜)。另外,不同物质对光的吸收也不同,例如,人体角质层吸收紫外线,故紫外线不易穿透皮肤层;水比较容易吸收长波红外线,故长波红外线不易穿透富含水的组织。蓝绿色的玻璃能吸收红外线和紫外线,因此用来做光疗的防护眼镜(图6-2)。

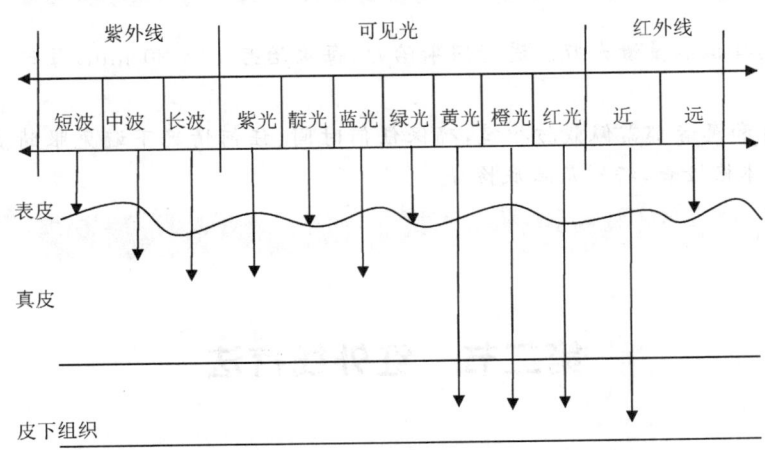

图6-2 不同波长的光在人体皮肤中的穿透深度

4. 光的生物学效应

(1)热效应:光具有能量,照射到物体上能使物体发热,这是光的热效应。当吸收波长较长的光(可见光的长波部分和红外线)时,由于这部分光的光子能量较小,光子与晶格相互作用,振动加剧,温度升高,从而产生热效应。

(2)光电效应:在高于某特定频率电磁波的照射下,某些物质内部的电子吸收能量后被激发出来而形成电流,即光生电。只要光的频率超过某一极限频率,受光照射的金属面立即就会逸出光电子,产生光电效应。紫外线及可见光的短波部分光子能量大,照射人体、动植物、金属及某些化学物质时,均可产生光电效应。

(3)光化学效应:在光能的作用下所发生的化学变化,因光化学效应所需的能量较大,主要由紫外线、可见光引起,包括光合作用、光分解反应、光聚合反应及光敏反应。如人体皮肤在阳光照射下将胆固醇变成维生素D的前体物质,阳光使植物发生光合作用。激光作为一种能量高、单色性好的光源,也可以引起部分光化学效应。

三、光疗法的分类

1. 红外线疗法 红外线是一种位于光谱红光之外,一般情况下肉眼看不见的射线,临床上应用波长在760~400000 nm范围内的红外线照射治疗疾病的方法称为红外线疗法。红外线疗法常用于治疗软组织损伤、肌肉劳损、骨关节炎等,主要机制是产生热效应,使局部血液循环改善,水肿吸收,疼痛减轻,组织修复。

2. 紫外线疗法 应用紫外线治疗疾病的方法称为紫外线疗法,临床上应用波长为180~400 nm的紫外线照射人体,能引起一系列化学反应,有消炎、镇痛、抗佝偻病等作用。常用于皮肤化脓性炎症、银屑病及玫瑰糠疹等皮肤病、各种疼痛性疾病和软骨病等。作用机制是光化学效应,故紫外线有"光化学射线"之称。

3. 可见光疗法 可见光是指人们肉眼可见的光,波长为400~760 nm,应用可见光治疗疾病的方法称为可见光疗法。可见光中的红光用于兴奋中枢神经,蓝光、绿光用于镇痛;蓝紫光对新生儿高胆红素血症有疗效。可见光的作用机制是热效应和光化学效应。

4. 激光疗法 原子受激辐射的光称为激光,应用激光治疗疾病的方法称为激光疗法。激光的主要特点有方向性好、亮度高、单色性好和相干性好等。激光的生物学效应有热效应、光化学效应、电磁效应及生物刺激效应。激光的治疗作用与其能量高低有关,低强度的激光照射可抑制细菌生长,促进红细胞合成;高能量的激光照射对组织有破坏作用,可切割、烧灼或焊接组织,因此有"光针"之称。

案 例 分 析

1. 可以选择低能量激光疗法进行照射治疗,每次治疗 10～20 min,每日 1 次,10～15 次为 1 个疗程。

2. 操作者和患者都需佩戴防护镜,确保任何时间、任何情况下避免眼睛直视激光发射口。操作者定期做体格检查,特别是眼底检查。

第二节 红外线疗法

案 例 导 入

患者,男,67 岁,右膝反复疼痛 3 个月余,为持续性的钝痛,疼痛可因体位改变而诱发,劳累时加重,休息后可缓解,按压膝关节周围有疼痛感,活动度稍受限。右膝 X 线检查示:右膝关节退行性变。结合体格检查,临床诊断为骨性膝关节炎。

【思考】

1. 用红外线疗法治疗该患者的骨性膝关节炎的目的是什么?

2. 如何为该患者制订物理因子治疗处方?

红外线疗法是指应用红外线防治疾病和促进机体康复的方法。红外线肉眼看不见,属于不可见光,在光谱中是介于微波与可见光之间的电磁波,波长为 760～400000 nm,是光谱中波长较长的部分,因其位于红光之外,故称为红外线。医用红外线根据波长不同可分为近红外线(短波红外线)和远红外线(长波红外线)。所有高于绝对零度(－273 ℃)的物质都可产生红外线。红外线被物体吸收后转变成热能,故现代物理学称之为热射线。

一、物理特性

红外线的穿透能力取决于其波长长短,红外线的波长越长,穿透能力越弱;波长越短,穿透能力越强。近红外线又称短波红外线,波长为 760～1500 nm,其穿透人体组织较深,穿透深度达 5～10 mm,能作用于皮肤的血管、淋巴管、神经末梢及皮下组织。远红外线又称长波红外线,波长为 1500～400000 nm,绝大部分被反射或为浅层皮肤组织吸收,所以穿透能力较弱,仅达 0.05～2 mm,因此只能作用于皮肤的表层组织。红外线在光谱里波长较长,其光子能量小,被组织吸收后,不能引起光电效应和光化学效应,只能与生物体内大多数无机分子和有机分子发生共振,使这些分子运动加速并摩擦,进而产生热效应,使组织温度升高。

二、治疗原理及治疗作用

1. 治疗原理

红外线治疗
原理及治疗
作用

（1）红外线的热效应：红外线照射可加速血液流动，使血管扩张，加快细胞营养供给和废物排泄，从而加快新陈代谢，改善微循环，提高细胞活性及酶活性。血流加速程度及持续时间与红外线照射的时间和强度有关。

（2）红外线的红斑反应：足够强度红外线照射皮肤时，皮肤充血而发红，会出现斑纹或网线状的红斑，红斑的颜色为浅红色或鲜红色，停止照射 5～10 min，红斑即会消失。但大剂量红外线多次照射皮肤后，可产生分布不均的褐色网状脉络色素沉着，且不易消散。这与血液对红外线的强烈吸收，刺激血管壁基底细胞中黑色素细胞的色素形成有关。红外线过量照射，特别是近红外线（短波红外线），除发生皮肤急性灼伤外，还可透入皮下组织，加热血液及深部组织。

（3）红外线的反射和吸收：人体不断向外界辐射红外线，同时也吸收来自外界的红外线。红外线照射皮肤后，大部分可被吸收，只有 1.4% 左右被反射。皮肤对红外线的反射程度与色素沉着的状况有关，波长 0.9 μm 的红外线照射时，无色素沉着的皮肤约能反射其能量的 60%，而有色素沉着的皮肤约反射其能量的 40%。

（4）器官、系统的变化：红外线照射体表后，对自主神经系统和心血管系统产生一定的影响，可使毛细血管扩张，血流加快，心率、呼吸加速，物质代谢增强，组织细胞活力以及再生能力提高。红外线可以提高神经系统的兴奋性，有镇痛、解除横纹肌和平滑肌痉挛以及促进神经功能恢复等作用。

2. 治疗作用

红外线作用于人体组织，使细胞分子运动速度加快，局部组织温度升高。红外线对人体的作用主要是热效应，所有治疗作用都建立在此基础上。热能增强细胞的吞噬能力、加速物质代谢、提高细胞的活力及再生能力。不同组织吸收红外线的能力不同，其产生的热效应不同，从而产生的作用也有所不同。

（1）镇痛作用：红外线对多种原因导致的疼痛均有一定的缓解作用，其作用机制是多方面的。如对于组织张力增高所引起的肿胀性疼痛，红外线可通过加快局部渗出物吸收，减轻肿胀而镇痛。对于肌痉挛性或缺血性疼痛，可通过缓解肌痉挛、改善局部血液循环、降低肌张力而镇痛。对于神经痛，可通过降低感觉神经的兴奋性、提高痛阈和耐痛阈而镇痛。

（2）消炎作用：通过改善血液循环，增加局部组织的营养，促进炎症渗出物的吸收，提高吞噬细胞的吞噬能力，增强人体免疫力，从而促进慢性炎症的吸收和消散，因此具有消炎、消肿作用。适用于各种类型的慢性炎症。

（3）缓解肌痉挛：红外线照射可以降低骨骼肌和内脏平滑肌的肌张力。因红外线使皮肤温度升高，通过热效应可使感觉神经兴奋性下降，牵张反射减弱，致使肌张力下降，肌肉松弛。同时，照射腹壁浅层时，通过反射作用使胃肠道平滑肌松弛、蠕动减弱。用于治疗肌痉挛、劳损和胃肠道痉挛。

（4）促进组织再生：红外线照射损伤局部，能改善组织营养，增强物质代谢，增强成纤维细胞和纤维细胞的再生，促进肉芽组织和上皮细胞的生长，增强组织修复和再生功能，加速伤口、溃疡的愈合。

（5）其他作用：红外线照射可使温度升高，蒸发水分，表面干燥，能减少烧伤创面或压疮的渗出。红外线的热效应可以减轻术后粘连或松解粘连，促进瘢痕软化，减轻瘢痕挛缩。

三、治疗技术

1. 设备

红外线治疗
技术

（1）红外辐射器：用电阻丝加热陶瓷板使其升温到相应温度（一般不超过 500 ℃）从而成为较强红外线辐射源，其发出的红外线主要是长波红外线。红外辐射器有立地式和手提式两种。立地式红外辐射器的功率可达 600～1000 W 甚至更大。近年来，我国一些地区制成远红外辐射器供医用，如以高硅氧为元件，制成远红外辐射器，临床上常用的有周林频谱仪等，适用于头面部病症及急性疼痛。

（2）白炽灯：多为近红外线灯，在医疗中广泛应用各种不同功率的白炽灯作为红外线光源。灯泡内的钨丝通电后温度可达 2000～2500 ℃。白炽灯用于光疗时有以下几种形式：①立地式白炽灯，用功率为250～1000 W 的白炽灯泡，在反射罩间装一金属网，作为防护。立地式白炽灯通常又称为太阳灯。②手提式白炽灯，用较小功率（多为 200 W 以下）的白炽灯，安装在一个小的反射罩内，固定在小的支架上。白炽灯能辐射大量近红外线和少量可见光，热效应没有远红外线灯明显，但是穿透深度深，临床上用于病灶较深的局部治疗，一般应用于肩部、手部和足部等。

（3）光热复合治疗机：在半圆形的辐射器上安装 32～48 个 20～35 W 的冷反射定向照明卤素灯泡，主要发出近红外线。目前在临床上应用较为广泛，主要用于躯干、半身或全身（头部除外）。

2. 治疗方法　红外线疗法的方式主要是直接照射局部病灶。例如，慢性胃炎患者可直接照射其皮肤的胃部体表投影区，腰肌劳损者可直接照射其腰部。但个别情况下，如儿童全身紫外线照射时，可配合应用红外线做全身照射；红外线的治疗剂量，主要根据病变的特点、部位，患者年龄及机体的功能状况等而定。在照射红外线时，以患者有舒适的温热感为宜，皮肤可出现淡红色均匀的红斑，如出现大理石状的红斑则为过热表现。照射时皮肤温度以不超过 45 ℃为宜，否则可致烫伤。

（1）局部治疗。

①治疗前先检查仪器：灯头、灯罩是否稳定，辐射板有无碎裂，预热仪器 5～10 min。

②取舒适的体位：根据患者照射部位的不同，选择舒适的体位，充分暴露照射部位。应仔细询问患者病史，并检查患者照射部位的温度觉是否正常，对于存在感觉障碍的患者，应减少照射的剂量、增加照射的距离，以免烫伤。

③将灯头移动至照射部位的上方或侧方，灯头的中心必须垂直于照射部位。距离一般如下：功率500 W 以上，灯距应在 60 cm 以上；功率 250～300 W，灯距应为 30～40 cm；功率在 200 W 以下，灯距为20 cm 左右。一般以患者感觉舒适为宜，如出现过热、头晕等不适症状，及时调整灯距或停止照射，一般照射温度不超过 45 ℃。

④照射时间每次 15～30 min，每日 1～2 次，15～20 次为一个疗程。

⑤治疗结束后，移开灯头，检查照射部位皮肤是否良好，擦去汗水，嘱患者休息 10～15 min 后离开，以免着凉。

（2）全身治疗。

①治疗前，检查光浴器是否正常运行并预热 5～10 min，使光浴器内空气加温到 40 ℃左右。

②患者取舒适体位，暴露照射部位（肢体、半身或全身），置于光浴器内，光浴器两端开口处用毛毯盖好，戴好防护镜。

③光浴器内的温度保持在 40～50 ℃，将光浴器移到患者病灶部位的上方进行照射。

④治疗过程中应询问患者温热感是否舒适，避免过热，不能感到烧灼感或疼痛。

⑤治疗时间一般为每次 20～30 min，每日 1～2 次，15～20 次为一个疗程。

⑥治疗结束，关闭电源，移开光浴器，检查皮肤、擦去汗水，患者应休息 10 min 左右后离开。

四、临床应用

1. 适应证

（1）骨关节肌肉系统疾病：各种慢性无菌性炎症，如肌腱炎、腱鞘炎、滑囊炎、肌筋膜炎等。

（2）外科系统疾病：注射后硬结、瘢痕挛缩、术后粘连、皮肤溃疡、蜂窝织炎、丹毒、疖、痈、慢性不愈的伤口、湿疹等。

（3）内科系统疾病：慢性支气管炎、慢性胃炎、胸膜炎、慢性淋巴结炎等。

（4）妇产科系统疾病：乳腺炎、外阴炎、产后缺乳、盆腔炎、宫颈炎等。

（5）神经系统疾病：神经痛、神经性皮炎、多发性末梢神经炎、痉挛性或弛缓性麻痹等。

红外线临床应用

2. 禁忌证 急性损伤早期（24 h内）、急性感染性炎症早期、有出血倾向、高热、活动性肺结核、恶性肿瘤局部、血栓闭塞性脉管炎、重度动脉硬化、过敏性皮炎、系统性红斑狼疮等。

3. 慎用范围 孕妇的下腹部及腰骶部、植皮术后部位、新鲜的瘢痕部位以及存在认知功能障碍、局部感觉功能障碍者等。

4. 注意事项

（1）治疗过程中不宜移动体位，以免引起烫伤，医护人员要经常询问患者在治疗过程中的感受，如出现感觉过热、心慌、心悸、头晕、大量排汗等不良反应，应及时调整治疗强度、照射距离等，调整后如无改善，立即停止治疗。

（2）照射部位接近眼或光线可射及眼时，应戴防护镜或用生理盐水纱布遮盖双眼。

（3）照射部位治疗时可先在治疗部位局部涂些活血化瘀的中药，而后进行红外线照射，以提高治疗效果。

案 例 分 析

1. 治疗目的主要是加速血液循环，增强代谢，从而减轻疼痛。
2. 该患者处于慢性期，可进行红外线照射治疗，每次治疗20 min，每日1次。

第三节 紫外线疗法

案 例 导 入

患者，男，56岁，因截瘫长期卧床及保持坐位致骶尾部疼痛1周来院就诊。查体：双下肢肌力、感觉减退，骶尾处有2 cm×2 cm的皮肤破溃，为Ⅱ期压疮。

【思考】

1. 如何为该患者制订物理因子治疗处方？
2. 如何对该患者进行紫外线照射治疗？

紫外线是太阳辐射的一部分，属于不可见光，其光谱位于可见光紫光之外，波长范围为180～400 nm。紫外线疗法是利用紫外线照射来治疗疾病的一种物理性治疗方法。德国物理学家里特，在1801年发现在可见光谱的紫光端外存在能够使含有溴化银的相片底片感光的不可见光，因而发现了紫外线的存在，里特也因此被称为紫外线之父。

一、物理特性

医用紫外线常分为三个波段，分别是长波紫外线、中波紫外线和短波紫外线。因波长、能量的不同，皮肤组织对其吸收率亦不同，故它们具有不同的生物学特点。

1. 长波紫外线（UVA） 长波紫外线又称A段紫外线，波长320～400 nm，其生物学作用较弱，有明显的色素沉着和荧光作用，红斑反应弱。长波紫外线小部分会被表皮吸收，大部分可透入真皮，其最深可达真皮中部，并可对表皮部位的黑色素细胞起作用，从而引起皮肤黑化或色素沉着，使皮肤变黑，故阻止长波紫外线进入皮肤深层可对皮肤起到保护作用,因而长波紫外线也被称为"晒黑段",产生色素沉着最强的波段为 340～365 nm。长波紫外线对皮肤产生作用的速度慢,但长期或大量接触太阳辐射,可使皮肤色素过度沉着,这不利于健康,也是皮肤老化的原因之一。

2. 中波紫外线(UVB)　中波紫外线又称 B 段紫外线,波长 280～320 nm,是紫外线生物学效应非常活跃的部分,其红斑反应很强,最强的波段为 297 nm;可使维生素 D 原转化为维生素 D,具有抗佝偻病、调节机体代谢、增强免疫力、刺激组织再生和促进伤口愈合的作用。中波紫外线大部分被皮肤表皮所吸收,不能透入皮肤内部,所以中波紫外线又被称为紫外线的晒伤(红)段,是应重点预防的紫外线波段。

3. 短波紫外线(UVC)　短波紫外线又称 C 段紫外线,波长 180～280 nm,红斑反应明显,对病毒和细菌有强烈的抑制和杀灭作用,故又被称为"杀菌射线"。其最强的波段为 250～260 nm,对铜绿假单胞菌、金黄色葡萄球菌等均有很好的杀灭作用。

三个波段紫外线的特性比较见表 6-1。

表 6-1　三个波段紫外线的特性比较

名　　称	生物学作用	色素沉着	其他作用
长波紫外线	弱	明显	荧光反应
中波紫外线	非常活跃	促进黑色素细胞形成黑色素	抗佝偻病,刺激组织再生
短波紫外线	中等	弱	对细菌或病毒具有抑制或杀灭作用

二、治疗原理及治疗作用

1. 治疗原理

1) 红斑反应　一种非特异性急性炎症反应。紫外线照射皮肤或者黏膜后,经过一定时间(2～4 h)后,被照射皮肤的局部出现界限清楚、均匀的充血反应。由于照射剂量不同,红斑反应强度也不同。弱红斑持续十余小时消退,强红斑可持续数日后逐渐消退,可引起皮肤脱屑及继发性色素沉着。

(1)红斑反应的发生机制:紫外线照射皮肤后,大部分被表皮吸收而发生的一系列光化学变化,引起组织内多种细胞释放组胺、5-羟色胺、激肽等炎症递质,导致组织内的血管扩张,渗透性增加。紫外线照射还会引起皮肤中前列腺素含量增加,皮内注射前列腺素可引起炎性红斑,紫外线照射引起前列腺素增加,可导致紫外线红斑的形成。红斑反应的发生还与神经因素有关,低级神经中枢病变或脊髓麻醉时,病变或麻醉平面以下皮肤的紫外线红斑反应被高度抑制,高级神经中枢病变或全身麻醉时,皮肤的紫外线红斑反应完全消失或十分微弱,这表明不同级别的神经系统对皮肤紫外线红斑的形成均具有重要作用。

(2)影响紫外线红斑形成敏感性的因素。

①部位:身体各部位对紫外线的敏感性不同,以胸、腹、腰、背的敏感性最高,其他部位依次为颈、面、臀、肢体、手足;肢体的屈侧较伸侧敏感,四肢的近端较远端敏感。手足的敏感性最低,需要大剂量才能引起红斑反应。

紫外线照射黏膜的反应与皮肤不同,黏膜无棘细胞层与角质层,故在紫外线照射后产生的组胺类物质少,又因黏膜的毛细血管丰富,易随血液循环将组胺类物质消散,故黏膜上的红斑出现快、消失也快。

②生理状态。

a. 年龄与紫外线敏感性的关系:2 岁以内的幼儿和处于青春发育期的青少年对紫外线的敏感性较高。据观察,2 个月到 1 岁的幼儿对紫外线最敏感,而新生儿和老年人对紫外线的敏感性低。

b. 性别与紫外线敏感性的关系:据对我国不同地区的观察,一致得出结论,男女对紫外线敏感性的差异不大。妇女在经期、经前期或妊娠期对紫外线的敏感性增强,经后期则敏感性降低。

c. 肤色的深浅与紫外线敏感性的关系:据研究影响也不大,但经常受到日光照射的皮肤,对紫外线的敏感性会降低。

③病理因素:临床观察发现,不同疾病患者对紫外线敏感性也不一样,如甲状腺功能亢进症、痛风、风

湿性关节炎、艾迪生病、活动性肺结核、高胆红素血症、恶性贫血、白血病、湿疹、多发性硬化、血栓闭塞性脉管炎、光敏性皮炎、雷诺病等患者的皮肤对紫外线的红斑反应敏感性较高;急性重度传染病、皮肤硬化、丹毒、糙皮病、疾病后的全身器官衰竭、重症冻疮、气性坏疽、慢性化脓性伤口、慢性溃疡、广泛性软组织损伤等患者对紫外线的红斑反应敏感性较低;神经损伤、神经炎也可使皮肤对紫外线的敏感性降低,失神经支配分布区内的红斑反应减弱,而神经恢复时红斑反应增强。因此在临床工作中,已将测定紫外线的红斑反应作为判断机体生理和病理的客观指标,协助临床诊治。

④药物:药物可影响皮肤对紫外线红斑反应的敏感性。长期、大剂量地使用吡制剂、磺胺制剂、多西环素、灰黄霉素、水杨酸、铋制剂、吖啶、氯磺丙脲、甲基多巴等药物,可提高皮肤对紫外线的敏感性;一些麻醉剂、钙制剂、溴制剂及胰岛素、硫代硫酸钠等药物,可降低皮肤对紫外线的敏感性。

⑤其他因素:如季节及地区。在不同季节,由于日光中紫外线照射等自然条件的变化,以及机体功能(基础代谢的强度、内分泌功能等)的某些变化,皮肤对紫外线的敏感性也有波动。秋季高级神经兴奋性增强者敏感性增强,抑制过程增强者敏感性降低。体质衰弱及在体力劳动或脑力劳动后处于高度疲倦状态时,敏感性降低。登高山后,由于机体生理状况的改变,对紫外线的敏感性增强。

2)色素沉着 大剂量或小剂量紫外线长时间照射,导致皮肤中的黑色素细胞产生黑色素造成色素沉着。长波紫外线照射后色素沉着作用强,短波紫外线照射后色素沉着作用弱。色素沉着可分为两类,与其波长、剂量有关。

(1)直接色素沉着:速发性色素沉着,紫外线照射后迅速发生,1～2 h达到峰值,持续时间由几分钟至几日不等,不一定会产生新的色素沉淀,之后逐渐消退,一般在照射后6～8 h皮肤恢复正常,但由于黑素小体重新分布的原因,皮肤的颜色会发生改变。以波长340 nm(属长波紫外线的范畴)最有效,其机制主要是光照引起黑色素的氧化和黑色素在角质细胞中的重新分配。

(2)间接色素沉着:也称迟发性色素沉着,在足够剂量紫外线照射3～4日后达到峰值,通常会持续3～4周,随后逐渐消退。以波长297 nm和254 nm(属短波紫外线的范畴)紫外线最为显著。其机制主要是光照引起黑色素细胞、黑素小体数量增加。

3)促进肉芽组织生长 紫外线对伤口愈合的效果非常显著,在照射72 h至2周的期间,成纤维细胞大量增殖,胶原细胞分泌旺盛。紫外线照射对成纤维细胞的分化、成熟有良好的刺激作用,增强了胶原的释放和沉积,并与纤维连接蛋白、蛋白多糖等其他基质成分相互作用,从而加速伤口的修复。小剂量的紫外线可促进肉芽组织生长,加速伤口愈合,其主要作用是促进DNA合成和细胞丝状分裂,以及对RNA合成先抑制后加速,从而促进组织修复。

4)促进维生素D生成 人体内源性维生素D约80%在皮肤表皮合成,仅20%从食物中摄取,在紫外线的作用下,皮肤中7-脱氢胆固醇经非酶光分解反应转化为维生素D_3,由皮肤进入血液循环,维生素D_3在肝25-羟化酶的作用下转化为25-羟维生素D_3,进而在肾1α-羟化酶的催化作用下,生成1,25-二羟维生素D_3,其为维生素D_3的活化形式。另外,我们吃的谷物含有一种叫作麦角固醇的物质,被人体吸收后也要经过紫外线的照射转变成维生素D_2。由于维生素D_3和维生素D_2是骨骼代谢的重要物质,能够促进小肠对钙的吸收并促进骨骼的形成,所以说晒太阳能补充维生素D,还可以补钙、预防佝偻病和改善骨软化症及骨质疏松。

5)杀菌作用 当用波长在300 nm以下紫外线照射微生物时,便发生能量的传递和积累,结果造成微生物的灭活,从而达到杀菌、消毒的目的。紫外线照射对细菌、病毒的DNA及RNA具有强大破坏力,能使细菌、病毒丧失生存力及繁殖力,进而消灭细菌、病毒。紫外线一方面可使核酸突变,阻碍细菌、病毒的复制、转录及蛋白质的合成;另一方面,可产生自由基引起光电离,从而导致细菌的死亡。对此,大部分细菌和病毒累积接受的紫外线剂量达到20 mJ时,灭活率超过99%。波长为250～260 nm的紫外线破坏细菌和病毒遗传物质(DNA或RNA)的作用最强,使细菌和病毒无法完成遗传物质的复制和转录,从而杀灭细菌和病毒。

6）对免疫系统的影响　紫外线照射后，免疫系统的接触敏感性下降，皮肤及皮下组织的离子平衡发生改变，血液循环中淋巴细胞的分布改善，吞噬细胞的功能增强，从而增强了免疫系统的防御能力。紫外线照射后还可以激活人体的细胞免疫功能，特别是白细胞介素-1的含量明显增加，这是一种重要的细胞因子，在免疫反应和炎症反应中起到传递信息、促进细胞生长分化等作用。

7）荧光反应　当紫外线照射某些物质时，这些物质会发射出各种颜色和不同强度的可见光，而当停止照射时，这种光随之消失。这种在激发光诱导下产生的光称为荧光，能发出荧光的物质称为荧光物质。临床上可利用紫外线的荧光反应来检测肿瘤组织和某些皮肤病，例如，血卟啉在长波紫外线照射下产生橘红色荧光，发癣发出鲜明的蓝绿色荧光，花斑癣发出金黄色荧光，四环素发出黄色荧光等。

8）光敏反应

（1）光毒反应：又称光毒性反应，光敏物质经适当波长的光照射一定时间后，可对任何个体产生的一种非免疫性反应，在暴露部位出现晒斑型损害。喹诺酮类、呋喃香豆素类、氯丙嗪、四环素类和汞制品等药物与紫外线照射同时应用，可增强机体对紫外线的敏感性，产生较强的皮肤反应，临床联合使用可以提高紫外线治疗某些皮肤病的疗效，如银屑病患者口服8-甲氧基补骨脂素1～2 h后，配合使用长波紫外线照射，使表面细胞DNA复制受抑制，延长细胞增殖周期。

（2）光变态反应：属于Ⅳ型过敏反应，是获得性免疫介导反应，发生率比较低，与抗体和延迟的细胞反应有关。发生机制为药物吸收光能后变为激发态，并与蛋白质结合成为药物-蛋白质结合物，经朗格汉斯细胞传递给免疫细胞，免疫细胞通过释放各种细胞因子激活肥大细胞，机体再次接触药物后引起变态反应，临床表现与Ⅳ型过敏反应类似。

光毒性反应与光变态反应的区别见表6-2。

表6-2　光毒性反应与光变态反应的区别

比 较 项 目	光毒性反应	光变态反应
发病率	高	低
所需药物剂量	大	小
光谱波长范围	窄	宽
首次接触能否发生	可能	不能
反应发生的时间	用药后几小时	一般2日左右潜伏期
反应发生部位	暴露于光照部位	不限于光照部位
临床表现	过度晒伤样反应	湿疹样表现
有无免疫介导	无	有
能否发展可持久反应	无	有
能否被动转移	不能	能

2. 治疗作用

（1）杀菌：紫外线照射创面，可破坏细菌、病毒遗传物质（DNA或RNA）的结构，使构成该微生物的蛋白质无法形成，达到使其立即死亡或抑制繁殖的目的。一定量的紫外线照射对微生物有很大的破坏作用，它可以杀灭大肠杆菌、葡萄球菌、结核分枝杆菌、枯草杆菌等。紫外线杀菌的能力是随波长变化的，波长在300 nm以下的紫外线有明显的杀菌作用，其中波长为250～260 nm的紫外线杀菌作用最强。波长在300 nm以上的紫外线杀菌作用主要依靠光敏物质的存在，没有直接杀菌能力。紫外线的杀菌效应在医疗、保健和食品行业已经得到广泛应用，最常见的是对病房中的空气、医用物品进行灭菌。

（2）消炎：红斑量紫外线照射对皮肤浅层组织或黏膜的急性炎症消炎效果显著。中、短波紫外线的消炎作用较长波紫外线强。紫外线消炎作用的机制主要是扩张局部血管，加快血液循环，使局部皮肤组织血供增多，改善病灶处血液循环，促进新陈代谢和排出病理产物；动员加强机体免疫功能，增加机体调理素的含量,促进吞噬作用,从而使炎症局限、消散。

(3)镇痛:红斑量紫外线照射有明显的镇痛效果,可减轻各种浅表疼痛,对较深层组织病变所致疼痛也有一定的缓解作用,但癌性疼痛应避免应用紫外线照射。中、长波紫外线照射的镇痛作用比短波紫外线照射镇痛效果明显,未达到红斑量则无镇痛效果。镇痛的主要机制:①紫外线照射区域血液循环增加,代谢加速,使致痛物质清除加快;②强红斑反应在大脑皮质形成新的优势灶,干扰、减弱了疼痛的病理灶;③紫外线照射使感觉神经末梢传导暂停,从而减轻疼痛。

(4)促进伤口愈合:利用小剂量紫外线照射可刺激 DNA 的合成和细胞有丝分裂,促进肉芽组织及上皮组织的再生,加速伤口愈合;大剂量紫外线则破坏 DNA 的合成,抑制细胞的有丝分裂,使得细胞死亡,坏死组织大片脱落。

(5)脱敏:进行紫外线全身亚红斑量照射或局部红斑照射,均有脱敏作用。紫外线照射可产生少量组胺,组胺被血液吸收后刺激组织增加合成组胺酶,经反复多次照射后,组织中组胺酶的含量也随之增加,就可以分解过敏时产生的过多组胺,起到脱敏的作用。紫外线照射后维生素 D 增加,钙吸收亦增多,钙离子可降低血管的通透性和神经系统的兴奋性,从而减轻过敏反应。临床应用于支气管哮喘、皮肤瘙痒等。

(6)治疗皮肤疾病:紫外线红斑量照射对皮肤组织有强烈的作用,其机制主要为诱导细胞凋亡,尤其是免疫 T 细胞的凋亡。通过光照,可明显抑制表皮朗格汉斯等抗原呈递细胞的活性,减轻表皮炎症反应。同时提高了人体的代谢功能和免疫能力,达到治疗的目的。临床上对白癜风、带状疱疹、玫瑰糠疹、慢性湿疹、细菌性湿疹、斑秃、痤疮及脂溢性皮炎等多种顽固性皮肤病,疗效显著。

(7)提高机体免疫力:紫外线照射能提高肾上腺皮质的功能,起到抗组胺作用和提高组织器官对组胺的耐受性,因此可加强全身免疫功能。此外,紫外线照射可增加抗体、补体的生成,使血清中凝集素含量增多,协助抗体杀灭病毒和溶解细菌,促进细胞吞噬及杀灭病原体。

三、治疗技术

1. 治疗设备

(1)高压水银灯:又称氩水银石英灯,灯管内汞蒸气压力为 0.3～3 个大气压(1 个大气压等于 760 mmHg),灯管内的温度可达 500 ℃,故又有热水银灯之称,是最常用的人工紫外线光源。高压水银灯辐射主要成分是可见光的绿色部分及紫外线(以中、长波紫外线为主,还有少量的短波紫外线),其中辐射最强的是波长 365 nm 和 313 nm 的紫外线。按功率分为:①立地式高压水银灯:功率 300～500 W,适用于全身和局部照射。②手提式高压水银灯:功率 200～300 W,适用于局部照射。③水冷式高压水银灯:适用于体腔照射。④塔式高压水银灯:功率 100 W,适用于全身照射。

(2)低压水银灯:又称冷光紫外线,灯管内汞蒸气压力为 0.005～0.01 个大气压,灯管内温度为 30～40 ℃,温度不高。辐射的紫外线以短波紫外线为主(85％为波长 254 nm 紫外线),具有明显的杀菌作用。按其功率可分为:①手提式低压水银灯:功率 10～15 W,适用于体表、局部和全身照射。②黑光灯:功率 20～40 W,适用于全身照射。③立地式低压水银灯:功率 30 W,适用于大面积照射。

2. 生物剂量的测定方法

(1)生物剂量测定法:根据紫外线在皮肤上形成红斑反应的生物学作用来测定紫外线剂量的方法。紫外线灯管在一定距离(常采用 50 cm)内垂直照射皮肤时引起的最弱红斑反应所需的时间即为一个生物剂量,又称最小红斑量(简称 MED),MED 的单位为秒(s)。

①生物剂量测定器:结构非常简单,由长方形的金属薄板或塑料板与白布带组成。金属薄板尺寸一般为 60～100 mm,在中间处挖 6～8 个孔,每个孔的尺寸为 20 mm×3 mm,孔距为 5 mm,在金属薄板上穿过可活动的白布带,用于遮盖和暴露长方形小孔,以控制紫外线的穿过与否(图 6-3)。

②测定部位:一般多选对紫外线比较敏感的腹中线两侧或上臂内侧。

③测定方法:取舒适体位,暴露照射区。使紫外线灯管中心与测定的部位垂直,高压水银灯管与皮肤的距离为 50 cm,低压水银灯管与皮肤的距离为 1～2 cm。高压水银灯管按 5 s 间隔时间逐个进行照射,

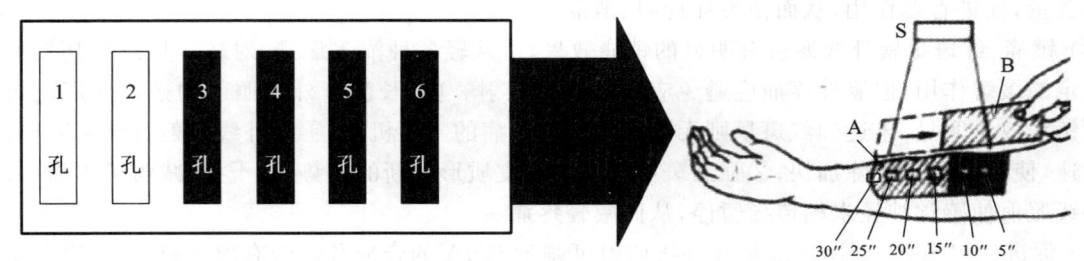

图 6-3　生物剂量测定器模式图

直至全部暴露照射完毕,将灯管移开。6 个孔照射的时间依次为 30 s、25 s、20 s、15 s、10 s、5 s,第一个孔照射的时间最长。而低压水银灯管按 1～2 s 间隔时间逐个进行照射。如每孔照射 1 s,6 个孔照射时间依次为 6 s、5 s、4 s、3 s、2 s、1 s。成人照射后 6～8 h 观察,儿童照射后 4～6 h 观察,以发现最小红斑出现在第几孔,则该孔对应的时间为 1 MED,如最小红斑出现在第 5 孔,而第 5 孔对应的时间 10 s,则 1 MED 为 10 s。如果照射后 6 个孔都出现明显的红斑或无红斑反应,则需要更换部位,或者增加(减少)照射时间进行重新测定。需注意,在测定生物剂量过程中,至结果出来前不宜洗澡,以免影响生物剂量测定结果的准确性。

(2)紫外线剂量分级:紫外线照射剂量根据个人照射区红斑反应来分级,临床一般分 5 级。

①0 级红斑量(亚红斑量):1 MED 以下,照射后皮肤无肉眼可见的红斑反应,皮肤无色素沉着。照射面积不受限制,可用于全身照射或局部照射,临床用于促进维生素 D 合成,提高机体免疫功能。

②1 级红斑量(弱红斑量):1～3 MED,照射后 6～8 h 可见皮肤轻微红斑反应,与照射区外有明显的界限,一般 24 h 后消退,皮肤无脱屑。照射面积在 800 cm²,临床用于刺激局部的组织再生。

③2 级红斑量(红斑量):4～6 MED,照射后 4～6 h 可见皮肤明显红斑反应,颜色较 1 级红斑量深,皮肤红、肿及伴有轻度的疼痛和发痒。2～3 日红斑消退,皮肤有轻度脱屑及色素沉着。照射面积在 600～800 cm²,临床用于治疗局部轻度感染创面的炎症、脱敏及改善局部血液循环。

④3 级红斑量(强红斑量):7～10 MED,照射后 3 h 可见皮肤较强的暗红色斑,轻度水肿,局部有热痛感。2～3 日皮肤开始脱皮,4～5 日后红斑才消退,并出现明显的色素沉着。照射面积在 250～400 cm²,临床用于治疗局部中度感染创面的炎症,清除坏死的组织。

⑤4 级红斑量(超强红斑量):10 MED 以上,照射后 2 h 可见皮肤强烈的暗红色斑,伴有水肿、水泡及灼痛的症状以及明显的色素沉着。照射面积在 30 cm² 以内。临床用于治疗局部重度感染创面的炎症。

3. 治疗方法

(1)局部照射法。

①病灶部位照射法:患者取合适体位,暴露治疗部位,用治疗巾或洞巾界定照射野,使之边界整齐,非照射部位用治疗巾盖严。采用低压水银灯(手提式紫外线灯),照射前预热 3 min,预设治疗时间,手持灯柄距皮肤 1～2 cm,垂直对准病灶中心照射,照射剂量按所治疗的红斑等级 MED 计算。每日照射的总面积不宜超过 800 cm²,隔日 1 次。

②中心重叠照射法:在病灶中心部位应用强红斑量或超强红斑量照射,然后用弱红斑量或红斑量照射病灶周围 5～10 cm 范围。此法多用于严重的表浅炎症或坏死组织多的伤口。

③分区照射法:若照射部位过大,如超过 800 cm²,可将治疗部位分为数个区块进行照射治疗,红斑量照射时一般在 2～3 日依次进行照射,每次照射 1～2 个部位;弱红斑量照射时可在 1 日内对各个部位依次进行照射。

④阶段照射法:紫外线照射的部位是与病患有关的躯体反射节段,常见的照射部位有脊柱区、上臂内侧区、胸廓区、乳腺区等,如照射乳腺区可反射性地治疗盆腔疾病等。

⑤穴位照射:通过照射与病患有关的穴位,一般使用直径为 1 cm 的孔巾进行穴位照射,每次照射 2～6 个穴位,每个穴位 3～5 次。

⑥病灶外照射：因某种原因致使病灶部位不宜直接照射时，可调整至照射病灶附近或对侧健康皮肤。

（2）体腔照射法：通常采用水冷式高压水银灯或冷光低压水银灯，根据病情接合适的体腔石英导子。照射前先用生理盐水将石英导管的消毒液及体腔和窦道内的分泌物清理干净，然后将石英导子缓慢插入体腔或窦道内接触或几乎接触治疗部位，再按"开始"键进行治疗。紫外线通过石英导子后由于照射距离延长，强度会减弱，故照射的剂量应增加。黏膜对紫外线的敏感性较皮肤弱，其生物剂量是皮肤的1.5倍，故照射剂量应增加。照射结束后，将石英导子取出冲洗干净后再浸泡在75%酒精里消毒。每日或每隔2～3日照射一次，一个疗程5～10日。

（3）全身照射法：治疗开始前，先测定患者MED，采用落地式大功率紫外线灯，使用高压水银灯需预热10～15 min，低压水银灯需预热5～10 min。患者应戴好墨镜、穿三角裤，女患者以棉花遮盖乳头，其余部位暴露。成人分前、后、上、下四区照射，紫外线灯管中心在前上区为胸骨剑突，前下区为膝关节，后上区为下胸椎，后下区为腘窝。照射灯距为100 cm，首次照射剂量为亚红斑量，每日1次，逐渐增加照射剂量至4～5 MED，10～20次为一个疗程。儿童分前、后两个区照射，灯管中心在前区以脐为中心，后区以腰为中心。照射灯距为50 cm，1～10岁儿童按不同年龄分别从1/6 MED、1/4 MED剂量开始，以后每次增加1/6 MED或1/4 MED，逐渐增至2～3 MED。每日或隔日一次，10～20次为一个疗程。

需要注意的是，在治疗过程中，皮肤不应出现红斑，如出现红斑则不应增加剂量，并暂停照射。照射后，如出现食欲不振、发烧等症状，应停止照射；中断1～2次照射后，恢复治疗时应重复上次剂量。

四、临床应用

1. 适应证

（1）皮肤科疾病：临床应用补骨脂素（PUVA）和窄谱311～313 nm的中波紫外线治疗中度至重度银屑病是一线光疗法，该疗法对斑秃、玫瑰糠疹、白癜风等也有较好的疗效。

（2）外科疾病：波长在210～254 nm的紫外线有明显的杀菌作用，临床用于治疗毛囊炎、疖、痈、甲沟炎、丹毒、淋巴管炎窦道、静脉炎等。

（3）呼吸系统疾病：临床用于肺炎、肺结核、慢性支气管炎和支气管哮喘等。

（4）妇科疾病：临床用于宫颈炎、阴道炎、附件炎等，因操作不便，故在康复科的使用较少。

（5）神经系统的疾病：中波紫外线对带状疱疹所导致的后遗症神经痛有一定的预防和治疗作用。临床用于周围神经炎、多发性神经炎、神经痛等。

2. 禁忌证

禁用于活动性肺结核、肿瘤、严重的动脉硬化、光敏性疾病、急性湿疹、系统性红斑狼疮、严重心脏、肾脏疾病，因为紫外线照射会加重病情。

3. 注意事项

（1）紫外线照射可使空气产生臭氧，故选择通风良好的治疗室。

（2）对于首次接受治疗者，治疗前应说明照射过程中或结束后的反应，如照射过程中患者出现疼痛、兴奋、不安等不适，应立即汇报治疗师停止治疗；如果照射结束后患者出现皮肤发红、轻微瘙痒等反应，可让患者服用苯海拉明，不宜沾水和抓挠。

（3）照射区域如涂有药物，应先给予清除，防止发生过敏反应；照射头部区域时，宜把头发剃光；照射溃疡、创面时，应先将坏死组织及脓性分泌物清理干净。

（4）应预约患者集中时间照射，以减少灯管的开关次数、预热的时间，也可缩短患者等待治疗的时间。特别是高压水银灯熄灭后不能马上再打开，必须待水银管冷却后才能再次开启，所以这类灯管开启后最好连续工作。电压波动会影响紫外线的强度和灯管的使用寿命，所以应配稳压器。

（5）紫外线如与其他产生热效应的物理因子治疗技术配合治疗，应先进行产生热效应的物理因子治疗技术，后使用紫外线照射。

（6）加强防护，操作者和患者均需佩戴防护镜，患者也可以用生理盐水纱布遮盖眼部，防止发生电光性眼炎。

（7）照射结束后应及时用反光灯罩遮盖光源,并将灯头转到适当位置,再让患者离开。

（8）及时更换灯管,高压水银灯管使用 500～1000 h 后应更换新管,低压水银灯可使用 6000 h,而杀菌灯可使用 15000 h。

（9）定期清洁灯管,防止灰尘积存,勿用手摸灯管壁,以免污染管壁而影响紫外线透过,每日使用前宜用 95％酒精棉签或干细绒布擦拭管壁一次。应检查水冷式体腔紫外线灯的水冷系统是否良好,如有故障,不得开灯。

案 例 分 析

1. 该患者为 Ⅱ 期压疮,可进行紫外线照射,2 级红斑量:4～6 MED,每日 2 次,10～20 次为一个疗程。

2. 取病灶部位照射法,治疗前先用酒精棉球轻轻擦拭紫外线灯管,常规消毒压疮及周围皮肤,清除坏死组织,用生理盐水清洗创面,待创面干燥后再进行紫外线局部照射。照射时暴露照射部位,距离灯管 5 cm,每日 2 次,保持照射部位清洁。

第四节　可见光疗法

案 例 导 入

患者,男,54 岁,5 日前无明显诱因出现低热,全身困乏无力,患者自觉右侧腰部和季肋区皮肤瘙痒、刺痛、灼热感,有时呈闪电样刺痛,遂来我院就诊。查体:腰部局部皮肤出现大小不一的红斑,在红斑上出现簇集性粟粒大小的丘疹、水泡、丘疱疹。临床诊断为带状疱疹。

【思考】

1. 红光治疗仪治疗带状疱疹的目的是什么?

2. 如何为该患者制订物理因子治疗处方?

可见光是指人们用肉眼,不借助任何工具即可引起视觉的光线。可见光疗法是指应用可见光治疗疾病的方法。可见光的波长范围为 400～760 nm,位于红外线和紫外线之间,是由红、橙、黄、绿、蓝、靛、紫 7 种颜色组成的光带,这条光带称为可见光谱。

可见光的
物理特性

一、物理特性

可见光的光子能量因波长不同而不同,因此治疗作用也不同。常用的可见光疗法有红光疗法和蓝紫光疗法。红光的波长为 640～760 nm,是可见光中对组织穿透能力最强的光,可达 30 mm,其他可见光对组织的穿透能力随着波长的缩短而依次减弱。蓝紫光是可见光中波长最短的部分,蓝光的波长为 480～510 nm,紫光的波长为 400～450 nm,紫光仅为表皮所吸收。可见光的生物学作用既有红外线的热效应,又有紫外线的光化学作用(光分解作用、光合作用、光敏作用、光聚合作用)。

二、治疗原理及治疗作用

1. 治疗原理

可见光治疗
原理及治疗
作用

(1)对神经系统的影响:可见光可影响高级神经活动的兴奋过程,提高大脑皮质的张力和皮质细胞的兴奋性,且增强机体的免疫力。一般认为,红光照射能明显使神经的兴奋性增强,黑暗及紫光和蓝光照射则使神经的兴奋性降低,黄光和绿光则没有明显的影响,如高血压患者在暗室可使血压下降及心率减慢。

(2)对代谢的影响:对红光吸收最多的是线粒体,在红光照射后,线粒体能将光能转化为生化能,从而增加其内过氧化酶活性,增强细胞的新陈代谢,加强糖代谢,从而增强细胞的更新,促进氧的吸收和二氧化碳的排出。胆红素对蓝紫光的吸收最佳,能加速人体胆红素的代谢。

(3)对内分泌的影响:视觉感受器接受可见光的作用后,产生的神经冲动对脑垂体的机能和内分泌腺有刺激作用,可刺激脑垂体产生血管收缩物质,使内分泌腺分泌激素,从而影响组织、器官及整个机体的功能。如眼睛长期不接受光线的作用,性腺正常功能活动会被严重破坏。

(4)对循环系统的影响:可见光照射机体,被组织吸收后可产生热效应,红光穿透组织较深,可使深部组织血管扩张,血液循环增强,局部组织营养改善,具有促进炎症消散的作用。

(5)对免疫功能的影响:可见光能通过增强白细胞的吞噬作用及淋巴细胞的转化来提高机体的免疫功能,使机体的防御功能增强。

2. 治疗作用

(1)红光疗法:应用波长为 $600\sim760$ nm 的红光对机体进行治疗的方法,其波长接近红外线,其物理特性以热效应为主。红光穿透组织较深,可引起深部组织血管扩张,组织充血,血流加快,改善局部组织营养,使物质代谢加快,促进炎症吸收、消散以及组织修复和骨折愈合。

(2)蓝紫光疗法:其波长接近紫外线,其物理特性以光化学作用为主。蓝紫光照射皮肤后,血液中的胆红素能吸收波长为 $400\sim500$ nm 的可见光,吸收最多的是波长为 $420\sim460$ nm 的蓝紫光。胆红素分子吸收照射的光后,产生一系列的光化学作用,使胆红素分子异构化,变成水溶性的低分子产物,通过胆汁、尿液和粪便排出体外,从而降低胆红素在血液中的浓度,故临床用于治疗新生儿的高胆红素血症。

三、治疗技术

1. 设备

可见光治疗
技术

常见的人工可见光光源是钨丝白炽灯,其主要发出大量的短波红外线和少量的可见光,如果不加滤光板,其作用与红外线灯相似,但加了滤光板后,作用略不同。如在白炽灯前加红色滤光板,就会变成红光荧光灯,其主要作用是增加血流;如在白炽灯前加蓝色滤光板,就会变成蓝光荧光灯,其主要作用是镇静。

(1)红光治疗仪:一种新型的可以应用在医院、家庭的光疗设备,基本原理是通过特殊的滤光板得到以 $600\sim700$ nm 波长为主的红色可见光波段,该波段对人体穿透能力强,疗效好。整机频谱宽:输出波长以 $600\sim700$ nm 为主,是 LED 激光的窄波长所不能比拟的。功率大:光输出功率不小于 3 W。光斑大:距窗口 100 mm 处,光斑直径大于 120 mm,为治疗一些大面积的病灶提供更好的治疗方法。光输出分为"强"和"弱"两挡,以适应不同体质的患者。

(2)蓝紫光治疗仪:用 $6\sim9$ 只 20 W 或 40 W 蓝色荧光灯,呈半月形或平行排列于上方,灯管间距约为 2.5 cm,灯管距患者皮肤 35 cm 左右。蓝紫光治疗仪主要用于新生儿高胆红素血症。

(3)颜色光光子治疗仪:主要结构包括光源、隔热滤光片、透镜组、出光口和 6 种颜色(红色、橙色、黄色、蓝色、绿色和紫色)的滤光片。在治疗时,可选单色光长时间照射,也可以按一定时序给出主治颜色光和辅助颜色光间歇治疗,对"冷、热、湿、干"等多种疾病采用不同颜色光的光子刺激,直接作用于机体,适应证多,疗效明显,无毒副作用和交叉感染风险。

2．治疗方法

（1）红光疗法。

①治疗前检查仪器设备是否完好,支架是否牢固。

②患者取舒适的体位及尽可能暴露治疗部位。

③移动灯头,垂直照射患处,照射距离主要根据灯的功率大小而定,如功率在200 W以下,照射距离应为10～20 cm。

④治疗时间每次15～20 min,每日1～2次,15～20次为一个疗程。

（2）蓝紫光疗法。

①治疗前检查仪器是否正常运行及蓝紫光灯的亮度。

②患儿入箱前,先检查患儿的皮肤清洁情况并剪掉指甲,以防被抓伤。给患儿穿戴好防护镜或用黑色纸遮盖眼睛。

③患儿全身裸露放入光疗箱内,取俯卧体位或仰卧体位。

④打开电源,调节蓝紫光荧光灯与患儿皮肤的距离至5～10 cm,照射分为四区:以婴儿胸骨柄为中心、以双膝关节前部为中心、以双膝关节窝为中心、以背部为中心。每照射6～12 h,停止照射2～4 h,也可以连续照射,总照射时间为24～48 h。

⑤照射箱温度保持在30 ℃左右,每4 h需测1次患儿体温,如超过38 ℃,应及时降温。如照射24 h后仍不见退黄,且症状无缓解,则需调整治疗方案。

四、临床应用

1．适应证

（1）红光疗法:对一些急性、亚急性和慢性炎症均有疗效。皮肤疾病:疖、痈、丹毒、湿疹、压疮、静脉炎、冻疮等;骨关节及肌肉疾病:软组织损伤或粘连、肩关节周围炎、腰肌劳损、肌筋膜炎、颈椎病等;外科疾病:术后伤口不愈合,注射后的硬结、溃疡,前列腺炎、肛裂、伤口感染等;妇科疾病:外阴瘙痒、慢性盆腔炎、附件炎、乳腺增生症、急性乳腺炎、产后感染等;内科疾病:喉炎、支气管炎、肺炎、慢性胃炎、周围神经系统损伤、面神经炎等。

（2）蓝紫光疗法:蓝紫光照射用于新生儿高胆红素血症,蓝光照射可用于急性湿疹、急性皮炎、带状疱疹、神经炎、灼性神经痛、皮肤感觉过敏等。

（3）颜色光光子疗法:临床应用较广,对软组织损伤、烧伤、烫伤、老年性骨关节炎、术后感染等多种疾病治疗效果显著。

2．禁忌证　急性损伤早期（24 h内）、急性感染性炎症早期、有出血倾向、高热、活动性肺结核、恶性肿瘤局部、血栓闭塞性脉管炎、重度动脉硬化、过敏性皮炎及严重的免疫系统疾病（如系统红斑狼疮）等。

3．注意事项

（1）注意保护患者的眼睛,可用防护镜或黑色纸遮盖眼睛,防护镜应定期消毒、清洁,防止交叉感染。

（2）照射过程中要注意观察患者情况,如呼吸、体温、眼睛等;照射距离不宜太近,以免发生烫伤。

（3）定期更换灯管,以免影响疗效。

可见光临床应用

案 例 分 析

1. 治疗目的是消炎、杀菌、抗病毒。

2. 可选用红光治疗仪,治疗时间为每次15～20 min,每日1～2次,15～20次为一个疗程。

第五节 激光疗法

患者,女,54岁,家政职业,自诉右肘关节疼痛不适1个月余。患者1月前劳累后出现右肘关节疼痛,特别是在提重物或旋转时疼痛加重。查体:右肘无畸形、肿胀,肱骨外上髁处压痛阳性,密尔试验阳性,临床诊断为肱骨外上髁炎。

【思考】

1. 如给该患者进行激光治疗,治疗目的是什么?

2. 如何为该患者制订物理因子治疗处方?

3. 还可进行哪些物理因子疗法?举例说出3个。

激光(laser)是受激辐射光放大而产生的光。1960年,美国物理学家梅曼成功造出第一台激光器,而后激光发展迅速,目前广泛应用于临床。激光技术的成功也是20世纪以来继核能、半导体、电脑之后人类又一重大科学成果,被称为"最快的刀""最准的尺""最亮的光"。应用激光技术防治疾病和促进机体康复的治疗方法称为激光疗法。

一、物理特性

激光的本质和普通光线一样,具有波粒二象性的特点,它也受光的反射、折射、穿透、吸收等一系列物理规律的制约。但由于激光的产生形式不同于一般的光,普通的光是靠自发辐射,而激光是因受激辐射产生的。激光的物理特性如下。

1. 高亮度 一般规律认为,光源在单位面积上,向某一方向的单位立体角内发射的功率,就称为光源在该方向上的亮度。激光具有辐射强度大、能量分布集中以及方向性好的特点。激光在亮度上的提高主要是靠光线在发射方向上的高度集中,激光的发射角极小(一般用毫弧度表示),高度几乎平等准直,可集中到很小的面积上,因此激光具有高亮度。另外,激光的亮度也是相干光叠加效应的结果。激光束经透镜聚焦后,其照射的范围能产生数千甚至数万摄氏度的高温,使其能熔化、气化对激光有吸收能力的生物组织或非生物材料,甚至可以用来引发核聚变。医学利用激光产生的高温效应切割组织(光刀)、显微光谱分析及气化表浅肿瘤等。激光功率密度单位为 mW/cm^2 或 W/cm^2,能量密度单位为 J/cm^2。

2. 高相干性 相干性是一切波动现象的属性。光具有波粒二象性,从微观上看,激光由光子组成,具有粒子性;但从宏观上来看,激光又表现出波动性。激光具有波动性,因此也有相干性。只要是两个频率相同、相位差恒定的光就称为相干光,其光源称为相干光光源。普通的光(太阳光或灯管发出的光等)是物质随机发出的光,通常包含多种波长,向四面八方辐射,从光源发出的不同波列之间不具有相干性。而激光器产生的激光是频率相同、相位相同的光,而且它有很好的相干波列,故激光具有高相干性。

3. 高方向性 普通光源发出的光沿着各个方向传播,发射角很大,而激光的发射角非常小,通常用毫弧度表示,几乎是沿着平行方向发射的。激光器发射的光是一种偏振光,方向固定。比如激光照入水中不会发生折射现象。在各种激光器中,气体激光器在方向性上表现最为突出,其次是固体激光器,而半导体激光器在方向性上略差。

4. 单色性好 光的颜色是由光的波长决定的,而光都会有一定的波长范围。普通光源的谱线宽度很大,频率范围过宽,表现出来的颜色就会比较杂。激光器输出的光,波长分布范围非常窄,因此颜色极纯,所表现出来的单色性非常好。

二、治疗原理及治疗作用

1. 治疗原理

(1)热效应:热效应是激光生物学效应中非常重要的一项,激光的本质是电磁波。激光热效应产生的机制主要是因其传播的频率与组织分子的振动频率相近或相等,进而增强组织分子的振动。当激光照射活组织时,以微观观点分析,即激光的光子作用于生物分子,后者吸收光子并被激活,而被激活的生物分子在和其他分子多次撞击的过程中,逐渐释放它所获得的能量,还有一部分能量转化为热能,使受照射生物体温度升高。当温度上升到一定限度,或持续时间稍长,则可使生物组织受伤甚至导致生物体死亡。在激光照射下,可在短时间(几毫秒)内使局部组织温度升高至 200~1000 ℃,周围温度为 45~50 ℃的状态持续约 1 min。后面一种情况会使蛋白质变性,前面一种情况会使组织表面发生脱水、收缩,组织内部则因水分发生爆炸性蒸发而受到破坏和切断,从而造成组织凝固、坏死、炭化或气化。

除了皮肤专科我们所熟知的激光治疗,光的热效应同样被用于其他医疗领域,如 2100 nm 钬激光,临床用于碎石,碎石原理为光的热效应。

(2)压强效应:光本身具有光压,当一束光辐射某一物体时,光子在物体表面碰撞,可在物体上产生辐射压力。激光的能量密度极高,因此激光比普通光的辐射压力高得多。激光照射时可产生两次压力。第一次压力由激光直接在照射面产生,即自身压力,可达 40 g/cm²。当激光束聚焦至 0.2 mm 以下的光点时,压力可达 200 g/cm²。第二次压力是由热效应引起的,这是因为激光发散角小,光束截面能用透镜会聚到细小一点,当照射该点后,生物组织吸收强激光而出现高热和急剧升温,组织沸腾而出现体积剧增、膨胀甚至气化,从而使组织和细胞内的压强急剧升高,可引起微型爆炸,破坏力非常大。

(3)光化学效应:生物分子被激光作用激活后产生受激原子、分子和自由基,并产生光化学反应、光电效应、电子跃迁等一系列的光化学现象。皮肤通过光化学效应而不是光的热效应吸收这些光子,因此不会对组织造成热损伤。一旦光子到达身体的细胞,就会促进一连串的细胞活动,光可以诱导酶的产生,刺激线粒体,促进血液循环、ATP 合成等,从而产生相应的生物学效应,如杀菌作用、红斑反应、维生素 D 合成、色素沉着等。光化学反应在激光的生物学效应中有重要作用。

(4)电磁场效应:激光是波长较短的强电磁波。一般强度激光的电磁场效应不明显,只有当激光强度很大时,电磁场的效应才较明显。将激光聚焦后,焦点上的光能量密度达到 10^6 V/cm。电磁场效应可使生物分子受激、振动、产热及使光点处的组织分离、细胞结合受破坏,蛋白质、核酸变性,产生自由基等一系列损伤。

激光照射后引起生物组织的哪一种或哪几种效应,与其频率和剂量有重要关系。一般情况下,热效应是所有功率的激光都具备的,而压强效应和电磁场效应,主要为大、中功率激光所具备;光化学效应多是小功率激光所具备的。

2. 治疗作用

(1)激光的生物刺激和调节作用。

①抗炎:小功率的激光照射虽然不能直接杀灭细菌,但能够激活或诱导 T、B 细胞和巨噬细胞产生细胞因子,通过淋巴细胞再循环而活化全身免疫系统,增强巨噬细胞的吞噬能力,提高特异性免疫和非特异性免疫的作用,提高局部抗感染能力,抑制或降低炎症的作用。

②镇痛:低强度的激光照射组织能够产生一定的能量,并发挥神经阻滞作用,能够有效地促进镇痛物质的释放,从而降低末梢神经的兴奋性,起到镇痛效果。

③组织修复:激光照射可使新生血管生长,也可促进肉芽组织增生,刺激蛋白质合成,使组织供氧充分,有助于各种组织修复细胞的代谢和成熟,促进胶原纤维的产生、沉积和交联。

④抑制神经系统传导:激光治疗不仅抑制刺激的传导,亦降低刺激的强度及冲动频率,对疼痛刺激引起的末梢产生的神经冲动、传导速度、强度及冲动频率均有抑制作用。

⑤光针的作用:小功率的激光照射穴位时,通过对经络的影响,有助于改善脏腑功能,从而起到治疗作用。

⑥生物调节:激光照射后,可增强机体的免疫功能,调节内分泌,还可以对血液和细胞起到双向调节作用。

(2)激光手术:用一束细而准直的大能量激光束,经聚焦后,利用焦点的高能、高温、高压的电磁场作用和烧灼作用,对病变组织进行切割、黏合、分离、气化。实验确定,切割人体组织所需的功率密度为$10^3 \sim 10^5$ W/cm^2。常用的是二氧化碳激光器、掺钕钇铝石榴石激光器和氩离子激光器。二氧化碳激光器的光能几乎完全被大部分生物组织吸收到表层 $200~\mu m$ 内,因此能较好地控制切割的深度。激光手术具有出血量少、术后感染率低、组织损伤小、疼痛轻等优点。

(3)激光治疗肿瘤:激光治疗肿瘤是基于激光的高热作用可使被照射部位的温度升至 500 ℃,当温度升至 300 ℃时,激光的治癌作用可能与其对免疫功能的影响有关。激光可使癌细胞膜变形,故可能将整个肿瘤作为一个导体来标记,从而引起免疫反应。临床上结合内窥镜和光导纤维等技术,用于诊治腔内及体表的肿瘤。在心血管疾病方面,可用于治疗周围血管、颈动脉及冠状动脉等的血栓,还可以用于治疗心肌炎、心瓣膜粘连、血管吻合等。在口腔科方面,可用于口腔肿瘤切除术、融合固定假牙上的金属及正常牙的矫正器、去除结石的刮牙术。在外科及耳鼻喉科方面,激光在皮肤科、外科的应用最早、最广的,临床上利用腹腔镜做胆囊切开术、幽门环形肌切开术,还可以治疗耳硬化症、喉头癌等;在眼科方面,应用于虹膜切除、眼底血管瘤激光凝固,在视网膜剥离时做激光凝结等;在神经外科方面,用二氧化碳激光器照射,利用其气化作用治疗脑及脊髓肿瘤,还应用于神经吻合术;采用低、中功率聚焦后微束二氧化碳激光、掺钕钇铝石榴石激光,优点是对神经再生具有对位好、恢复快且不产生吻合处神经纤维瘤等特点;在妇科方面,可用于早期癌症的筛查,以及用于卵巢囊肿、子宫内膜异位症、子宫肌瘤的切除等治疗,比起常规的剖腹手术,该手术更简便、经济、疼痛轻。

三、治疗技术

1. 设备 激光器的类型可能有上千种,每种都具有特定的波长和独特的特性,一般根据放置在两个反射表面之间的增益介质来识别激光。产生激光增益介质的类型有固态、气体、半导体等,临床上常用的激光器如下。

(1)低能量激光器。

①氦氖(He-Ne)激光器:最早的低能量激光器,是一种气体激光器。常用输出波长为 632.8 nm,以可见光谱的红色部分传递,光线纯度高,激光以连续波形传递,输出的功率从一毫瓦至几十毫瓦,直接穿透深度为 2~5 mm,间接穿透深度可达 10 mm。对人体组织的作用以光化学效应和热效应为主。

②砷化镓(GaAs)激光器:一种半导体激光器。常用的输出波长为 904 nm,以超级脉冲模式自然传递,一般功率为 10~100 mW。这种激光器的直接穿透深度是 1~2 cm,间接穿透深度达 5 cm。

③砷化铝镓(GaAlAs)激光器:临床上常用的康复科激光器。它是由半导体晶体发射辐射的二极管激光器,激光器的波长根据铝的含量不同而变化,临床常用的输出波长为 810~830 nm。该激光传递的模式有连续波和脉冲波两种,类似于超声波。激光穿透组织的深度为 2~3 cm,可直接进行体表照射或通过光导纤维进行体表或体腔内照射。

(2)高能量激光器。

①二氧化碳激光器:一种分子激光,主要物质是二氧化碳分子。发出的激光波长为 1060 nm,工作方式有连续输出和脉冲输出两种,连续输出产生的激光功率超过 20 kW,脉冲方式可产生波长为 1060 rm 的激光,也是一种强大的激光。二氧化碳激光器造价低、便于携带,临床上在皮肤科应用广泛,如用于嫩肤、磨皮等。

②掺钕钇铝石榴石(Nd-YAG)激光器:属于固体激光器,发出波长为 1060 nm 的近红外波段激光,常用功率为 10~80 W。具有连续输出和脉冲输出两种方式,连续输出主要用于凝固、气化治疗;脉冲输出

主要用于口腔科疾病,如牙龈瘤、牙本质过敏症及口腔溃疡的体外照射等。

③红宝石激光器:属于固体激光器,发出波长为 694.3 nm 的红光激光,连续输出(毫瓦级)或脉冲输出(焦耳级),主要在医学中应用,尤其是皮肤美容科。

④氩离子激光器:属于气体激光器,输出波长主要集中在紫外和可见光的波段,351.1 nm(紫外光)、488.0 nm(蓝绿光)和 514.5 nm(绿光)。连续输出,输出功率为 1～2 W,主要用于眼科疾病,如眼底血管出血的治疗。

⑤氦镉激光器:属于金属蒸气气体激光器,发生波长为 441.6 nm 和 325 nm 的紫光和长波紫外线,连续式输出功率为 3～16 mW,可用于体表照射。如将输出功率为 15～20 mW 的氦镉激光经光导纤维导入体腔内,借助荧光显示的特点可用于肿瘤的早期诊断、活检定位、指示切除癌组织的范围等。

(3)激光治疗:辅助用品包括激光防护眼镜、血卟啉类光敏剂及光导纤维等。

低能量激光器的工作原理主要是光化学效应,而不是热效应。低能量激光器不产生明显的热效应,高能量激光器主要产生热效应。

2. 治疗方法　临床上的激光器种类繁多,操作方法各异,在康复科目前常用的是砷化铝镓(GaAlAs)激光器、氦氖(He-Ne)激光器和二氧化碳激光器。

(1)低能量激光:采用砷化铝镓(GaAlAs)激光器、氦氖(He-Ne)激光器发出,一般认为低能量密度对组织具有正向刺激作用,在急性期与浅层组织治疗时,建议使用小剂量,而对于慢性期与深层组织治疗时,建议使用较大剂量。低能量激光器的探头可分为散焦式探头、聚焦式探头、吸附式探头等,可根据治疗需要选择相应的探头,如果治疗区域有疼痛过敏症状或开放性损伤的伤口,则不宜使用吸附式探头。

①操作者要熟悉激光器的工作性能及操作规程,并严格执行。

②核对患者信息,排除禁忌证并告知注意事项。

③接通电源,点燃激光管,调整电流至最佳的电流量,使激光管发光稳定。

④患者取舒适体位,暴露治疗部位,根据患者病灶部位及治疗目的,选择相应的探头、调整照射距离,并设定治疗参数。

⑤有些病灶部位照射不便时,如耳、喉、口腔、鼻、窦道和阴道等部位,可通过光导纤维照射治疗。

⑥通过光导纤维照射时每个部位治疗 10～20 min,伤口及穴位照射时每个部位治疗 3～5 min,每日 1 次,10～15 次为一个疗程。

⑦激光器一般可以连续开机工作 4 h 以上,连续治疗时不必关机。

(2)高能量激光:采用二氧化碳激光器、掺钕钇铝石榴石激光器发出,输出以红外激光为主。主要应用在外科治疗时,将聚集光束对准治疗部位,可凝固、炭化或切割组织等,也可以用在眼科、皮肤科和血管专科等。具体操作方法如下。

①先打开水循环系统,并检查水流是否通畅,如果水循环有故障,不得开机工作。

②检查各旋钮是否在"0"位上,接通电源,启动水冷系统。

③患者取合适的体位,充分暴露治疗穴区或部位。

④激光器开机、调整至最佳状态,按治疗需要而定,如激光灸,使用散焦式探头,功率密度调至 100～200 mW/cm^2。角质层厚的部位功率密度可略高,但不宜超过 250 mW/cm^2。照射距离 150～200 cm,以局部舒适有温热感为宜,勿过热,以免烫伤。如为瘢痕灸,使用聚焦式探头,功率密度为 250～477 mW/cm^2,并对治疗部位进行常规消毒,必要时做局部麻醉,治疗结束后,局部应涂抹烫伤膏。

⑤每次治疗 10～15 min,每日 1 次,10～15 次为一个疗程。

⑥治疗结束后,按与开机相反顺序关闭激光器,须注意,在关闭激光器 15 min 之内勿关闭水循环系统。

(3)光敏疗法:又称光动力疗法、光化学疗法,其原理是利用光敏剂选择性聚集在靶组织中,然后用特定波长的光激发光敏剂,使其发生化学反应来治疗疾病的方法。以 5-氨基酮戊酸光动力疗法治疗寻常痤疮为例,介绍该疗法。

①治疗前准备:a.治疗前详询是否对卟啉类物质过敏,有无服用光敏药物等。b.不宜化妆,用清水清洁皮肤。

②外敷:a.药液须在治疗前配制,5-氨基酮戊酸配成 5% 浓度的药液,配制好的药液保存时间不得超过 1 h。b.将药液涂于全脸,皮损部位重点点涂。

③封包:a.敷完药后,用食品保鲜膜包裹患处。b.取出光敏挂耳膜,蓝色面朝外,敷于保鲜膜外,并将耳挂挂于耳侧,关闭治疗室光源,开始封包,建议封包时间为 1~1.5 h。

④照光:a.封包后,使用洁面巾清洁患处。b.为患者戴上护眼罩开始照光(操作者也得戴防护眼镜)。c.照光距离 10~15 cm,功率密度为 60~100 mW/cm²。

⑤治疗后防护:a.冷敷,光照结束后冷喷或冷敷 20 min。b.避光、保湿,嘱患者避强光 48 h,同时使用保湿剂。一般 3~4 次为一个疗程。

四、临床应用

1. 适应证

(1) 低能量激光器:砷化铝镓(GaAlAs)激光器、氦氖(He-Ne)激光器、砷化镓(GaAs)激光器、氩离子激光器等。

①外科系统疾病:慢性伤口、烧伤创面、疖、痈、静脉炎、肩周炎、肱骨外上髁炎、压疮、慢性溃疡、腱鞘炎、关节痛、坐骨神经痛,颈、腰、腿痛,软组织损伤、扭伤、甲沟炎、瘘管等。

②内科系统疾病:支气管炎、肝炎、肺炎、哮喘、白细胞减少症、三叉神经痛、遗尿症、神经衰弱、神经根炎、类风湿性关节炎、胃肠功能紊乱、肿瘤患者放疗或化疗反应、脑震荡、原发性高血压、低血压等。

③五官科疾病:创伤性口腔溃疡、慢性唇炎、牙本质过敏症、颞下颌关节紊乱综合征、慢性鼻炎、过敏性鼻炎、咽炎、喉炎、耳聋、耳鸣、萎缩性鼻炎、牙周炎等。

④妇科系统疾病:附件炎、外阴炎、阴道炎、痛经、卵巢功能紊乱、性病、盆腔积液等。

⑤泌尿系统疾病:膀胱炎、尿道结石、尿道狭窄、肾结石、急性睾丸炎、前列腺肥大等。

⑥皮肤科疾病:皮肤溃疡及坏死、色素痣、老年斑、慢性光化性皮炎、腋臭、斑秃、带状疱疹、单纯疱疹等。

(2) 高能量激光器。

①急性病症:肌骨系统急性损伤及术后炎症、水肿、疼痛等的缓解。

②慢性损伤:颈椎病、肩周炎、腰椎病、膝关节病、肌腱慢性劳损、慢性炎症等。

③神经性疼痛:三叉神经痛、带状疱疹、痛风、中枢神经疼痛等。

④其他:术后早期介入及一些癌症的切除、烧伤、压疮、糖尿病足等。

低能量激光器与高能量激光器在有些适应证上是重叠的,需要操作者在选择前认真仔细询问病情及了解激光器的性能特点(表 6-3)。

表 6-3 激光器的性能特点

性 能	低能量激光器	高能量激光器
光能大小	最高只有 500 mW	最高可达 300 W
组织穿透深度	0.5~5 cm	可达 10 cm
见效时速	治疗结束后有温热感	治疗 3 s 就有温热感

2. 禁忌证 恶性肿瘤(光敏疗法除外)、活动性肺结核、皮肤结核、有出血倾向的疾病,对光过敏者、孕妇腹部及腰骶部,有甲状腺疾病、严重心脏病、心肺肾衰竭、癫痫病、有凝血功能障碍或正在服用抗凝剂者。

3. 注意事项

（1）操作者必须了解设备的性能及功率的大小，严格按照操作规程来操作设备，操作者须培训合格后方能操作设备。

（2）操作者和患者都需佩戴防护镜，确保任何时间、任何情况下避免眼睛直视激光发射口。操作者定期做健康检查，特别是眼底检查。

（3）禁止在光路上放置与实验无关的反光材料，避免激光反射入眼；激光光路中不得放置易燃易爆物质，禁止无关人员进入激光室。

（4）激光室内四壁刷成黑色，因为黑色可以最大限度地吸收射向它的各色激光。

（5）当伤口表面有分泌物和坏死组织时，需用生理盐水或5％硼酸溶液清除。

（6）嘱患者在治疗过程中不要随意变换体位或擅自移动激光器。治疗时要时刻询问患者感觉，以感觉舒适为宜，如有不适，及时调整照射距离或停止照射。

（7）光疗者于注射药物1个月内居住暗室，严禁日光照射，以免引起全身性光敏反应。

（8）定时（3～6个月）检测激光器的输出强度，强度过弱时应停止使用，更换灯管。

案 例 分 析

1. 通过激光照射治疗，可对肱骨外上髁所形成的无菌性炎症起抑制作用，还可减轻疼痛和修复组织。

2. 低能量激光照射，每次治疗10～20 min，每日1次，10～15次为一个疗程。

3. 还可应用体外冲击波疗法、超声波疗法以及短波疗法进行治疗。

 资源拓展

扫码答题

章节思维导图

红外线疗法和紫外线疗法

（何结实）

超声波疗法

学习目标

▲ **知识目标**

掌握超声波疗法的概念、治疗作用、操作方法、适应证、禁忌证及注意事项；熟悉超声波的物理特性、超声波疗法的治疗原理及设备；了解常用超声波的频率与剂量、常规的超声波疗法及大剂量疗法。

▲ **技能目标**

学会根据患者的具体情况选择合适的参数，并正确实施超声波疗法。

▲ **素质目标**

培养良好的人文关怀精神和良好的沟通能力，能与患者及其家属沟通，开展健康教育。

课程思政点

明确全心全意为人类健康服务的宗旨；树立热爱和献身于人类医学事业的高尚情操；培养严谨、求实、认真的工作作风；培养不断进取、创新的探索精神。

案 例 导 入

患者，女，43 岁，走路时不慎扭伤左脚，出现左侧踝关节疼痛、肿胀和活动受限，被诊断为外侧韧带二级损伤，遵循 RICE 原则保守治疗 6 日后仍存在局部肿胀及压痛，就诊于康复科。康复治疗师建议除常规保护治疗训练外，还可进行局部超声波疗法。

【思考】

1. 应为该患者选择何种超声波疗法？

2. 如何为该患者制订超声波治疗处方？

3. 为该患者进行超声波疗法时应注意哪些问题？

第一节 概 述

20 世纪 50 年代初，我国有些医院开展了超声波疗法。随着科学技术的进步，超声波疗法已成为一种常用的治疗方法,临床广泛用于治疗软组织损伤、骨关节炎引起的疼痛和运动能力丧失。

随着现代科学技术的进步,经过 30 余年的发展,形成了一门将医学、声学、电子工程技术紧密结合的新兴边缘学科——医学超声学(medical ultrasonics),研究超声波对机体的作用及反作用规律,应用于医学诊断和治疗,成为现代医学的重要组成部分。

一、概念

正常人耳能听到的声波频率为 16～20000 Hz。频率低于 16 Hz 的声波称为次声波,频率高于 20000 Hz 的声波称为超声波,二者均不能引起正常人的听觉反应。超声波疗法(ultrasound therapy)是应用超声波作用于人体以达到治疗疾病目的的一种物理治疗方法,一般常用频率为 800～1000 kHz。

二、物理特性

(一)超声波的产生

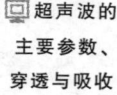

超声波的的主要参数、穿透与吸收

超声波的发生有机械振动法及电变换法。前者利用强烈的气体或液体激起固体振动产生超声,多用于除尘和清洁等。电变换法是利用高频电振荡器经换能器把电能转变为机械振动,发出超声(图 7-1),其原理包括压电效应。具有压电效应性质的晶体(如石英、钛酸钡)受到压缩或拉伸时,晶体发生压缩或伸长变形,在其受力面上会产生数量相等而符号相反的电荷,这种将力(机械能)转变为电(电能)的物理现象称为压电效应。如对这些晶体施加交变电场,则可引起晶体机械变形(压缩或伸长),这种将电能转变为机械能的现象称为逆压电效应(或称电致伸缩现象)。

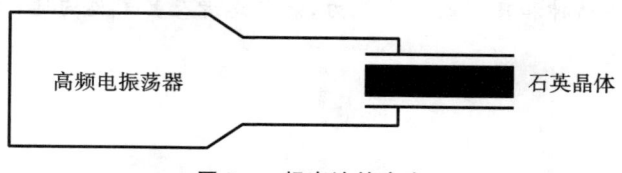

高频电振荡器　　　　石英晶体

图 7-1　超声波的产生

医用超声波主要利用超声波发生装置产生逆压电效应。装置中主要有块石英晶体薄片,在适当高频电场的作用下,晶体薄片能迅速地随着交变电场频率而周期性地压缩或伸长,发生振动,引起周围介质规律性地波动,这种高频率的机械振动波即超声波。

(二)超声波的主要参数

1. 频率　频率指单位时间内完成周期性振动的次数,用 f 表示,单位是赫兹(Hz)。频率是表示质点振动快慢的物理量,频率越大,振动越快。超声波频率对许多性能,如传播形式、穿透能力、吸收作用及理化性能等均有很大影响。

2. 周期　周期指声波完成一次全振动所用的时间,用 T 表示,单位为秒(s)。周期是表示质点振动快慢的物理量,周期越长,振动越慢。周期和频率为反比关系,即 $f=1/T$ 或 $T=1/f$。

3. 波长　波长指波在一个振动周期内传播的距离,用 λ 表示,单位为米(m)。在速度一定的情况下,波长和频率为反比关系,波长(λ)＝速度(v)/频率(f)。一般情况下,频率越高,波长越短;频率越低,波长越长。

4. 振幅　振幅指物体振动时离开平衡位置最大位移的绝对值,也是声压与静止压强之差的最大值,用 A 表示,单位为米(m)。振幅表示振动幅度的大小和振动的强弱。声波的振幅能够决定音强。

(三)超声波的声场

超声波在介质中传播的空间范围,即介质受到超声振动能作用的区域称为超声波的声场。由于超声波的频率高,具有与光线相似的束射特性,因而其传播可集中成束状,呈束状传播的超声波即声束。实际上,由于晶片弹性的不均匀,振动晶片周围的绕射现象及横波的产生等因素,由超声声头发射的超声场并不似光束那样均匀分布。接近声头的一段为平行的射束,称为近场区,随后射束开始扩散,称为远场区。

因此,在进行超声波疗法时,为了克服能量分布不均,需在治疗部位缓慢移动声头。

1. 声压 声压指介质中有声波传播时的压强与没有声波传播时的静压强之差,单位为帕(Pa)。声波在介质中传播时,介质中出现稠密区和稀疏区,在稠密区的压强大于原来的静压强,声压为正值;在稀疏区的压强小于原来的静压强,声压为负值;这种正或负的压强所形成的声压,随声波周期而改变,因此也具有周期性。

2. 声强 声强代表单位时间内声能的强度,即每秒钟垂直通过介质中 1 cm^2 面积的能量,单位为瓦特(W),以 W/cm^2 作为治疗剂量单位。声强与声压的平方、频率的平方、振幅的平方和介质密度的乘积成正比。因此声波频率越大,声能越强。由于超声波的频率甚高,因此其声压也特别大,声强则更大。临床常用的超声波治疗剂量为 0.1~2.5 W/cm^2,而震耳欲聋的大炮声的声强只相当于 0.0001~0.01 W/cm^2。

(四)超声波的传播

超声波是一种由机械振动引起介质质点运动的波,必须依靠介质进行传播,可在固体、液体和气体中传播,但不能在真空中传播。超声波在介质中传播时,产生一种疏密交替的弹性纵波,与声波振荡的方向一致。超声波频率越高,则发散角越小。发散角越小,传播方向越接近直线,方向性越好。

1. 传播速度 超声波的传播速度与介质的特性有关,与超声波的频率无关。不同频率的超声波在同一介质中传播的速度相同,但同一频率的超声波在不同介质中传播的速度不同。超声波在空气中的传播速度约为 340 m/s,在水中约为 1400 m/s,在固体金属中约为 5000 m/s,在人体软组织中与在水中相似,为 1400~1500 m/s,在人体骨骼中约为 3380 m/s。一般情况下,介质温度越高,超声波的传播速度越快,温度每升高 1 ℃,速度约增加 0.6 m/s;介质的纯度越高,超声波的传播速度越快;压强越大,超声波的传播速度越快。

2. 传播距离 超声波的传播距离与超声波的频率和介质特性均有关。同一介质中,超声波的频率越高,传播距离越近;频率越低,传播距离越远。同一频率的超声波作用于不同的介质,其穿透深度不同。如频率为 1 Hz 的超声波能穿透水 300 cm、血浆 150 cm、血液 50 cm、脂肪 8 cm、肝脏 6 cm 和肌肉 4.5 cm。

3. 反射 超声波由一种介质传播到另一种介质时,在界面处会有一部分超声波反射回到第一种介质中的现象称为反射。反射的程度取决于入射角的角度和介质的特性。入射角是指在由两种介质构成的界面上,入射声束与法线的夹角,入射角等于法线与反射声束的交角(即反射角)。

声波在界面被反射的程度完全取决于两种介质的声阻差。声阻(Z)=介质的密度(ρ)×声速(c),单位为瑞利(rayls),1 rayls=1 g/(cm^2·s)。声阻相差越大,反射程度越大;声阻相同的两种介质,反射程度最小。由于空气与液体或固体的声阻相差很大,声波很难由空气进入液体或固体,也很难由液体或固体进入空气。因此,为了使声头与治疗部位密切接触,避免空气层,必须在治疗体表部位与声头之间涂抹耦合剂。

超声波传播规律也影响第二介质对超声波能量的吸收,即与被投射物体的表面越接近垂直,即入射角度越小,能量反射越小,作用效率越高;声束入射方向与垂线(法线)偏离度越大,反射能量越多,超声波能量损失也越大。因此,在临床治疗时,为了使更多超声波能量进入治疗部位(第二介质),则超声波传播方向应集中并垂直于治疗体表部位,从而达到较好的治疗效果。

4. 折射 声波由一种介质传播到另一种介质时,除在界面处发生反射外,部分声波透过界面进入第二种介质,此时声波的传播方向发生偏转的现象称为折射。折射的发生亦与入射角有关,投射的能量为入射能与反射能之差。

5. 散射、射束和聚焦 当超声波在传播过程中遇到厚度远远小于超声波波长的微小粒子时,微粒吸收能量后会向四周各个方向辐射声波形成球面波,这种现象称为散射。但是,当声源的直径大于声波波长时,声波即呈直线传播;声波频率越高,越集中成射束。医用的声头直径一般为其波长的 6 倍以上,越接近声头的中心,声束的强度越强,并形成射束。利用声波的反射、折射特性,通过透镜和弧面反射将声束聚焦于焦点以产生强大的能量,称为聚焦。聚焦技术目前已应用于超声外科及医学实验的研究。

（五）超声波的穿透与吸收

超声波在介质中传播时,因克服介质内摩擦阻力,其能量逐渐衰减,损耗的声能被介质吸收转变为热能,强度随其传播距离而减弱,称为超声波的吸收,又称超声波的衰减。穿透就是超声波在介质中的行进,吸收就是超声波在介质中的能量转换,二者是超声波传播过程中同一事物的两个方面。穿透能力强,则介质吸收能量小;若介质吸收能量多,则影响其穿透深度。

1. 介质的影响　超声波的吸收与介质的密度、黏滞性、导热性及超声波的频率有关。超声波传播时,在固体中被吸收最少,在液体中被吸收较多,在气体中被吸收最多。超声波在空气中衰减剧烈,其吸收系数比在水中的吸收系数大 1000 倍,因此,在超声波治疗中应避免超声声头下有极小的空气泡。

2. 频率的影响　同一生物组织对超声波的吸收系数与超声波频率的平方成正比,即超声波频率越高,被吸收的越多,穿透能力越弱,穿透深度越浅。频率过高的超声波穿透能力弱,用于深部治疗的剂量小;频率过低的超声波穿透能力强,则被治疗部位吸收的声能少,产生的有效治疗作用小。因此,目前常用于物理治疗的超声波频率为 800～1000 kHz,穿透深度约为 5 cm。

3. 生物组织成分的影响　含水量较多、固体成分较少的组织（如血液）吸收系数较小,超声波穿透力较强;含水量少、固体成分多的组织（如骨）吸收系数较大,超声波穿透力较弱。组织的平均吸收系数由大到小的顺序为肺、骨、肌腱、肾、肝、神经、脂肪、血液、血清。

第二节　治疗原理及治疗作用

一、治疗原理

超声波的生物学作用主要包括 3 个,即超声波的机械作用、热效应以及由超声波的机械作用和热效应促发的物理化学作用。在这三者有机联系、相互作用的基础上,超声波通过神经-体液调节进行疾病的治疗。

（一）机械作用

1. 机械作用的产生　机械作用是超声波的一种基本的原发作用。超声波在介质中传播的过程中,介质质点在其平衡位置附近交替压缩与伸长形成交变声压,不仅可使介质质点受到交变压力及获得巨大加速度而剧烈运动,相互摩擦,而且能使组织细胞产生容积和运动的变化,可引起较强的细胞质运动,从而促进细胞内容物的移动,改变其中内容物的相对空间位置,显示出超声波对组织内物质和微小细胞结构的一种"微细按摩"作用。"微细按摩"作用是超声波治疗疾病的基本机制,超声波对机体的其他作用都是在超声波机械作用的基础上产生的。

2. 生物效应　超声波的机械作用可引起细胞功能的改变,主要体现在以下几个方面。

（1）改善组织营养:超声波对细胞的微细按摩作用可以改变组织细胞的体积,减轻肿胀,改善细胞膜的通透性,促进物质的交换,从而改善细胞的功能和提高组织细胞的再生能力。临床上,超声波可用于营养不良性溃疡等局部血液循环障碍性疾病的治疗。

（2）杀菌:当应用大剂量的超声波时,可引起生物体破坏性改变,因此可用于杀菌,常用于饮用水消毒。对超声波最敏感的是丝状菌,其次是杆菌,最不敏感的是球菌。

（3）软化瘢痕:可使坚硬的结缔组织延长、变软,因此临床用于治疗瘢痕、肌肉挛缩等。

（4）镇痛:超声波可使脊髓反射幅度降低、反射传递过程受抑制、神经组织的生物电活动性降低而具有明显的镇痛作用。

（二）热效应

1. 热效应的产生　超声波在机体中传播时,因其机械作用使介质质点之间相互摩擦产热,从而将超声波的机械能转变为热能。由于超声波是沿直线传播的,在机体中产生热效应的部位是以声头为基底面向组织深处延伸的圆柱体。

2. 影响超声波产热量的因素

(1)超声波的频率:不同频率的超声波在介质内产热量和穿透深度不同。超声波的频率越高,穿透深度越浅,被吸收越多,产热越多。

(2)超声波的剂量:超声波的剂量越大,声强越大,受作用生物组织产热作用越强。因此,临床治疗过程中,需要不时移动超声声头位置,防止因局部作用时间过长、剂量过大而致局部组织热量过高导致损伤。

(3)介质的性质:生物组织的动力学黏滞性越高,吸收能量越多,产热越多。相同剂量的超声波在人体组织中产热量比较:骨与结缔组织>肌肉>脂肪与血液。在不同组织的界面处产热也较多,如皮下组织与肌肉组织的界面、肌肉组织与骨组织的界面等。

3. 生物效应 能增强局部血液循环,改善局部的营养,加快新陈代谢,降低肌肉和结缔组织张力及感觉神经兴奋性,缓解痉挛及疼痛。

4. 热效应特点

(1)产热不均匀:组织不同,产热量不同。如在机体内的肌腱韧带附着处、关节的软骨面、骨皮质、骨膜等处产热较多;接近骨组织、远离声头的软组织比远离骨组织、接近声头的软组织产热更多。这在关节、韧带等运动创伤的治疗上有重要意义。

(2)血液循环影响局部升温:超声波产生的热约80%通过血液循环散发,约20%通过周围组织传导散失。因此,当超声波作用于缺少血液循环的组织(如角膜、晶状体、玻璃体和睾丸等)时应密切注意,以免过热导致损伤。临床上采用高强度聚焦超声产生的高热治疗恶性肿瘤。

(三)物理化学作用

基于超声波的机械作用和热效应,可引起一系列的物理化学变化。

1. 空化作用 超声波在液态介质中传播时产生声压。当产生的声压超过液体的内聚力时,液体内部可出现细小空腔,即空化现象。空腔分为稳定的空腔和暂时的空腔。稳定的空腔在声压的作用下来回振动,使空腔周围产生局部、单向的液体流动,形成微流,微流在超声波疗法中起到重要的作用,可改变细胞膜的通透性,改变细胞膜两侧钾离子、钙离子等的分布,从而加速组织修复过程,改变神经的电活动,缓解疼痛等。

2. 弥散作用 超声波可以提高生物膜的通透性。超声波作用后,细胞膜对钾离子、钙离子的通透性发生较大的改变,从而增强生物膜弥散过程,促进物质交换,加速代谢,改善组织营养。

3. 触变作用 在超声波的作用下,组织胶体由凝胶状态转为溶胶状态,对病变的肌肉、肌腱具有软化作用。临床上可用于类风湿性关节炎,肌肉、肌腱和韧带等的退行性疾病的治疗。

4. 对 pH 的影响 超声波可使组织的 pH 向碱性方面转化,缓解炎症组织局部的酸中毒,减轻疼痛,有利于炎症的修复。

5. 对自由基的影响 高强度的超声波可促进组织生成高活性自由基,从而加速组织的氧化还原过程;也可分解肽键及凝固蛋白质等,该作用可用于临床上癌症的治疗。

6. 对酶活性、蛋白质合成的影响 超声波能使复杂的蛋白质解聚为普通的有机分子,影响许多酶的活性,如可增强关节内还原酶、水解酶的活性等。此外,细胞内线粒体、核酸对超声波非常敏感。低强度超声波可增加细胞内胸腺核酸的含量,从而影响蛋白质的合成,刺激细胞生长,促进物质代谢。

二、治疗作用

超声波作用于人体,通过对组织产生的机械作用、热效应和物理化学作用,加速人体局部组织血流,改善血液循环,增加血管壁蠕动,增强细胞膜通透性,促进离子重新分布,促进新陈代谢,降低组织中氢离子浓度,增加 pH,增强酶活性,加强组织再生修复能力,放

超声波疗法的治疗作用

松肌肉,降低肌张力,减轻或缓解疼痛。低强度、中小剂量的超声波($0.1\sim2.5$ W/cm²)起刺激和调节作用,不引起或仅引起轻微的可逆性组织形态学变化;高强度、大剂量的超声波(3 W/cm² 以上)起抑制或破坏作用,可造成不可逆性的组织形态学变化。

(一) 神经系统

神经系统对超声波非常敏感,且中枢神经的敏感性高于外周神经,神经元的敏感性高于神经纤维和胶质细胞。大剂量的超声波能造成神经系统不可逆的损伤。

1. 中枢神经　小剂量超声波($0.75\sim1.25$ W/cm²)作用于大脑,可刺激神经元的能量代谢,使脑血管扩张、血流加快,从而加速侧支循环的建立,加速脑细胞功能的恢复;作用于间脑可使心跳加快、血压升高;作用于脊髓可改善感觉、运动神经的传导功能等。超声波对脑卒中、脑外伤等中枢神经系统疾病具有一定的治疗作用。

2. 周围神经　小剂量超声波可降低神经系统的兴奋性,减慢神经传导速度,减轻神经的炎症反应,对周围神经疾病(如神经炎、神经痛)具有明显的镇痛作用。

3. 自主神经　小剂量超声波(1 W/cm²)作用于星状神经节,手指皮肤温度可升高 3 ℃;作用于腰交感神经节,可使同侧下肢远端皮肤温度升高、血液循环加快等。超声波对支气管哮喘和胃十二指肠溃疡等疾病具有一定的治疗作用。

(二) 肌肉与结缔组织

横纹肌对超声波敏感,小剂量超声波可降低挛缩肌肉的张力,使肌纤维松弛而解除痉挛。结缔组织对超声波不敏感,小剂量超声波可刺激有组织缺损的伤口处结缔组织增生;中剂量超声波可软化过度增生的结缔组织,可用于瘢痕和增生性骨关节炎的治疗。

(三) 骨骼

超声波在骨膜(骨与周围组织的界面)上反射明显,易积聚能量,产生较强的局部热效应,剂量过大时可引起骨膜疼痛。小剂量超声波(连续式超声波 $0.1\sim0.4$ W/cm²、脉冲式超声波 $0.4\sim1$ W/cm²)可以促进骨痂生成,促进骨骼的生长。中等剂量超声波($1\sim2$ W/cm²)可引起骨发育不全,对幼儿骨骺处禁用。大剂量超声波可延缓骨折愈合,并损害骨髓。一般认为,大于 3.25 W/cm² 的超声波治疗剂量为危险剂量。

(四) 消化系统

小剂量超声波可以促进胃肠蠕动,增加胃酸分泌;大剂量超声波可造成胃肠局部水肿、出血,甚至坏死、穿孔。小剂量超声波可促进肝细胞再生,改善肝功能,促进胆汁排出;大剂量超声波对肝有损害作用。

(五) 循环系统

房室束对超声波非常敏感,小剂量超声波对心电图无影响;$0.75\sim1.25$ W/cm² 脉冲式超声波作用于心前区,可增强心肌收缩力,扩张痉挛的冠状动脉,解除血管痉挛,促进侧支循环的建立及心肌细胞的修复,缓解心肌梗死和冠心病的症状;大剂量超声波可造成心包膜下出血、心肌点状出血,改变心脏活动能力及节律,减慢心率,诱发心绞痛,甚至引起心律失常,导致心搏骤停。因此,在心前区应用超声波疗法时应格外小心。小剂量超声波可扩张血管,加快血流速度,提高血管壁通透性,降低血压;大剂量超声波可引起血管内皮肿胀,使血液循环出现障碍。

(六) 泌尿系统

小剂量超声波可促进肾组织细胞生长,使肾血管扩张,促进肾血液循环。大剂量超声波可致肾细胞变性、坏死,毛细血管和小静脉充血、渗出、出血,甚至引起酸中毒和尿毒症。

(七) 生殖系统

男、女性的生殖系统对超声波均敏感。小剂量超声波可促进卵巢卵泡形成,子宫内膜蜕变周期提前;

防止盆腔附件组织内渗出物机化,促进输卵管通畅,减少粘连,软化瘢痕,可用于治疗慢性盆腔炎;大剂量超声波可引起卵巢损害,使卵泡变性。小剂量超声波可增加精子数目,增强精子活力,有利于提高受孕率;大剂量超声波可引起睾丸破坏性损害,精子萎缩。超声波对染色体、胚胎发育亦有影响。大剂量超声波可造成胎儿畸形和流产,因此不宜用于孕妇腹部治疗。

(八)皮肤

人体不同部位皮肤对超声波的敏感性:面部>腹部>四肢。治疗剂量的超声波作用于皮肤,可提高皮肤血管的通透性,使皮肤轻微充血,改善皮肤的营养,促进真皮再生。超声波可使少数汗腺分泌不变或减弱,大多数汗腺分泌增强,具有促进皮肤排泄的作用。大剂量超声波可引起皮肤损害,疼痛是超声波治疗剂量超过阈值的标志。因此,对皮肤感觉障碍患者,进行超声波治疗时更应密切观察,防止皮肤灼伤。

(九)眼

眼具有球体形态、液体成分、层次多等解剖结构特点,对超声波反应敏感。短时间小剂量的超声波(脉冲式超声波 $0.4\sim0.6$ W/cm^2)可减轻炎症反应,改善血液循环,促进炎症吸收及组织修复,刺激角膜再生,对玻璃体浑浊、眼内出血、视网膜炎、外伤性白内障等眼科疾病有较好疗效。大剂量的超声波容易产生热积聚而致损伤,可引起结膜充血、角膜水肿、角膜上皮脱落、晶状体和玻璃体浑浊及眼底变性等。

第三节 治疗技术

一、治疗设备

(一)主要结构、原理

超声波治疗仪由主机和声头两部分组成(图7-2、图7-3)。主机包括电源电路、高频振荡发生器、调制器和定时器。其中,电源电路提供电功率和电压;高频振荡发生器产生振荡电压,使声头晶体产生机械振动;调制器调节电压幅度,选择输出方式;定时器调节治疗时间。声头(超声换能器)将电磁振荡转变为超声波。常用频率包括 0.8 MHz、1 MHz、3.2 MHz,声头直径有 1 cm、2 cm 和 5 cm 等多种型号。

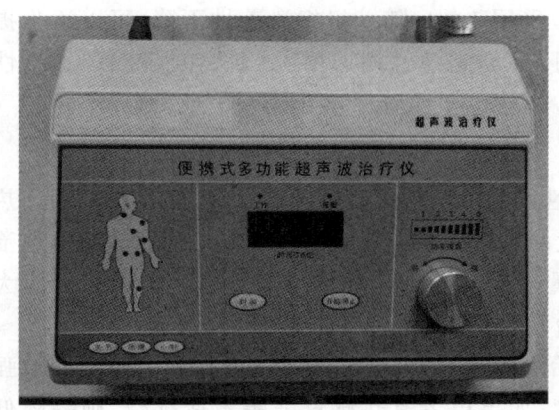

图 7-2 超声波治疗仪的主机

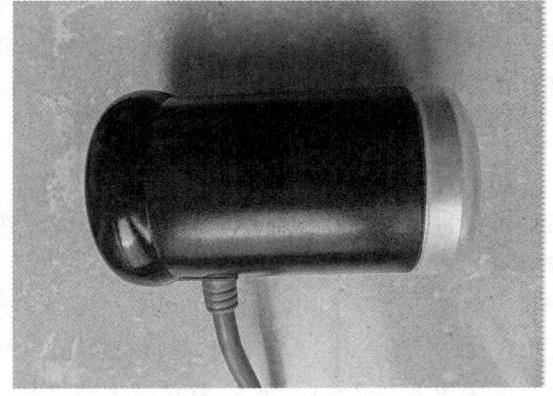

图 7-3 超声波治疗仪的声头

(二)输出形式

1. 连续超声波 在整个治疗过程中,声头连续不断地辐射出声能作用于机体,作用均匀,热效应较大。

2. 脉冲超声波 在治疗过程中,声头间断地辐射出声能作用于机体。常用的通断比包括 1∶2、1∶5、1∶10、1∶20 等。脉冲超声波热效应较小,既可发挥超声波的机械效应,又可降低较大剂量引起组织过热的风险。

（三）耦合剂

耦合剂又称接触剂，是用于声头与皮肤之间的一种液体（图7-4），既能填塞空隙，防止因空气层的存在而产生界面反射，又有利于超声波能量的通过。适合的耦合剂声阻应介于声头材料与皮肤之间，以减少超声波在皮肤界面的反射消耗。常用耦合剂包括煮沸过的水、液状石蜡、甘油、凡士林、蓖麻油等，还有按一定比例配制的各种复合乳剂（水、油、胶的混合物）、液体凝胶等。

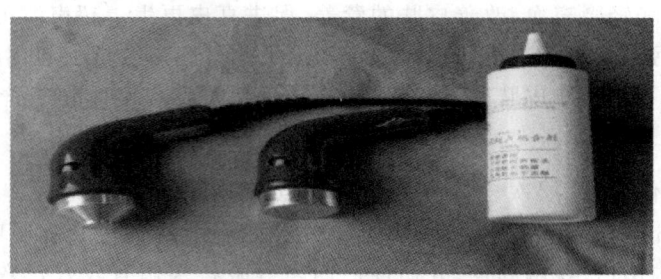

图7-4　声头、耦合剂

（四）辅助设备

为满足超声波的特殊治疗要求或便于操作，需要配备的附件，主要包括水枕或水袋、水槽、水漏斗、反射器、凹镜和透镜、声头接管等。

二、治疗参数的选择

（一）频率

超声波的频率选择主要取决于作用部位的深度。作用于皮肤以下2 cm（约1英寸）以内的较浅表组织，通常选择3 MHz更有效；作用于皮肤2 cm以下的更深组织，通常选择1 MHz更有效。

（二）通断比

超声波的通断比选择主要取决于被治疗组织所处的时期。损伤组织的激惹性决定其所处的时期。组织损伤的急性期，组织敏感性强，激惹性高，通断比一般采用1：4；随着组织激惹性下降，可以逐步提高通断比。一般临床治疗中，通断比在患者急性期时选用1：4，亚急性期选用1：3、1：2和1：1，慢性期选用1：1和连续超声波。

（三）强度

超声波的强度选择主要取决于当前的治疗目标。急性期的受伤组织激惹性高，低强度超声波的非热效应可促进组织修复。慢性期激惹性下降，需要较高强度的刺激引起生理性修复反应。常用的超声波治疗强度一般小于3 W/cm^2，其中0.1~1 W/cm^{2}为小剂量，1~2 W/cm^{2}为中等剂量，2~3 W/cm^{2}为大剂量。临床上多采用小剂量和中等剂量进行超声波治疗，如采用1 MHz频率时，强度选择1.5~2.0 W/cm^2；当采用3 MHz时，强度选择0.5 W/cm^2。治疗的过程中，也可通过患者自身的感觉调节强度。如果患者在2~3 min内未有温热感，则需增加强度；如果患者有热感过强等不适感受，则需降低强度。

（四）治疗时间

超声波的治疗时间主要取决于治疗面积。一般治疗面积越大，需要的治疗时间越长。临床上，一般通过计算覆盖治疗部位所需要的超声探头数量来计算治疗时间，即计算治疗部位的面积与探头面积的倍数；如一个治疗部位，需要3个超声探头面积才能覆盖，则治疗时间为3 min（每个探头覆盖的面积需要在合适的强度和频率下作用1 min）。

三、治疗方法

（一）常规剂量治疗法

1. 直接治疗法　指将声头直接接触治疗部位，分为移动法和固定法。

（1）移动法：临床上最常采用的方法，将声头紧密接触治疗部位，做缓慢往返或圆圈移动，适用于治疗皮肤平坦、范围较广的病灶部位。主要操作方法：①患者取舒适体位，充分暴露治疗部位并涂上耦合剂，使声头与皮肤紧密接触。②接通电源，调节治疗时间及输出剂量，治疗时间一般为 5～10 min，大面积移动可延长至 10～20 min；常用的强度为 0.5～2.5 W/cm²；头部可选用脉冲超声波，输出强度由 0.75～1 W/cm² 逐渐增至 1.5 W/cm²；眼部治疗用脉冲超声波，输出强度 0.5～0.75 W/cm²。③在治疗部位缓慢往返回旋移动声头，根据声头直径及治疗面积以适当速度和轨迹移动改变探头中心，使所有的治疗区域得到相同的治疗量，移动速度一般为 2～3 cm/s。④治疗结束时，将超声输出调回"0"位，关闭电源，取出声头。一般治疗 6～10 次为一个疗程，疾病急性期 5～10 次为一个疗程，慢性病 10～15 次为一个疗程；每日或隔日一次，疗程间隔 1～2 周。如需治疗 3～4 个疗程，则第 2 个疗程以后适当延长间隔时间。

（2）固定法：主要用于痛点、穴位、神经根和病变部位很小的超声波治疗。主要操作方法：①患者取舒适体位，充分暴露治疗部位并涂上耦合剂，用适当压力将声头固定于治疗部位。②接通电源，调节治疗时间及输出剂量，一般为 0.1～0.5 W/cm²。③治疗时间一般为 3～5 min。④治疗结束时，将超声输出调回"0"位，关闭电源，取下声头。固定法易在不同组织的分界面上产生强烈的热效应，如骨膜疼痛反应，因此治疗时如果出现治疗部位过热或疼痛，为避免发生灼伤，应移动声头或降低强度。

2. 间接治疗法　指声头通过水、水袋等介质或辅助器，间接作用于治疗部位的一种治疗方法，主要用于表面凹凸不平、细小和痛觉敏感的部位，包括水下法和辅助器治疗法（图 7-5）。

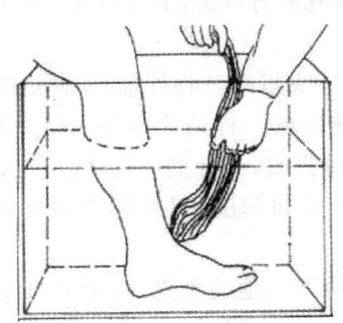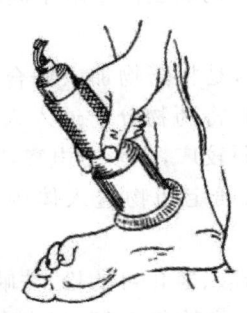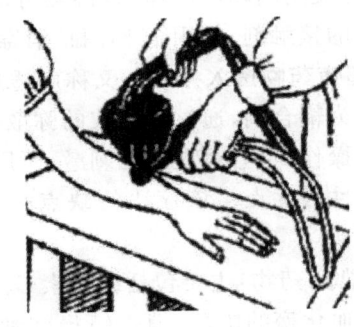

图 7-5　超声间接治疗法

（1）水下法：水中的超声波不仅能垂直且能倾斜成束状辐射到治疗部位，还可通过水使超声波传导完全，常用于治疗表面形状不规则、局部剧痛、不能直接接触治疗的部位，如肘、腕、手指、踝、足趾、开放性创伤、皮肤溃疡等。主要操作方法：①充分暴露治疗部位，将声头与患者的治疗部位一起浸入 36～38 ℃的温开水中，声头距治疗部位 1～5 cm。②接通电源，调节治疗时间及输出剂量，做往返移动。③治疗剂量、时间、关闭电源顺序和疗程，与直接治疗法的移动法相同。

（2）辅助器治疗法：借助不含气体的水囊、水枕、水袋等辅助器与某些凹凸不平的特殊部位紧密接触进行超声波治疗，如眼、面部、颈部、脊柱、关节、阴道、前列腺、牙齿等部位的超声波治疗。主要操作方法：①在水囊、水枕、水袋及皮肤与声头三者的接触面上，均涂抹耦合剂。②将声头以适当压力置于水囊、水枕或水袋上。③接通电源，调节治疗时间及输出剂量。④治疗剂量、时间、关闭电源顺序和疗程，与直接治疗法的固定法相同。

（二）超声综合治疗法

超声综合治疗法是将超声波治疗与其他物理因子或化学治疗技术相结合，共同作用于机体以治疗疾病，达到比单一治疗更好疗效的一种联合治疗方法，包括超声-电疗法、超声药物透入疗法和超声雾化吸入疗法等。

1. 超声-电疗法　同时联合应用超声波疗法与电疗法作用于人体以治疗疾病的一种方法,主要分为超声低频电疗法(包括超声-间动电疗法、超声脉冲电疗法)和超声中频电疗法(超声调制中频电疗法、超声干扰电疗法和超声音频电疗法等),现以超声-间动电疗法为例进行介绍。

超声-间动电疗法是在治疗期间,间动电流通过声头作为作用电极(阴极),非作用电极(阳极)则固定在机体的相应部位。声头移动时,同时有超声波和间动电流作用于人体,通过超声波的机械振动对组织产生的微细按摩、热效应及组织和体液的 pH 改变产生镇痛的效果,通过间动电扩张血管、改善血液循环,增加了镇痛效果。该法具有镇痛作用见效快的特点,并且采用移动法可克服间动电流作用范围小的弱点,其中声头在病变部位移动时,常出现局限的感觉过敏区和特征性带条状皮肤发红区,沿此区治疗可获得较好疗效。

临床上,超声-间动电疗法常用于神经性疼痛、神经炎、落枕、偏头痛、肱骨外上髁炎、颈椎病、肩周炎、关节痛、关节炎、腰痛、瘢痕、注射后硬结、运动创伤等。

(1)治疗设备和用品:主要包括超声-间动电治疗仪(能同时或分别输出超声波和间动电流)、声头、间动电电极、耦合剂、固定带、软纸和 75% 酒精。超声波强度一般为 0.5 W/cm^2,脉冲频率 50 Hz,通断比1∶1。间动电流主要用密波(DF),不用直流电。

(2)操作方法:①协助患者充分暴露治疗部位并涂上耦合剂,使声头与皮肤紧密接触。②接通电源,超声声头接阴极(作用电极),将间动电电极(非作用电极)固定在机体的相应部位,一般治疗上肢时置于肩胛间区,治疗下肢时置于腰骶区。③调节治疗时间及输出剂量,先调节超声波的强度,一般固定法<0.5 W/cm^2,移动法 0.5~1.5 W/cm^2;再调节间动电输出至合适剂量;一般治疗 5~10 min。④治疗结束时,先关闭间动电的输出,再关闭超声波的输出。⑤取下间动电电极与声头,关闭电源。⑥擦净声头与皮肤上的接触剂,并用 75% 酒精消毒声头。

2. 超声药物透入疗法　又称声透疗法,是将药物加入耦合剂中,或根据药物性能配成水剂、乳剂或油膏等作为耦合剂,通过超声波的弥散作用,将药物分子透入人体体内的一种治疗方法。超声药物透入疗法具有操作简单,对皮肤无刺激,所用药源较广,不限于电离或水溶物质,可将整个药物分子透入体内,不破坏药性等优点。该疗法的缺点是不能确定药物透入体内的剂量和深度,以及超声波对药物的影响等。

(1)常用药物:主要包括维生素 C、水杨酸、氢化可的松、呋喃西林及其他抗生素,普鲁卡因等麻醉药,丹参等活血化瘀的中药,消炎镇痛软膏和瘢痕软化剂等,避免使用对皮肤刺激性强和容易引起过敏的药物。

(2)操作方法:多采用直接治疗法,固定法的超声波强度应<0.5 W/cm^2,移动法的超声波强度为 0.5~1.5 W/cm^2,治疗时间为 5~10 min。治疗范围内,通常超声波频率越低,透入的药量越多且深度越深;超声波的强度越大,透入量越多;超声波的作用时间越长,药物透入量越多。

3. 超声雾化吸入疗法　通过超声波的空化作用,将液体在气相中分散,使药液变成雾状颗粒(直径 1~8 μm,属于气溶胶),通过吸入直接作用于呼吸道局部病灶的一种气雾吸入疗法。超声雾化吸入疗法可直接作用于呼吸道局部,使局部的药物浓度远高于其他给药方法,具有对呼吸道疾病疗效快、用药省、全身反应少等优点。

临床上,超声雾化吸入疗法常用于由急、慢性呼吸道感染、慢性阻塞性肺疾病、全身疾病引起的肺部并发症,如咽喉炎、扁桃体炎、气管炎、支气管炎、肺炎等;支气管哮喘,声带息肉术后,胸部、肺部手术后并发症,以及呼吸道湿化不良、痰液黏稠不易排出和痉挛性咳嗽的对症治疗等。禁用于自发性气胸、重度肺囊肿或肺大疱、大量咯血、严重心脑血管疾病等,以及不能耐受此治疗方法者。

(1)治疗设备和用品:主要包括超声雾化器和雾化液。超声雾化器由高频振荡器、超声换能器、水槽、雾化罐构成(图 7-6),常用频率为 1.3~2.5 MHz。常用的雾化液由药物(如糜蛋白酶等化痰剂、庆大霉素等抗生素、平喘剂和激素等)加生理盐水 20～30 ml 稀释而成。药物应为水溶性、无毒、无强烈刺激性、不引起过敏反应(药敏试验阴性)、具有较好的雾化效果与稳定性、pH 接近中性的药物。

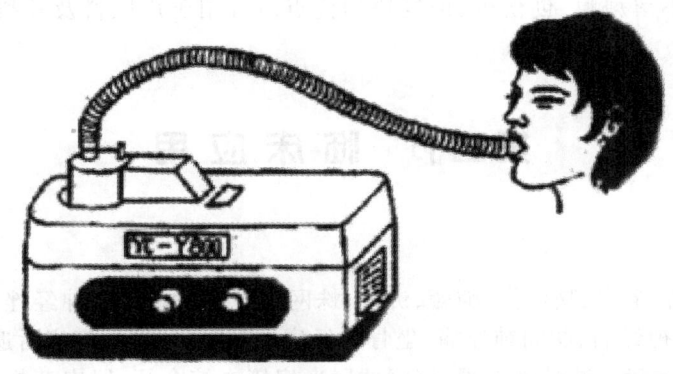

图 7-6 超声雾化器

(2) 操作方法:常采用开放式面罩、呼吸器吸入和手捏加压吸入等方式。主要步骤为:①了解患者病情,询问患者有无禁忌证、药物过敏史,以及所用药物是否经过药敏试验。②向雾化器的水槽内加冷蒸馏水 250 ml,并检查超声雾化器各部件及连接处是否完好。③将配制好的雾化液(一般成人约 30 ml,儿童 15～20 ml)放入雾化罐中,并将雾化罐放入水槽内嵌紧。④开启电源,调节雾化量(一般用中档 2 ml/min)。⑤给患者接上(消毒后或新的)面罩或口含管,嘱其闭紧口唇,做慢而深的呼吸。⑥治疗过程中,密切观察患者有无呛咳、支气管痉挛等不适反应;水槽内水温超过 60 ℃,应关机换冷蒸馏水;雾化液减少,可从雾化罐盖上的小孔添加药液。⑦一般每次治疗时间为 10～20 min,每日 1～3 次,7～10 次为一个疗程。以开放式面罩计算雾化量:耗水量为 1～3 ml/min,幼儿不超过 1 ml/min。⑧治疗完毕,先关雾化开关,再关电源开关(否则电子管易损坏),拔除电源。⑨消毒面罩或口含管、螺纹管,倒去剩余雾化液及槽内余水,清洁雾化罐和水槽。

应用超声雾化吸入疗法应注意:①饭后或体力劳动后 1.5 h 内一般不做超声雾化吸入治疗。②常规做药敏试验。③雾化液当日配制。④治疗前,先将痰液咳出或吸尽,以免影响疗效。⑤治疗中,吸气末稍停片刻,呼气时尽量用鼻腔缓慢呼出,有助于延长药物在呼吸道深处停留的时间。⑥治疗过程中,密切观察有无呛咳和支气管痉挛,如雾量过大、雾化吸入时间过长、水分过多或应用对呼吸道有刺激性的药物时,可引起支气管痉挛或水中毒。⑦治疗后,鼓励患者咳嗽排痰,或行体位引流等方式帮助排出呼吸道分泌物。

(三) 大剂量超声波疗法

大剂量超声波疗法是应用损伤性的大剂量超声波作用于机体以治疗疾病的一类方法,主要包括超声波治疗恶性肿瘤、超声碎石和超声手术等。

1. 超声治疗恶性肿瘤 超声波可增强 X 线和化学药物对肿瘤细胞的杀伤力,高强度超声波可直接杀死癌细胞。

(1) 超声波热效应治疗恶性肿瘤:超声热治疗联合放疗、化疗比单一放疗或化疗的效果更好,患者受到表面灼伤的不良反应小,但因尚未实现无损测温技术而限制了该项技术的发展。

(2) 聚焦超声波疗法:通过凹镜和透镜将超声波能量聚焦于某一部位,利用焦点处产生的巨大能量破坏组织,用于肿瘤的治疗或其他特殊治疗。该法具有聚焦的超声波辐射方向可随超声透镜而发生变化,破坏焦点所在特定部位组织的同时,不损害超声波所穿过组织的优点。若实际应用的超声波频率为 1000 kHz,焦点处超声波强度可达 500～2000 W/cm²,作用时间多为 1 s 左右,临床上可用于颅内肿瘤、内耳肿瘤的治疗等。

2. 超声碎石 利用大功率超声波作用于人体,把体内结石(如肾、输尿管、膀胱及胆囊结石等)粉碎后,使结石碎粒排出体外的治疗方法,尚未在临床广泛应用(目前体外碎石技术主要是利用冲击波)。

3. 超声手术 利用高强度的超声波对组织产生的破坏作用代替手术刀切除病变组织,与传统手术相比,具有不需要开刀、不留瘢痕、创伤少、恢复快的优点。可用于皮肤科及外科手术,尚未在临床广泛应用。

第四节 临床应用

一、适应证

1. 神经系统疾病 脑卒中、脑外伤、脑瘫、痴呆、蛛网膜炎、面神经炎、神经挫伤、急性脊髓炎、雷诺病及各种神经性痛(如三叉神经痛、肋间神经痛、坐骨神经痛、幻肢痛和带状疱疹后遗神经痛)等。

2. 肌肉与结缔组织疾病 肱骨外上髁炎(网球肘)、肩撞击综合征、肌肉劳损、软组织扭或挫伤、血肿机化、腱鞘炎、腱鞘狭窄或囊肿、瘢痕组织、注射后硬结、冻伤和冻疮等。

3. 骨及骨连接疾病 骨折、颈椎病、肩周炎、腰椎间盘突出、强直性脊柱炎、骨关节炎、半月板损伤、髌骨软化症、骨质疏松和颞颌关节紊乱症等。

4. 消化系统疾病 胃、十二指肠溃疡、慢性胃炎、胃肠神经症、胆囊炎和功能性便秘等。

5. 循环系统疾病 冠心病、高血压、静脉炎、深静脉血栓、淋巴水肿和血管功能系疾病等。

6. 泌尿系统疾病 尿路结石、前列腺炎、阴茎硬结和尿潴留等。

7. 生殖系统疾病 附睾淤积症、慢性盆腔炎、附件炎、输卵管闭塞和痛经等。

8. 皮肤疾病 皮肤溃疡、带状疱疹、瘙痒症、荨麻疹和硬皮病等。

9. 眼科疾病 睑板腺囊肿、外伤性白内障、中心性视网膜炎、青光眼、玻璃体浑浊和视网膜病变等。

10. 其他 鼻窦炎、扁桃体炎、乳突炎、咽喉炎、慢性支气管炎、支气管哮喘、早期乳腺炎、耳鸣、耳聋和耳硬化症等。

二、禁忌证

1. 神经系统 交感神经节及迷走神经部位禁用。

2. 骨及骨连接 儿童骨骺部。

3. 循环系统 心绞痛、心力衰竭者,植入心脏起搏器、心脏支架者及患多发性血管硬化者,严格把握治疗剂量(尤其是心功能不全者)。

4. 生殖系统 孕妇的下腹部禁用。

5. 眼科 高度近视者的眼部及邻近部位禁用。

6. 其他 患活动性肺结核、严重支气管扩张、有出血倾向、消化道大面积溃疡、化脓性炎症、急性败血症、持性高热、恶性肿瘤(超声治疗恶性肿瘤除外)者,糖尿病患者餐前、放射线或同位素治疗期间及治疗后半年内禁用。

三、慎用范围

(1)皮肤感觉迟钝区域慎用。

(2)糖尿病患者必须选择非餐前的时间段进行超声波治疗,并要求低强度、短时间。

(3)心、脑、眼及生殖器官等器官对超声波敏感,禁用大剂量,以免造成组织损伤。

(4)血栓闭塞性静脉炎治疗时必须注意剂量,避免血栓脱落造成重要器官的栓塞。

(5)心脏疾病(尤其是心功能不全)的患者,治疗剂量要小,治疗过程中注意观察患者反应。

(6)皮肤感觉迟钝区域应慎用。

四、注意事项

(1)熟悉仪器性能,定期测定超声波治疗仪输出强度,确保治疗剂量准确。

（2）治疗师应加强自我保护，若声头握柄无超声屏蔽设计，操作时用网套保护声头握柄或戴双层手套操作，避免过量超声波引起疼痛。

（3）超声波治疗眼部时，以水囊法为宜，并严格掌握治疗剂量。

（4）超声波治疗胃肠部位时，治疗前患者应饮水 300 ml 左右，并取坐位进行治疗。

（5）当需要使用超声波疗法的热效应时，不应安排在对感觉有损害的治疗后，如冷疗。

（6）当需要使用超声波疗法的热效应以增加胶原蛋白延展性，使牵伸长度达到最大时，需安排在牵伸之前，也可以安排在牵伸状态下进行。

（7）采用水下法和辅助器治疗法治疗时，必须选择无气泡的水，如煮沸过的温开水或冷水（缓慢灌入容器，以免产生气泡），并且皮肤上也不得有气泡；如有气泡，尽量排净。

（8）应用超声药物透入疗法时，雾化液必须当日配制，所用药物应无毒、无刺激、不引起过敏反应，禁用患者过敏或对声头有腐蚀性的药物，慎用对皮肤有刺激性的药物；饭后或体力劳动后 1.5 h 内一般不进行超声雾化吸入治疗。

（9）治疗前，先检查患者的治疗部位，确定是否存在感觉障碍。

（10）治疗时，首先将声头接触治疗部位或浸入水中，再调节输出，切忌声头空载或碰撞声头，以防晶体过热损坏或破裂；并且在治疗过程中，声头应正对治疗部位，并尽可能垂直于治疗部位皮肤；适量使用耦合剂并适当压紧，保持声头与治疗部位的皮肤紧密接触，无任何细微空隙后，才可调节输出，并注意及时补充耦合剂，以保证超声波能量有效地进入人体组织。

（11）采用移动法治疗时，声头的移动尽量均匀，使超声波能量均匀分布，勿停止不动，尤其不可在骨突部位停留。采用固定法治疗或移至皮下骨突部位时，超声强度宜低于 0.5 W/cm^2。

（12）治疗过程中，不得卷曲或扭转仪器导线；应注意检查仪器的工作状态及声头温度，避免烫伤患者或损坏仪器；密切观察患者反应，如患者感觉疼痛或有烧灼感时，应减小超声波强度或立即停止治疗，找出原因并予以纠正。

（13）严格把握治疗剂量，治疗时间和强度不可随意调整，不能增大超声波强度以缩短治疗时间，也不能延长治疗时间以降低治疗强度。

（14）治疗结束时，将超声波输出调回"0"位，关闭电源后方可将声头移开，并将声头清洁后放置于安全稳定的支架上，防止声头跌落。

 案 例 分 析

1. 该患者为外侧韧带二级损伤，存在局部肿胀及疼痛，属于超声波疗法的适应证，可选择超声波间接治疗法的水下法。

2. 治疗处方：①充分暴露治疗部位，将声头与患者的治疗部位一起浸入 36～38 ℃的温水中，声头距治疗部位 1～5 cm。②接通电源，调节治疗时间、输出剂量，治疗时间一般为 5～10 min，常用强度为 0.5～2.5 W/cm^2。③在治疗部位缓慢往返回旋移动声头，根据声头直径及治疗面积以适当速度和轨迹移动改变探头中心，使所有的治疗区域得到相同的治疗量，移动速度一般为 2～3 cm/s。④治疗结束时，将超声波输出调回"0"位，关闭电源，取出声头。⑤清洁声头及治疗部位。

超声波疗法临床应用的示范

3. ①熟悉仪器性能，定期测定超声波治疗仪输出强度，确保治疗剂量准确。②治疗前，先检查患者的治疗部位，确定是否存在感觉障碍。③治疗时，首先将声头接触治疗部位或浸入水中，再调节输出，切忌声头空载或碰撞声头，以防晶体过热损坏或破裂；在治疗过程中，声头应正对治疗部位，并尽可能垂直于治疗部位皮肤。④采用移动法治疗时，声头的移动尽量均匀，使超声波能量均匀分布，勿停止不动，尤其不可在骨突部位停留。⑤治疗过程中，不得卷曲或扭转仪器导线;应注意检查仪器的工作状态及声头温度,避免烫伤患者或损坏仪器;密切观察患者反应,如患者感觉疼痛或有烧灼感时,应减小超声波强度或立即停止治疗,找出原因并予以纠正。⑥严格把握治疗剂量,治疗时间和强度不可随意调整,不能增大超声波强度以缩短治疗时间,也不能延长治疗时间以降低治疗强度。⑦治疗结束时,将超声波输出调回"0"位,关闭电源后方可将声头移开,并将声头清洁后放置于安全稳定的支架上,防止声头跌落。

 资源拓展

扫码答题　　　章节思维导图　　超声波疗法操作常规

（宋　锐）

磁疗法

扫码看课件

第一节 概 述

案 例 导 入

患者，女，77岁，因右侧腰及下肢疼痛2个月，加重2日入院。患者自诉腰痛近20年，时轻时重。2个月前自右侧腰向右侧臀部及下肢放射性疼痛，放射痛由大腿后外侧至小腿外方，偶伴麻木，呈阵发性发作，劳累和腹压增加（如咳嗽、喷嚏）时疼痛加重。近2日来，上述症状加重，伴右腿无力，行走受限，小腿发凉，夜晚疼痛难以入睡，影响生活和休息，遂来院救治。医嘱予以磁疗法治疗。

【思考】

1. 该患者应选择何种磁疗法？

2. 治疗时应注意哪些问题？

一、概念

磁疗法(magnetotherapy)是利用人造磁场施加于人体经络、穴位和病变部位治疗某些疾病的方法。磁石治病在我国有悠久的历史。早在 2000 多年前,西汉时期已利用磁石(含 Fe_3O_4 的天然矿石)来治病。国外应用磁石治病也有悠久历史;2 世纪,希腊有人利用磁石作为泻药;15 世纪瑞士有人用磁石治疗水肿,以后又出现了磁性项圈,可以通过磁化血液治疗疾病。国外在 16 世纪末已制成各种磁疗器械,如磁椅、磁床等用于临床。1956 年,日本制成磁性带、磁帽和磁床治疗高血压、失眠、神经衰弱和肩周炎等疾病。近 20 年来,国内外对磁场的生物学作用进行了广泛的研究,包括磁场用于治疗和诊断疾病,并且取得了明显进展。近年来,经颅磁刺激技术广泛用于神经康复中,用来改善患者的运动功能或言语功能等。

二、物理特性

(一)磁性与磁化

磁疗法的
概念和物理
特性

能将周围的铁屑吸附于其上的性质称为磁性;静止的金属铁屑经过磁场作用产生的磁性称为磁化。

(二)磁通量和磁感应强度

磁通量是通过单位面积的磁力线总数,用 Φ 表示,单位为韦伯(Weber),符号是 Wb。穿过单位面积的磁通量为磁感应强度,其计量单位为特斯拉(T)(旧用高斯(Gs),1 T=10000 Gs)和毫特斯拉(mT)(1 T=1000 mT)。

(三)磁力线

磁力线是描述磁场分布情况的曲线。磁力线上各点的切线方向与该点的磁场方向一致,曲线疏密程度反映磁场强度。规定磁体周围的磁力线方向,在磁体外,从北极出来,通过空间进入南极;在磁体内,从南极回到北极形成一闭合的曲线。磁力线也是同性相斥,异性相吸。

(四)磁阻与磁导

磁力线从北极出来进入南极的途径称为磁路。在磁路中阻止磁力线通过的力量称为磁阻,而导磁的力量称为磁导。磁性的大小用物质的磁导率(μ)来表示,真空时 $\mu=1$。所有物质根据磁导率分成 3 大类。

(1)顺磁质:磁导率略大于真空,即 $\mu>1$,如空气、锂、镁、铝、铂、氧、硬橡胶等。

(2)反磁质:磁导率略小于真空,即 $\mu<1$,如水、玻璃、水银、铍、铋、锑等。

(3)铁磁质:磁导率很大,即 $\mu>1$,在外加磁场作用下极易被磁化,是良好的磁性材料,如铁、镍、钴、磁性合金等,属恒磁质。人体组织多属反磁质,也有少数顺磁质(如自由基等),人体的磁导率接近 1。

(五)磁体与非磁体

能吸引铁、镍、钴和其他合金的物体称为磁体。不能吸引铁、镍、钴和其他合金的物体称为非磁体。磁体使用一段时间后,强度会减弱,需要重新磁化,这个过程称为充磁,使已具有磁性的物体失去磁性的过程,称为退磁。

(六)软磁材料和硬磁材料

软磁材料是容易被磁化,也容易失去磁性,能得到较强磁场的物体,适合用作电磁铁和继电器的铁芯,常见的有纯铁、钛合金等。而硬磁材料是外加磁场撤去后,仍保留较强磁性的物体,磁性不易消除,是一种永磁体,如碳钢、钨钢等。

(七)磁场与磁极

磁体对与它接触或间隔一定距离的磁性物质表现出相吸或相斥的作用,这种磁体所及的范围称为磁场。磁场的基本特征是能对其中的运动电荷施加作用力。磁体中磁性最强的部分称为磁极,其中一极为南极（S极），另一极为北极（N极）。磁极之间具有同性相斥、异性相吸的特性。磁场的强弱用磁场强度（H）来表示。磁场中某点的磁场强度在数值上等于在该点上单位磁极所受的力，单位为"安培/米"（A/m）。磁场方向规定：小磁针的北极在磁场中某点所受磁场力的方向为该电磁场的方向。

三、磁场的分类

磁场的类型主要有恒定磁场、交变磁场、脉动磁场、脉冲磁场四类。

1. 恒定磁场 磁场强度和方向保持不变的磁场称为恒定磁场或恒磁场，如铁磁片和通直流电的电磁铁产生的磁场。

2. 交变磁场 磁场强度和方向规律变化的磁场称为交变磁场，如异极旋转磁疗器产生的磁场。

3. 脉动磁场 磁场强度有规律变化而磁场方向不发生变化的磁场称为脉动磁场，如同极旋转磁疗器产生的磁场、通脉动直流电的电磁铁产生的磁场。

4. 脉冲磁场 用间歇振荡器产生间歇脉冲电流，将这种电流通入电磁铁的线圈即可产生各种形式的脉冲磁场。脉冲磁场的特点是间歇式出现磁场，磁场的变化频率、波形和峰值可根据需要进行调节。

恒定磁场又称为静磁场，而交变磁场、脉动磁场和脉冲磁场属于动磁场。磁场中各处的磁场强度相等或大致相等的称为均匀磁场，否则就称为非均匀磁场。距离磁极表面越远，磁场越弱，磁场强度呈梯度变化。

第二节 治疗原理及治疗作用

一、治疗原理

磁性是物质的属性之一。人体也具有一定的磁性，现已发现人脑、心脏、皮肤和其他器官的电流活动都可产生磁场。近年来由于现代磁学和生物学的发展，出现了生物磁学这门边缘学科，现已获知磁性物质和磁场对生物体的生理机能都有一定的作用和影响，这种作用和影响叫生物的磁效应。磁疗就是通过磁场对机体内生物电流的分布、电荷的运行状态和生物高分子的磁矩取向等方面的影响而产生生物效应和治疗作用，从而调整和恢复机体内各种不平衡或不正常的机能状态。根据生物的磁效应，磁疗治疗原理可以概括为以下几个方面。

（1）生命过程中的氧化还原反应、神经的传导、心脏的搏动等都与人体内部的电子传递有关，磁场可以影响电子的运动。

（2）生物膜的渗透性有极强的选择性，它对人体内部的脑电位及物质的交换和代谢有主要的作用。磁场能影响一些带电离子，如钾、钠、氧的渗透能力。

（3）人体中的各种酶和蛋白质中含有许多微量过渡金属，如铁、钴、锰、铜等。这些微量过渡金属大多是各种酶和蛋白质的组成部分，同时又是酶和蛋白质的活动中心。磁场通过对这些微量过渡金属（磁性离子）的作用而改变这些酶和蛋白质的活动功能，加速酶系统的生化反应。

二、治疗机制

许多学者通过广泛的试验研究与临床观察，试图了解磁场是通过何种途径和方式来作用于人体。关于磁场的作用机制有以下几个方面。

1. 对心血管系统的影响

（1）对血管的作用：电磁场可改善血管张力，使血管扩张，血流加快，改善微循环，这也是其产生消炎、消肿、镇痛作用的基础。低频脉冲电磁场还可以促进血管内皮细胞的增殖和迁移；促进血管内皮细胞分泌血管内皮细胞生长因子、成纤维细胞生长因子；促进血管内皮细胞增殖，抑制其凋亡，从而促进内皮修复和血管再生；通过影响高脂血症患者脂蛋白的代谢，降低血脂水平，减少胆固醇和甘油三酯进入血管内皮下沉着的机会,减轻了高血脂状态下对血管壁的损害。

（2）对心脏的作用:动物实验表明,磁场对正常心脏无明显影响,但对病变的心脏,可增强左心室收缩功能;通过抑制主动脉内壁粥样斑块的形成,延缓动脉粥样硬化病变的进展;预防心脏及肝脏发生脂肪变性。旋转磁场有调整心律的作用。磁场还可改善血管舒缩功能,并改善血液循环。此外,磁场可使乙酰胆碱降低心率的作用减轻,亦可对抗注射阿托品后心率加快的作用。

（3）对血液的作用:电磁场可降低血液黏度,改善血液流变特性,促进血液循环。这可能与加快红细胞的电泳速度,增大表面电荷密度,使细胞之间的相互排斥性增加,促进红细胞聚集体解聚等因素有关。

2. 对代谢的影响 磁场还可促进血中脂类物质的代谢,使血脂降低。在一定的磁场作用下,可以增强胃肠生物电活动,加快胃肠蠕动,促进胃肠吸收。磁场可激活多种酶的活性,如激活胆碱酯酶、乳酸脱氢酶的总活性及其同工酶、羧基歧化酶、谷氨酸脱氢酶、过氧化物酶和胰蛋白酶的活性,还可加速天冬酰胺酶催化的反应,抑制组胺酶催化的反应。

3. 对免疫内分泌系统影响 磁场能提高正常机体细胞免疫与非特异性免疫功能的生物学效应,能显著提高 E 花环形成率、白细胞吞噬率和提高血清总补体（CH50）活性水平。磁场可激活下丘脑—垂体—肾上腺系统,使其分泌物的合成与释放增加,使皮质醇含量增高。

三、治疗作用

（一）镇痛

磁疗的镇痛作用明显而迅速,对创伤性疼痛、神经性疼痛、炎性疼痛都有较好的镇痛效果。磁场疗法的镇痛作用主要跟以下机制有关:磁场降低了感觉神经末梢对外界刺激的反应,减少了感觉神经的传入,因而达到镇痛效果;磁场改善血液循环和组织营养,提高致痛物质水解酶的活性,使致痛物质水解或转化,使聚集的致痛物质如缓激肽、组胺等消除,减轻了肿胀对神经末梢的压迫作用;磁场刺激神经反射,降低末梢神经兴奋性,使平滑肌痉挛缓解;磁场刺激穴位,可疏通经络、调和气血,而达到镇痛的效果。

磁疗法的治疗作用

（二）消炎消肿

磁场可使血管扩张,组织通透性增强,有利于渗出物消散、吸收,减轻组织水肿,改善组织酸中毒。另外,磁场能提高机体非特异免疫力,使白细胞活跃,吞噬能力增强。以上两个作用可对非生物性因子所致炎症（低温、高温、各种毒性、机械创伤等所致）和生物性因子所致炎症（细菌、病毒、寄生虫等所致）均有消肿消炎作用。

（三）降压降脂

磁场能加强大脑皮层抑制作用,对自主神经有调节作用,调节血管舒缩机制,使高血压患者血压下降。磁场能使胆固醇的长碳氢链变成短碳氢链,改变胆固醇结构,故有降血脂作用。

（四）镇静

磁场对中枢神经系统的作用主要为增强其抑制作用,可改善睡眠型态,促进入睡和延长睡眠时间,故临床常用来治疗失眠。

（五）抑制良性肿瘤

磁场使过渡性肿瘤（纤维瘤、脂肪瘤）缩小或消失;对恶性肿瘤（消化道肿瘤、淋巴肿瘤、肝癌、肾癌）可改善症状、抑制其生长。其作用机制为异名磁极相吸产生的压力作用,使肿瘤缩小或消失;磁场可使肿瘤内的血管形成血栓,中断肿瘤的血供,使肿瘤缩小或消失。

（六）止泻作用

磁场的止泻作用明显,其机制可能与酶的作用有关。在磁场作用下,ATP 酶活性增强,可使小肠的吸收功能加强;胆碱酯酶活性增强,使肠道分泌减少、蠕动减慢,有利于水分和其他营养物质在肠黏膜的吸收;磁场还有减少渗出的作用,有利于止泻。磁场的抗炎作用对于炎性腹泻有很好的治疗作用。

（七）软化瘢痕

磁疗可防止瘢痕的形成及软化瘢痕。在磁场作用下,血液循环改善,加速了渗出物吸收和消散,为减少瘢痕形成创造了条件;磁场作用下成纤维细胞内水分和盐类物质增加,内溶酶体增加,增强细胞吞噬作用,阻止了瘢痕形成。

（八）促进创面愈合作用

在磁场的作用下,血管扩张、血流加快,血液循环改善,为创面提供了更多的血液、营养物质和氧,有利于加速创面愈合,故临床上用磁疗法来促进创面愈合。

（九）促进骨折愈合

磁场改善骨折部位的血液循环,改善局部营养和氧供,有利于骨组织细胞的新生和愈合;磁场产生的电流对软骨细胞和骨细胞有直接促进生长的作用,可加速骨折愈合。

第三节　治疗技术

一、静磁场疗法

利用恒定磁场治疗疾病的方法称为静磁场疗法。

1. 直接敷磁法　直接敷磁法是将磁片直接贴于治疗部位或穴位的静磁场疗法。磁片与皮肤的距离越大,作用于组织的磁场强度越弱。

磁疗法
的治疗技
术和方法

（1）用品:目前磁片的种类较多,有圆形磁片、长方形磁片、正方形磁片等,磁片的材料有稀土永磁材料、永磁铁氧体材料等。多采用直径 $1\sim2$ cm、表面磁感应强度为 $0.05\sim0.2$ T 的永磁体磁片。磁针多采用稀土合金永磁材料,其尖端的表面磁感应强度较高,可达 $0.15\sim0.2$ T。

（2）操作方法。

①单磁片法:将磁片直接贴敷在患病部位或穴位,以胶布或伤湿止痛膏固定。为了防止刺激或损伤皮肤,可在磁片与皮肤之间垫一层纱布或薄纸。贴敷穴位时,一般用直径 1 cm 左右的磁片;贴敷患区时,根据患区的范围大小,选用面积不同的磁片。

②双磁片法:同时应用 2 片磁片,患区范围较大较浅时,将两磁片的同名极并置贴敷;患区范围较大较深时则异名极并置贴敷;患区范围较小较深时将两磁片的异名极相对贴敷于病患部位的上下、左右或前后。

③多磁片法:同时应用多片一般不超过 6 片,磁片贴敷于患区,贴敷磁片的范围应超过患区。

（3）注意事项。

①磁片不可互相撞击,以免破坏磁场,降低磁场强度。

②磁片表面可以用 75% 酒精消毒,不得用火烤或水煮,以免退磁。

③两片磁片磁感应强度相差较大时,在两磁片互相吸引的同时可能会发生强度小的磁片碎裂的情况。

④磁片贴敷后,每 $5\sim7$ 日检查一次贴敷磁片局部的皮肤反应,如无不良反应,休息 $1\sim2$ 日后可继续在原位进行贴敷。

⑤异名极贴敷于组织相对较薄处容易发生血管受压,导致局部缺血现象,应注意检查,并及时予以纠正。

⑥磁疗时不要戴机械手表,以免损坏手表。

⑦贴敷磁片处皮肤发生刺激疼痛出现水疱时,应立即取下磁片并更换贴敷部位,皮肤过敏及破损处应改用间接敷磁法,先用消毒纱布覆盖破损处,再贴敷磁片。为避免刺激皮肤,贴敷磁片时可在磁片下垫干净纸布、纱布、棉布。

⑧永磁片可反复使用多年,疗程结束后可妥善保存备用。

2. 耳磁法 耳磁法是在耳廓穴位上贴敷磁珠的磁疗法,可治疗内分泌失调、近视、高血压、失眠等疾病。

(1)用品:采用米粒大小的磁珠或磁片,表面磁感应强度为 0.02~0.05 T 或 0.1 T 以上。

(2)操作方法:将磁珠或磁片直接贴敷于耳廓穴位上,以胶布固定,可连续贴敷,磁珠直径一般为 3~8 mm,每次贴敷穴位 2~4 个,不宜过多,避免磁场互相干扰。

(3)注意事项:异名极对置贴敷时对耳廓组织压力大,一般贴 2 h 后松开 5 min,以免长时间压迫导致耳廓组织坏死。其他注意事项与直接敷磁法相同。

3. 间接敷磁法 磁片通过棉织物等材料间接作用于人体的静磁场疗法,称为间接敷磁法。

(1)用品:将数片磁片缝制于衣服或物品上,成为特殊的磁疗用品,如磁疗乳罩、磁疗腰带、磁疗腹带、磁疗护膝、磁疗鞋等。

(2)操作方法:选用合适的磁疗用品,穿戴时使之紧贴皮肤,使磁片与治疗部位对应,一般穿戴 1~2 周后休息 1~2 日再用。

(3)注意事项:体位变动、穿脱动作易致磁片移位而不能与治疗部位相对应,应注意调整。

二、动磁场疗法

利用动磁场治疗疾病的方法称为动磁场疗法,包括旋磁法和电磁疗法。旋磁法是将高磁感应强度的磁片安置在一个动力机械上,使磁片随之转动而产生脉动磁场或交变磁场。电磁疗法是采用铁芯线圈,通以交流电或直流电而产生交变磁场或脉冲磁场。

(一)旋磁法

利用旋磁机产生脉动磁场或交变磁场进行治疗的方法称为旋磁法。旋磁法主治血肿、皮肤溃疡、冻伤、小儿急慢性肠炎等疾病。

1. 设备 采用旋磁治疗仪器治疗,该仪器有两个治疗用磁头,每个磁头内有一个水平旋转的圆盘,圆盘上安装 2~4 片磁感应强度为 0.1~0.2 T 的永磁体磁片,仪器内电机启动后可带动磁片旋转而产生旋转的动磁场,工作时磁感应强度为 0.06~0.15 T。

2. 操作步骤

(1)患者选取舒适的体位,并暴露治疗部位。

(2)先打开电源开关,等电源指示灯亮起,再打开电机开关,然后调节输出电压旋钮至所需电压强度。

(3)操作者或患者手持 1 个或 2 个磁头,或用沙袋加压固定,使磁头紧贴于患区或穴位的皮肤。

(4)治疗时磁头下面有振动感,每次治疗 15~30 min,每日 1 次,10~20 次为 1 个疗程。

(5)治疗过程中询问患者感觉,观察仪器有无异常,如有异常,及时处理。

(6)治疗完毕,缓慢地以逆时针方向转动输出电压旋钮,将电压调至"0"位,关闭电机开关,再关闭电源开关,最后移开磁头。

注意:一般使用 1 h 后休息 10 min 再用,使用旋磁机时仪器温度一般以不超过 60 ℃为宜,如发现火花应立即切断电源,进行检修。

(二)电磁疗法

电磁疗法是利用电流通过铁芯线圈所产生的动磁场进行治疗的方法。根据治疗仪所利用的电流种类不同,所产生的磁场类型亦不同,包括低频交变磁场、脉动直流电磁场、脉冲磁场。治疗仪可有多个磁头,磁感应强度可为 0.01 T、0.1 T、0.4 T、0.8 T、1.0 T 不等。

1. 脉动磁疗法

(1) 设备:脉动磁疗机。

(2) 操作步骤。

①治疗前检查脉动磁疗机运行是否正常及患者有无磁疗禁忌证。

②患者仰卧于床上,将治疗部位置于两磁头之间,使磁力线垂直通过治疗部位。

③调节磁头的高度,使磁头降到距皮肤最近的距离或接触皮肤(有些型号的仪器可接触皮肤)。

④检查仪器面板开关应在关的位置,电流表指针应在"0"位。打开电源开关,接通电流,指示灯亮。根据病情需要,转动电流调节旋钮,增加电流强度,使患者受到一定强度的磁场作用。

⑤治疗过程中注意观察患者有无不适,如有不适,及时处理。

⑥治疗结束后,转动电流调节旋钮,将电流表指针调回到"0"位,然后关闭电源开关,升高磁头,移开磁头。

⑦每次治疗时间为 20~30 min,每日治疗 1 次,15~20 次为一个疗程。

2. 脉冲磁疗法 应用脉冲磁场进行治疗的电磁疗法,称为脉冲磁疗法。脉冲电磁场根据频率的不同,分为低频脉冲电磁场(频率为 1000 Hz 以下)、中频脉冲电磁场(频率为 1000~1000000 Hz)、高频脉冲电磁场(频率为 1000000 Hz)以上。

脉冲电磁场常用的参数:脉冲频率为 40~100 次/分,磁感应强度为 0.15~0.8 T,每次治疗时间为 20~30 min,每日治疗 1 次,15~20 次为一个疗程。

(1) 设备:脉冲磁疗机。脉冲磁疗机如图 8-1 所示。

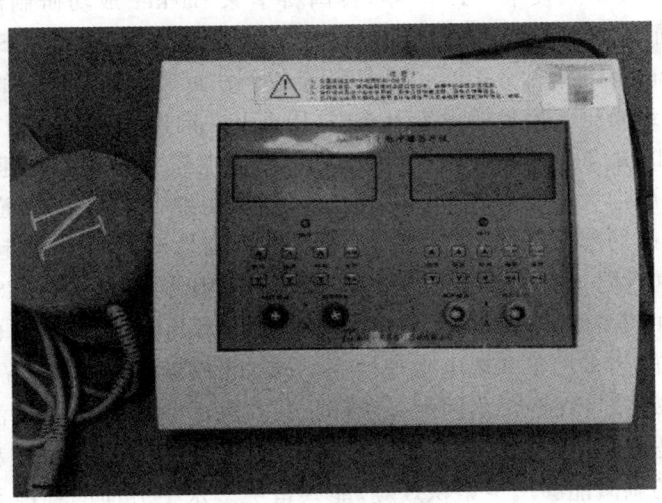

图 8-1 脉冲磁疗机

(2) 操作方法。

①遵照医嘱,将磁头放在治疗部位。检查脉冲磁疗机面板各旋钮是否均在规定位置上。

②旋动波段开关,指示灯亮,经过 1 min 后,显示灯管亮,然后根据治疗需要调节治疗所需波段、磁场强度、脉冲频率及时间等参数。

③按下定时按钮,经数秒钟后放开,磁头便可产生所需的磁场。

④每次治疗时间为 20~30 min,每日治疗 1 次。治疗结束时,按治疗的相反顺序关闭机器,旋回各旋钮,取下磁头。

(3) 注意事项:长时间通电时磁头发热,可在磁头外套以布套,隔薄层衣服或隔一定空气间隙进行治疗,以免发生烫伤。

(三)低频交变磁疗法

采用低频交变磁场疗法进行治疗时,治疗中同时有磁场、振动、热能 3 种效应。磁场的衰减与磁头与皮肤的间隙有关。间隙越大,磁场的衰减也增加,从而影响治疗效果。因此,治疗时应根据治疗部位的面积大小,选择合适的低频交变磁场磁头,使磁头的开放面与治疗部位皮肤紧密吻合,使更多的磁力线通过患区组织。由于磁头面积较大,不易与穴位密切接触,故原则上本疗法采取病变部位局部治疗,辅以穴位治疗。

具体操作步骤如下。

(1)患者采取舒适体位,暴露治疗部位。

(2)根据患者的治疗部位面积大小选择合适的磁头,检查仪器面板开关是否处于关闭状态。

(3)将磁头输出导线插入仪器的插口,根据病情需要将旋钮调节到仪器的输出端口,根据治疗选择“弱”“中”或“强”挡。

(4)将磁头置于治疗部位,接通电源,电流通过输出导线进入磁头线圈产生磁场。在治疗过程中,患者可有振动感及温热感,每次治疗时间为 20～30 min。

(5)治疗结束,把开关旋钮调至关的位置,将磁头取下。

(四)经颅磁刺激技术

经颅磁刺激技术(transcranial magnetic stimulation,TMS)是一种利用脉冲磁场作用于中枢神经系统(主要是大脑),改变皮层神经细胞的膜电位,使之产生感应电流,影响脑内代谢和神经电活动,从而引起一系列生理生化反应的磁刺激技术。1985 年,英国科学家 Barker 成功研制出第一台经颅磁刺激仪。1988 年,华中科技大学同济医学院成功研制出中国第一台经颅磁刺激仪。TMS 以其无痛、无创、无损三大优点,在神经心理科(抑郁症、精神分裂症)、康复科等各个方面都得到了广泛的应用。

TMS 的原理是在一组高压大容量的电容上充电,用电开关向磁场刺激线圈放电,刺激线圈表面脉冲磁场的磁感应强度可达 1～4 T。运动磁场产生感应电,感应电压与磁场变化速度成正比。根据电磁感应原理,在刺激线圈下的颅内大脑皮质产生反向感应电流,改变细胞膜电位,当感应电流强度超过神经组织的兴奋阈值时,就会引起局部大脑神经细胞去极化,产生兴奋性动作电位,引起一系列生理生化反应。

根据 TMS 刺激脉冲不同,可以将 TMS 分为三种刺激模式:单脉冲 TMS(sTMS)、双脉冲 TMS(pTMS)以及重复性脉冲 TMS(rTMS)。sTMS 由手动控制,无节律脉冲输出,也可以激发多个刺激,但是刺激间隔较长(例如 10 s),多用于常规电生理检查。pTMS 以极短的刺激间隔在同一个刺激部位连续给予两个不同强度的刺激,或者在两个不同的刺激部位应用两个刺激仪给予刺激,多用于研究神经的易化和抑制作用。rTMS 是在某一特定皮质部位给予重复、连续、有规律刺激的过程,与磁刺激技术原理相同。重复、连续、有规律的刺激能够产生累积效应,能兴奋更多水平方向的神经元,影响刺激部位和功能相关的远隔区域的大脑功能,实现皮质功能区域性重建,并产生长时程效应。rTMS 可以通过改变刺激频率而达到兴奋或抑制局部大脑皮质功能的目的。高频 rTMS 使大脑皮质兴奋性增加,低频 rTMS 可降低大脑皮质兴奋性。

1. 用物

(1)刺激器:目前刺激器大致上可以分为单脉冲刺激器、双脉冲刺激器和重复性脉冲刺激器等(图8-2)。

(2)刺激线圈:线圈也称为磁头或探头,国外统一称 Coil。形状主要有两类:单线圈和双线圈。

2. rTMS 操作步骤

(1)启动程序:打开主机电源→打开电脑电源→启动治疗程序→输入密码→在设备项中选择启动电源。

（2）信息录入：在信息管理项中录入新患者，以前做过的患者直接进入患者选择。

（3）治疗部位：治疗皮层区需选帽，其他的可直接将线圈中的小方格置于治疗部位。

①患者取坐位或卧位（卧位较舒适）。

②将治疗帽调节好大小，戴在患者头部。治疗帽可调节头围大小和上下高度。

③将线圈放置测试部位，在确定治疗部位后通过旋动固定杆的旋钮进行固定。

（4）参数设置。

①刺激强度的测定：通过手动刺激测量阈值，观察连续 10 次刺激运动皮层，将能引起目标肌肉收缩的最小输出强度作为刺激强度。或根据刺激反应调节刺激位置，将连续 5 个幅值超过 50 μV 的运动诱发电位的强度作为刺激强度。选定后点击确定。

②刺激选择可选择厂家提供的方案，也可自行编辑，点击开始即开始治疗，治疗途中可随时暂停，暂停后能继续或停止。

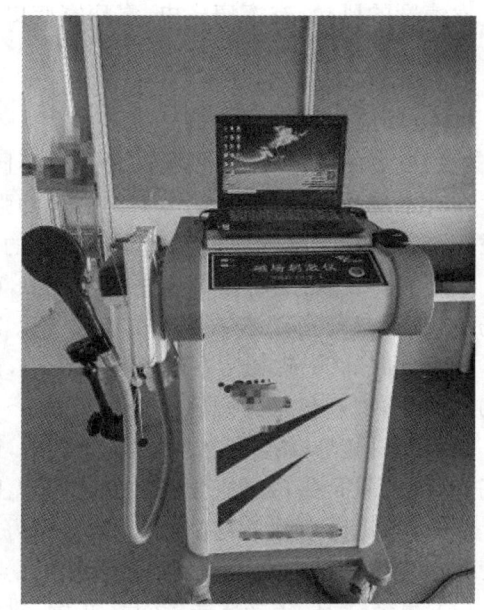

图 8-2 经颅磁刺激器

（5）关机：治疗后，关闭小窗口，进入设备电源管理→关闭电源→关闭电脑→关闭总开关。

（6）做好记录：在记录本上进行登记，当线圈使用结束后，应放到吊架上，不要随便放置，特别不能放置在任何金属表面，金属可将线圈弹出或损坏。磁刺激器在不使用时应及时关机。

第四节 临床应用

由于磁疗安全有效，副作用少，使用方便，因此，在临床应用很广泛。

一、适应证

1. 外科系统疾病 软组织挫伤、外伤性血肿、颈椎病、腱鞘囊肿、肩周炎、乳腺炎、血管瘤、术后疼痛等。

2. 内科系统疾病 风湿性关节炎、类风湿性关节炎、骨关节炎、三叉神经痛、神经性头痛、高血压、胆石症、婴幼儿腹泻等。

3. 妇科系统疾病 月经紊乱、痛经等。

4. 五官科疾病 耳鸣、耳聋等。

5. 精神系统疾病 TMS 可用来治疗抑郁症及情绪障碍、精神分裂症、脑卒中、脊髓损伤、脑瘫、帕金森病等。

磁疗法的
临床应用

二、禁忌证

静磁场疗法和动磁场疗法均未发现绝对禁忌证，但在以下情况下应慎用或禁用。

（1）严重的心、肺、肝及血液疾病，体质极度衰弱者。

（2）神经衰弱患者使用后症状可能加重，甚至出现剧烈头痛、盗汗。

（3）孕产妇应尽量不要使用磁性用品，以免对胎儿、婴儿的发育产生不良影响。

（4）体内植入心脏起搏器者、植入节育金属环者禁用。

（5）TMS 禁用于头颅内置有金属异物者、有耳蜗植入物者、有颅内压增高者等。高频高强度磁刺激有引发惊厥的风险,有癫痫病史、癫痫家族史的患者禁止使用。

三、磁疗法的剂量及疗程

(一)剂量分级

根据磁场的不同,治疗剂量的分级也不同。静磁场疗法的治疗剂量是以永磁体表面的磁感应强度为准。在动磁场疗法中,磁场的方向与磁场的强度均随时间发生变化。一般以治疗时最大的磁感应强度作为磁疗剂量的定量标准。静磁场和动磁场的治疗剂量一般分为小剂量、中剂量、高剂量3个级别。

(1)小剂量(弱磁场):在静磁场疗法中,磁片表面磁感应强度之和的总磁感应强度<0.3 T,而在动磁场中,小剂量是指磁感应强度在0.1 T以下。

(2)中剂量(中磁场):在静磁场疗法中,磁片表面磁感应强度之和的总磁感应强度为0.3~0.6 T,而在动磁场中,中剂量是指磁感应强度在0.1~0.3 T。

(3)大剂量(高磁场):在静磁场疗法中,磁片表面磁感应强度之和的总磁感应强度>0.6 T,而在动磁场中,大剂量是指磁感应强度在0.3 T以上。

磁疗时,磁感应强度越高,治疗效果越好,但是引起的不良反应也随之增大。一般来说,应用磁感应强度大小应视病情而定,一般可依据下列几点。

(1)患者情况:年老体弱、久病、儿童、磁敏感者及白细胞、血压低者宜用小剂量,而年轻体壮者可用中、高剂量。

(2)病变性质:急性病开始时可用小或中剂量,慢性病开始即可用中或高剂量。风湿、类风湿性关节炎,坐骨神经痛者,剂量可大些。高血压、失眠等患者,剂量宜小。

(3)治疗部位:头颈胸部宜用小剂量,背部、腰腹部及四肢宜用中剂量,臀部及大腿可用较大剂量。

(二)疗程

1. 静磁场疗法　一般2~3个月为1个疗程。

2. 动磁场疗法　每次治疗20~30 min,每日1次,15~20次为1个疗程。

四、注意事项

(1)磁疗法禁用于植入心脏起搏器者、植有金属异物处、严重心肺功能不全、孕妇下腹部、有出血倾向者,慎用于体质虚弱、老年人、幼儿、高热、治疗后不良反应严重者。

(2)治疗前要检查危险品,注意勿使磁卡、手机、手表、录音磁带、录像带等接近磁片、磁头。

(3)不得撞击磁片、磁头,以免磁场破坏、磁感应强度减弱。

(4)眼部、头面部、胸腹部、老年人、幼儿、体弱者、高血压患者宜用小剂量磁场治疗,不宜用大剂量磁场治疗,不宜长时间治疗。

(5)由于个体差异,有些人对磁疗敏感,磁疗时应注意观察患者有无不良反应,如心慌、头晕、恶心、盗汗、剧烈头痛等。若磁疗前无表现,在磁疗过程中出现非治疗的不良反应,应及时处理或停止治疗。

(6)不同疾病选择不同的磁片。磁片要消毒,以免发生交叉感染;保管磁片时注意防氧化、防振动、防高温。定期检查永磁体的磁感应强度,强度减弱时应及时充磁。

(7)经颅磁刺激治疗还需注意以下几点。

①专业人员操作:经颅磁刺激治疗仪器需要由经过专业训练的医务人员进行操作,错误操作仪器可能对患者造成损伤。

②外部物体如听力设备、手表、计算器、信用卡及计算机磁盘等要远离正在工作的线圈。

③检查机器:使用前注意检查电源线是否完好,插头是否牢固,开机要确保超过10 s,仪器距离墙面要>30 cm。

④严格的工作环境:经颅磁刺激治疗仪器为精密仪器,工作环境温度需维持在5~35 ℃,湿度45%~75%。仪器内有高压储能电容,严禁进水、雨淋、受潮,使用时远离水源,不能在露天场所使用。

⑤严密监护:治疗时应严密观察患者有无不良反应,常见的不良反应有头痛、头晕,但持续时间多较短暂,可自行缓解,若持续时间较长或难以忍受时,应及时报告医生进行处理。

⑥远离易燃易爆物品:产生脉冲强磁场的高压电容回路因接触不良或者积尘受潮可能会产生火花,为避免发生危险,周围不允许有易燃易爆物品。

⑦治疗中佩戴耳塞:刺激应避免靠近耳部,治疗过程中应佩戴耳塞。

⑧注意线圈温度:线圈的温度过高可致皮肤烧伤,在治疗过程中要注意线圈的温度。

 案 例 分 析

1. 该患者可采用低频脉冲磁疗法治疗,脉冲频率为 50 次/分,磁感应强度为 0.15~0.5 T,每次治疗时间为 20 min,每天治疗 1 次,15 次为 1 个疗程。

2. 治疗时先排除禁忌证。因患者年龄偏大,故剂量不宜过大。治疗时,手机远离磁头,注意观察患者有无不良反应,如心慌、头晕、恶心、盗汗、剧烈头痛等,如有不良反应,应停止治疗。治疗后,可进行白细胞检查。

腰痛的
磁疗操作

 资源拓展

扫码答题

章节思维导图

磁疗法的操作常规

(余俊武)

传导热疗法

扫码看课件

第一节 概 述

传导热疗法有着悠久的发展历史,《史记》中就有应用传导热疗法治疗疾病的记载;在古埃及时期就有人用涂泥的方法治疗疾病。随着传导热疗法的不断创新和发展,临床中应用的传热介质也越来越丰富,包括石蜡、地蜡、泥、酒、醋、坎离砂、热气流、中药及化学热袋等。由于传导热疗法的传热介质来源广泛,设备简单,操作方便,适应证多,疗效确切,传导热疗法得到了广泛的应用。

一、概念

传导热疗法(conductive heat therapy)是指以各种热源为介质,将热传导于机体,从而达到治疗疾病以促进康复的一种治疗方法,又称温热疗法。常用的传导热疗法主要有石蜡疗法、湿热袋敷疗法、蒸汽疗法、泥疗法、地蜡疗法及沙疗法等。除了具有温热作用外,某些介质还有机械的和化学的刺激等综合作用。

二、物理特性

(一)热作用的物理基础

1. 热与内能的概念

(1)热:由于系统与外界之间,或系统内部不同部分之间存在温度差而发生的能量传递形式。

(2)内能:物体的动能与势能之和。动能由分子的无规则运动产生,势能由分子间的相对位置所决定。

热和内能有着不可分割的联系,物体变热表示其内能在增加,变冷表示其内能在减少;对物体加热是用热传递的方式使其内能增加。

2. 热传递的三种方式

(1)对流:依靠液体或气体的流动来传递内能的方式。

(2)传导:使物体的内能由高温部分传至低温部分的过程。传导为固体内能传递的唯一方式。

(3)辐射:物体发热的能量以光的速度沿直线向周围传递的过程。依靠辐射可以把能量从一个物体传递给另一个物体。例如,太阳传递给地球的热量就是以辐射的方式进行的。

在热传递实际过程中,以上这三种方式往往是伴随出现的。

3. 热量、热容量与比热容

(1)热量:由温差所引起的内能转移的量度,单位为焦耳(J)。

(2)物体的热容量:物体吸热或放热性能的物理量。热容量是指物体温度升高(或降低)1 ℃所需要吸收(或释放)的热量。

(3)物质的比热容:单位质量的物质温度变化1 ℃时吸收或释放的热量。比热容的常用单位为 cal/(g · ℃),1 cal≈4.184 J。

4. 热平衡 温度不同的物质相互接触时,会发生内能从高温物体向低温物体的传递,且内能的总和保持不变,即高温物体放出的热量等于低温物体吸收的热量,这种现象称为热平衡。

5. 物态的变化

(1)熔解和凝固:①熔解是指物质从固态变成液态的过程,晶体只有达到一定的温度时才能熔解,这个温度称为熔点。②凝固是指物质从液态变成固态的过程,晶体只有达到一定的温度才能凝固,这个温度称为凝固点;同一种物质的凝固点与其熔点相同。③熔解热是指单位质量的固体在熔点变成同一温度的液体时所吸收的热量,单位为 J/kg。④凝固热是指单位质量的液体在凝固点变成同一温度的固体时所释放的热量,单位为 J/kg。

(2)汽化和液化:①汽化是指物质从液态变成气态的现象。汽化有两种方式:蒸发和沸腾。蒸发是指在液体表面进行的汽化过程,沸腾是指在液体内部和表面同时进行汽化的过程。②液化是指物质从气态变成液态的现象。③汽化热是指单位质量的液体变成同一温度的气体时所吸收的热量,单位为 J/kg。

(二)生物学效应和治疗作用

1. 对神经系统的影响

(1)降低肌张力:在皮肤组织内的各种神经末梢感受器基本上都对热刺激有反应。但专门感受热刺激的神经末梢感受器对热刺激更敏感。当皮肤局部感受到热刺激时,可影响局部自主神经纤维和躯体神经纤维的传导速度,还能影响脊髓上下段的自主神经中枢甚至脑皮质的功能,引起复杂的相应脊髓节段的反应和全身反应,降低肌张力。

(2)镇痛作用:在热刺激作用下,周围神经的疼痛阈值增高,可减轻因肌紧张而导致的疼痛,从而起到较好的镇痛作用。

2. 对血液循环的影响

(1)促进水肿吸收:由于某些传热介质具有压缩作用,能防止组织内淋巴液和血液的渗出,从而减轻表层组织肿胀,防止出血和促进渗出液的吸收,有助于水肿消散,因而可治疗扭伤初期的局部软组织肿胀。

（2）改善组织营养:在热刺激作用下,通过局部皮肤温热感受器中的神经轴突反射,释放组胺和前列腺素、血管舒缓素,使毛细血管扩张、血流加快,促进局部血液及淋巴循环,进而改善组织营养,加快组织再生速度。

（3）增强心功能:当身体大范围皮肤受到温热作用时,内脏血管和血流可能出现与皮肤血管相反的变化。外周血管扩张时,除心、肾血管以外的内脏血管收缩,出现心率增快、心功能加强、全身血液循环加速,且不伴有血压及淋巴循环的明显改变。

3. 对皮肤及软组织的影响

（1）促进创面愈合:温热刺激可促进上皮组织的再生,改善皮肤营养,减轻疼痛;热作用于体表创口时,可使浆液性渗出物增多,能协助清除病理产物及清洗创口,并可防止细菌繁殖,促进创面的愈合。

（2）软化瘢痕:由于某些传热介质是油质,其冷却凝固时对皮肤的压力作用以及润滑作用能使皮肤保持柔软而富有弹性,防止皮肤过度松弛而形成皱褶;对瘢痕组织和肌腱挛缩等有软化及松解的作用,同时缓解由于瘢痕挛缩引起的疼痛。

（3）松解挛缩关节:温热刺激结合牵拉可以增加结缔组织的弹性和塑性。如关节损伤后,不做充分的活动,结缔组织可产生进行性缩短,出现关节挛缩;当局部组织温度升高到40～45 ℃时,同时进行按摩和适当的牵拉,可改善挛缩关节的活动度,促进关节功能的恢复。

4. 对组织代谢和炎症的影响

（1）促进组织代谢:传导热疗法能加强组织代谢过程,使皮肤局部及深部组织温度升高,增加组织摄氧量,一般认为,组织温度每升高1 ℃,氧化率增加2.5倍。因此,组织摄氧量的增加可改善组织营养,促进组织代谢和愈合,并有减轻疼痛的作用。

（2）对炎症的影响:热对化学介质有重要影响,可加剧急性炎症反应,但对慢性炎症则有明显的治疗作用。这是因为热刺激能增强组胺、缓激肽、前列腺素、趋化因子等化学介质对炎症反应的作用,并使周围血液中的白细胞总数增加和核左移,增强单核-巨噬细胞系统的吞噬功能。此外,由于热刺激使血管扩张、血管通透性增强,有利于组织代谢产物的排出和对营养物质的吸收,从而起到抑制炎症发展、促进组织愈合的作用。

第二节　石　蜡　疗　法

 案 例 导 入

患者,男,45岁,右侧肘关节周围疼痛,活动受限2个月余,因近2日加重就诊。经检查患者的右侧肘关节外侧痛,前臂旋前活动受限,在用力握拳、伸腕时症状加重,持重物困难;肱骨外上髁及周围有明显压痛,网球肘试验（＋）。查体:ROM评定示肘关节旋前45°,旋后50°。X线检查无明显异常。诊断为肱骨外上髁炎（网球肘）。

【思考】

1. 该患者当下该实施哪种物理因子治疗技术?

2. 如何为该患者制订物理因子治疗处方?

3. 该患者治疗时应注意哪些问题?

石蜡疗法(paraffin therapy)是利用加热熔解的石蜡作为传热介质,将热能传至机体,以预防和治疗疾病的方法。

一、物理特性

1. 石蜡的化学结构及特点 石蜡由高分子碳氢化合物构成,是一种白色或淡黄色半透明的无水、无臭、无味的固体,其化学结构式为 C_nH_{2n+2},含有 16~35 个碳原子的正烷烃,有少量的异构烷烃和环烷烃。石蜡呈中性,不易与酸、碱发生反应,在一般情况下不与氧化物发生反应。不溶于水,微溶于酒精,易溶于乙醚、汽油、苯、煤油、氯仿等。

2. 石蜡的熔点 石蜡是石油的蒸馏产物,熔点为 30~70 ℃,沸点为 350~560 ℃。治疗用石蜡的比重为 0.9,熔点为 50~56 ℃,沸点为 110~120 ℃。当石蜡加热到 110 ℃ 或更高温度时,在与氧气充分接触的条件下,容易被空气中的氧气氧化变质。医用高纯度石蜡含油量为 0.8%~0.9%,我国已大量生产医用高纯度石蜡,供医疗工作使用。

3. 石蜡的比热容 石蜡的比热容为 0.5~0.78 cal/(g·℃),热容量大,故为良好的带热体。导热性小(导热系数 0.00059),易被人体所接受。由于石蜡不含水分,且气体和水分不能透过,使热不能对流、热量不易向四周扩散,因而其蓄热性能好。

4. 石蜡的熔解热 加热的石蜡冷却时,能释放出大量的热量。每千克石蜡熔解或凝固时,吸收或释放的热量(熔解热或凝固热)平均为 39 cal(表 9-1)。蜡层越厚,由液态变为固态的过程就越慢,保存温热的能力也就越强。

表 9-1 不同熔点石蜡的熔解热

熔点/℃	熔解热/(cal/g)
52.2	38.9
57.3	40.6
60.9	41.7
65.4	43.9

5. 石蜡的特性 石蜡具有良好的可塑性、黏滞性和延展性。常温下为固体,加热到熔点时即变为液体,再冷却到一定温度时便凝固成半固体。凝固后的石蜡能在 70~80 min 保持 40~48 ℃,且能随意伸缩变形以紧贴于体表各部。石蜡向人体的热传导是缓慢进行的,采用石蜡疗法治疗时可使局部皮肤温度升高并保持在 40~45 ℃。

二、治疗原理及治疗作用

(一)治疗原理

(1)石蜡对人体的化学作用很小,其化学作用取决于石蜡中矿物油的含量和成分。医用高纯度石蜡含油量为 0.8%~0.9%,对皮肤、瘢痕有润泽作用,可使之柔软、富有弹性。如向石蜡中加入某种化学或油类物质,治疗时能产生相应的化学作用。

石蜡疗法的治疗原理及治疗作用

(2)石蜡的热容量大、蓄热性能好、导热性小,能使皮肤耐受较高温度(55~60 ℃)的温热作用,且能保持较长时间。石蜡的温热作用较深,可达皮下 0.2~1 cm。治疗后局部皮肤温度很快升高 8~12 ℃,经过 5~12 min 后皮肤温度缓慢下降,在 30~60 min 保持较高的温度。

(3)石蜡具有良好的可塑性与黏滞性,能与皮肤紧密接触,随着温度降低,石蜡冷却凝固、体积缩小(可缩小 10%~20%),产生对组织轻微的挤压,起到机械压迫作用,从而促进温热向深部组织传递。

(二)治疗作用

1. 改善局部血液循环,促进水肿、炎症消散 石蜡疗法的温热作用使局部毛细血管扩张、血流加快,改善局部血液及淋巴循环,有利于组织代谢产物的排出和对营养物质的吸收,从而起到抑制炎症发展、促进组织愈合的作用。石蜡的机械压迫作用也可使皮肤毛细血管轻度受压,能防止组织内淋巴液和血液的渗出。用于治疗急性扭挫伤,可减轻软组织肿胀,促进炎性浸润消散吸收,并有良好的镇痛作用。

2. 促进上皮组织生长、创面愈合,软化松解瘢痕组织及肌腱挛缩 石蜡本身的油质和其冷却凝固时对皮肤的压迫,可使皮肤保持柔软、弹性,防止皮肤过度松弛和形成皱褶,提高皮肤紧张度。对瘢痕、肌腱挛缩等有软化及松解作用,并可减轻因瘢痕挛缩引起的疼痛。石蜡疗法可使局部皮肤代谢增高,营养改善。石蜡中的某些碳氢化合物能刺激上皮生长,加速表皮再生过程和真皮结缔组织增生过程,故能促进创面愈合。此外,石蜡疗法的机械压迫作用对新鲜创面有一定的止血作用,长时间的蜡敷可促进溃疡愈合及骨痂生长。

三、治疗技术

(一)治疗准备

1. 基本设备 需要准备熔点为 50~56 ℃ 的白色医用高纯度石蜡;电热熔蜡槽,上层为蜡液,底层为水,在槽底以电热法加热熔蜡,也可以采用双层套锅(槽)隔水加热熔蜡;其他物品,如耐高温塑料布、木盘或搪瓷盘、铝盘、搪瓷筒、搪瓷盆、铝勺、毛刷、保温棉垫、0~100 ℃ 温度计、刮蜡小铲刀、毛巾等(图 9-1)。

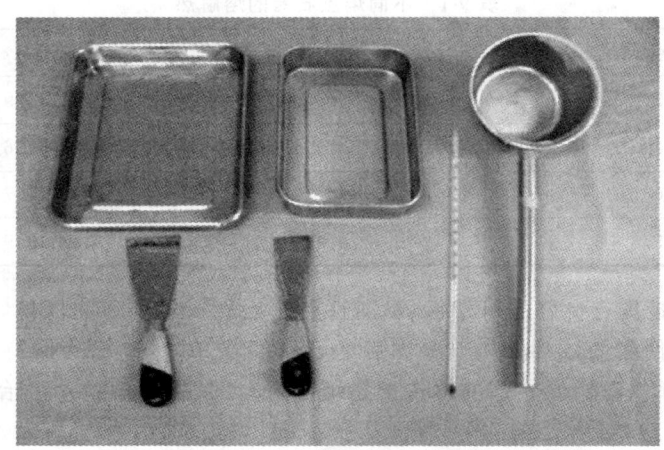

图 9-1 石蜡疗法基本设备

注意:治疗室中应单设熔蜡室,以避免石蜡的气味对患者造成不良刺激;室内要有良好的通风设备,地面应是地砖或是水泥,墙面应刷防火漆,同时应设有防火设备。目前,随着智能蜡疗机的使用,石蜡疗法在临床应用中更加方便。

2. 石蜡的选择 选用医用高纯度石蜡,无杂质、外观洁白,pH 为中性,含油量不大于 0.9%,不含有水溶性酸碱,黏稠性良好。其中,熔点在 54~56 ℃ 的石蜡最适宜蜡饼法治疗,蜡浴用的蜡熔点可低些。

3. 石蜡的加热

(1)熔蜡量:每次熔解的石蜡量,根据不同的石蜡疗法和部位的需要而定,一般用量为 300~500 g。

(2)加热方法:熔解石蜡一般采用水浴加热法,如隔水加热法,将石蜡加热到 60~65 ℃ 即可。如果加热过度或超过 100 ℃ 会使石蜡氧化变质,刺激皮肤产生皮炎,影响石蜡的可塑性与黏滞性。同时,应注意避免水浴锅中的水或锅内蒸汽所凝结的水流滴入石蜡中,由于水的导热性比石蜡大,当同样温度的水和石蜡同时作用于皮肤时,就会因水滴而引起烫伤;如果水滴进入石蜡中,可采用煮沸的方法将水分蒸发出去。注意不可将熔蜡锅直接放在炉上加热,这样不仅易导致石蜡氧化变性,还可使底层石蜡烧焦变呋,甚至引起燃烧。

4. 石蜡的重复使用 石蜡在重复使用过程中,每次治疗都会造成总量 5%～10% 的损失量;因此,一般每 1～3 个月加入 15%～25% 的新石蜡;建议重复使用的次数一般为 5～7 次。应用在创面、溃疡面及体腔部的污染石蜡不可重复使用。

5. 石蜡的清洁 石蜡在反复使用后,会有汗液、皮屑、尘埃等杂质混入石蜡中,降低石蜡的热容量、导热性、可塑性及黏滞性,影响石蜡的治疗作用。因此,使用后的石蜡要定期进行清洁,清除其中的杂质以维持其较好的治疗效果,一般每周或每半个月清洁 1 次。常用的石蜡清洁方法有以下几种。

(1)清洗法:每次治疗后,将取下的石蜡立即用急流水冲洗,以清除黏附在石蜡表面的汗液、皮屑等污物杂质。

(2)水煮清洁法:加等量水于石蜡内煮沸 30 min,使蜡中杂质溶于水中沉淀于石蜡底层,冷却凝固后将污蜡切除。

(3)白陶土清洁:向已熔解的石蜡中加入 2%～3% 的白陶土或白土,加热到 90 ℃ 并搅拌 30 min,污物杂质即被吸附并沉积于底部,凝固后将污蜡切除。

(4)沉淀清洁法:用几层纱布或细孔筛等对熔解的石蜡进行过滤,将过滤后的石蜡静置冷却;或将石蜡熔解后搅拌使污物下沉,上层为清洁的石蜡,凝固后切除沉积于石蜡底部比重较大的杂质。

(5)滑石粉清洁:向熔解的石蜡中加入 2%～3% 的滑石粉,静置后将澄清的蜡液倒出或等蜡液凝固后将下层污蜡切除。

6. 石蜡的消毒 石蜡加热到 100 ℃,加热 15 min 即可达到消毒目的。

(二)治疗方法

1. 蜡饼法 本法适用于较大面积的治疗,蜡饼面积的大小根据治疗部位大小而定,一般用于大腿和脊柱部的蜡饼为 50 cm×30 cm;腰、腹部为 40 cm×20 cm;关节部位可小一些。治疗方法如下。

(1)蜡饼制作:将加热后完全熔解的蜡液倒入铺有塑料布或橡胶布的搪瓷盘或铝盘中,使蜡液厚 2～3 cm,自然冷却至石蜡初步凝结成块(表面温度为 45～50 ℃)。

(2)患者体位:患者取舒适体位,暴露治疗部位,下垫棉垫与塑料布。

(3)操作方法:将蜡块取出,敷于治疗部位,外包塑料布与棉垫保温。

(4)治疗时间:每次 20～30 min。

(5)石蜡处理:治疗完毕,将取下的蜡块用急流水冲洗后,放回蜡槽内。

(6)治疗疗程:每日或隔日治疗 1 次,15～20 次为一个疗程。

2. 蜡袋法 蜡袋法的优点是温热作用比蜡饼法强,操作简单易行,容易保持石蜡的清洁,并易于携带,且不浪费石蜡。其缺点是不能够充分发挥石蜡的理化特性,如机械压迫作用和润泽作用等。治疗方法如下。

(1)制作蜡袋:用厚 0.3～0.5 mm 的透明聚乙烯薄膜压制成大小不等的口袋,将熔解的石蜡倒入口袋至袋内容积的 1/3 处,排出袋内空气封口备用。

(2)操作方法:治疗时将蜡袋放入热水中加热,使蜡吸收热量至 60 ℃,水温不要超过 100 ℃,取出后放于治疗部位进行治疗。

3. 刷蜡法 刷蜡法的优点是能够加强石蜡的机械压迫作用,如治疗亚急性挫伤、扭伤等,以防止继续渗出及促使渗出液吸收。该治疗方法操作较为方便,适用于四肢的治疗。治疗方法如下。

(1)熔解石蜡:将熔蜡槽内的石蜡熔解并恒温在 55～60 ℃。

(2)患者体位:患者取舒适体位,暴露治疗部位。

（3）操作方法：用毛刷浸蘸蜡液后在治疗部位迅速而均匀地涂抹，使蜡液在皮肤表面冷却形成一层导热性低的蜡膜保护层；再在保护层外反复涂刷蜡液，直至蜡厚 0.5 cm 时，外面再包一块热蜡饼，然后用塑料布、棉垫包裹保温；每次刷蜡层时蜡的边缘不要超过第一层，以免烫伤。

（4）治疗时间：每次 20～30 min。

（5）石蜡处理：治疗完毕，将蜡块取下，蜡膜层剥下，清洁患者皮肤及蜡块，把蜡块放回蜡槽内。

（6）治疗疗程：每日或隔日治疗 1 次，10～20 次为一个疗程。

4. 浸蜡法 浸蜡法的优点是保温时间长，适用于手或足部的治疗。治疗方法如下。

（1）熔解石蜡：将熔蜡槽内的蜡熔解并恒温在 55～60 ℃。

（2）患者体位：患者取舒适体位。

（3）操作方法：先将患者需治疗的手或足按刷蜡法涂抹形成一层蜡膜保护层后，再浸入蜡液并立即提出，反复浸入、提出多次，直到体表的蜡层厚达 0.5～1 cm 成手套或袜套样，然后再持续浸于蜡液中。注意再次浸蜡时蜡的边缘不可超过第一层蜡膜边缘，以免烫伤。

（4）石蜡处理：治疗完毕，患者将手或足从蜡液中提出，将蜡膜层剥下清洗后放回蜡槽内。

（5）每次治疗时间和治疗疗程与蜡饼法相同。

5. 蜡垫法 蜡垫法是石蜡的综合治疗法，将浸有熔解石蜡的纱布垫冷却到皮肤能够耐受的温度时，放于治疗部位上，然后再用较小的纱布垫浸有 60～65 ℃高温的石蜡放在第 1 层纱布垫上，再放上油布棉垫保温。

四、临床应用

（一）适应证

1. 外科疾病 软组织扭挫伤、腱鞘炎、腰背肌筋膜炎、滑囊炎、颈椎病、肩周炎、腰椎间盘突出症、慢性关节炎及外伤性关节疾病；术后、烧伤、冻伤后软组织粘连、瘢痕及关节挛缩、关节纤维性强直等。

石蜡疗法
适应证与
禁忌证

2. 内科疾病 慢性肝炎、慢性胆囊炎、慢性胃肠炎、胃或十二指肠溃疡、慢性盆腔炎等。

3. 神经系统疾病 周围神经外伤、神经炎、神经痛、神经性皮炎等。

（二）禁忌证

（1）皮肤对石蜡过敏者。

（2）高热、急性化脓性炎症、厌氧菌感染、有出血倾向患者。

（3）甲状腺功能亢进、恶性肿瘤、结核病、心肾功能不全患者。

（4）妊娠、温热感觉障碍者、1 岁以下的婴儿。

（三）注意事项

1. 石蜡加热的注意事项

（1）不得直接加热石蜡，以免石蜡烧焦、变质。

（2）石蜡易燃，保存及加热时应注意防火。

（3）反复使用的石蜡，应定时清洁、消毒、加新蜡，以保证蜡质。

（4）石蜡在加热过程中释放出的有毒气体能够对人体造成伤害；因此，治疗室内要保持空气流通，要具备通风设备。

（5）定期检查加热仪器及电线，恒温器失灵及电线老化时应及时更换，以免过热引起燃烧。

2. 治疗的注意事项

（1）根据不同的治疗方式，嘱患者取舒适体位，如卧位或坐位。

（2）清洗干净治疗部位，如有长毛发可涂凡士林，必要时可剃去。

（3）治疗时准确掌握石蜡的温度，严格执行操作常规，防止烫伤。在治疗过程中，患者不得任意活动治疗部位，以防止蜡块或蜡膜破裂后蜡液流出而烫伤。

（4）治疗时治疗师要注意观察患者反应，若患者感觉过烫应及时中止治疗，检查原因并给予处理。

（5）在皮肤感觉障碍、血液循环障碍等部位采用石蜡疗法治疗时，石蜡温度宜稍低；骨突部位可垫小块胶布，以防止烫伤。

（6）若患者治疗后出现皮疹、瘙痒等过敏反应，应立即停止，休息观察 15 min 左右，对症处理。

案 例 分 析

1. 该患者为肱骨外上髁炎，可用石蜡疗法中的蜡饼法进行治疗。

2. 治疗处方：右侧肘部蜡饼法进行治疗，每次治疗 25～30 min，每日 1 次，15～20 次为一个疗程。

3. 注意事项：治疗时患者取舒适体位并准确掌握石蜡的温度，严格执行操作常规，防止烫伤；在治疗过程中，患者不得任意活动治疗部位，以防止蜡块或蜡膜破裂后蜡液流出而致烫伤；治疗时要注意观察患者反应，若患者感觉过烫应及时中止治疗，检查原因并给予处理；骨突部位可垫小块胶布，以防止烫伤；若患者治疗后出现皮疹、瘙痒等过敏反应，应立即停止，休息观察 15 min 左右，对症处理。

📱石蜡疗法
案例分析

第三节　湿热袋敷疗法

案 例 导 入

患者，男，55 岁，腰部酸胀痛半个月余，近 2 日加重就诊。患者长期坐位或行走后症状加重，平卧后症状减轻，腰部肌肉僵硬。查体：ROM 评定示腰前屈 25°，腰后伸 10°，左右旋转 20°，左右侧屈 30°；腰部疼痛评估采用视觉模拟评分法（VAS）7 分；直腿抬高试验（—），X 线检查无明显异常。诊断为腰部软组织损伤。

【思考】

1. 该患者当下该实施哪种物理因子治疗技术？

2. 如何为该患者制订物理因子治疗处方？

3. 该患者治疗时应注意哪些问题？

湿热袋敷疗法是利用热袋中的硅胶等加热后散发出的热和水蒸气作用于机体局部治疗疾病的一种物理疗法，也称热袋法。该疗法具有较好的保温和深层热疗作用，操作简单易行，在国内外已广泛应用于临床。

一、物理特性

布袋中的可塑性硅胶、皂黏土和亲水硅酸盐等填充物都具有吸水性；其中，硅胶颗粒中含有许多微孔,在水箱中加热时,其会吸收大量的热和水分,并且释放缓慢。在治疗时,将布袋置于患部,缓慢释放出热和水蒸气,起到温热敷的作用。

二、治疗原理及治疗作用

(一) 治疗原理

湿热袋释放热量,通过组织传导使皮下组织温度升高,其热效应与其他热源相似,能够起到温热作用,湿热袋温度可保持 30 min。

湿热袋敷
疗法的治
疗原理及
治疗作用

(二) 治疗作用

(1) 使局部血管扩张,血液循环加强,促进代谢,改善组织营养。
(2) 使毛细血管通透性增高,促进渗出液的吸收,消除局部组织水肿。
(3) 软化、松解瘢痕组织和挛缩的肌腱。
(4) 降低末梢神经的兴奋性,降低肌张力,缓解疼痛。

三、治疗技术

(一) 治疗准备

根据治疗部位的不同,准备用粗帆布或亚麻布制成的不同大小、形状(方形、矩形、长带形)的湿热袋(在湿热袋两角各缝制一布条吊环,加热时悬吊于恒温水箱中),内装硅胶颗粒备用;毛巾、毛毯以及专用恒温水箱。

(二) 治疗方法

1. 恒温水箱的准备 先向恒温水箱放水至水箱的 3/4 容量,加热至 80 ℃恒温,再将湿热袋悬挂浸入水中加热 20～30 min。

2. 患者体位 嘱患者取舒适体位,并帮助患者充分暴露治疗部位。在治疗部位上覆盖数层清洁干燥的毛巾,面积稍大于拟治疗部位。

3. 治疗方法 取出湿热袋并拧出多余水分(以湿热袋不滴水为度),将湿热袋置于治疗部位的毛巾上,再盖以毛毯保温;随湿热袋温度的下降,逐步抽出所垫的毛巾至治疗完毕。

4. 治疗疗程 每日或隔日治疗 1 次,或每日 2 次,每次治疗 20～30 min,15～20 次为一个疗程。

四、临床应用

(一) 适应证

软组织扭挫伤恢复期、肌纤维组织炎、肩关节周围炎、慢性关节炎、关节纤维强直、关节挛缩僵硬、坐骨神经痛等。

湿热袋敷疗
法的适应证
与禁忌证

(二) 禁忌证

同本章"石蜡疗法"中的"禁忌证"。

(三) 注意事项

(1) 注意检查恒温水箱内的水量,避免干烧;检查恒温器是否正常工作,以保证准确的恒温。
(2) 检查湿热袋是否完整无裂口,以免加热后硅胶颗粒漏出引起烫伤。
(3) 注意不要将湿热袋压在患者身体的下面进行治疗,以免挤压出袋内水分而引起烫伤。
(4) 注意观察、询问患者的反应;当湿热袋过热时增加其与患者体表间的毛巾。
(5) 对老年人及局部有感觉障碍、血液循环障碍的患者不宜使用温度过高的湿热袋;对意识不清的患者,慎用湿热袋敷疗法。

案例分析

1. 该患者为腰部软组织损伤,可行湿热袋敷疗法进行治疗。

2. 治疗处方:腰部湿热袋敷进行治疗,每次治疗 20～30 min,每日 1 次,15～20 次为一个疗程。

3. 注意事项:检查湿热袋是否完整无裂口,以免加热后硅胶颗粒漏出引起烫伤;注意不要将湿热袋压在患者身体的下面进行治疗,以免挤压出袋内水分而引起烫伤;注意观察、询问患者的反应;当湿热袋过热时增加其与患者体表间的毛巾。

湿热袋敷疗法案例分析

第四节 蒸汽疗法

案例导入

患者,男,20 岁,打篮球致踝关节急性扭挫伤,外踝肿胀疼痛 1 h 就诊。查体:ROM 评定示踝背屈 10°,踝跖屈 20°,内翻 25°,外翻 0°,X 线检查无明显异常。诊断为急性踝扭伤。

【思考】

1. 该患者当下该实施哪种物理因子治疗技术?

2. 如何为该患者制订物理因子治疗处方?

3. 该患者治疗时应注意哪些问题?

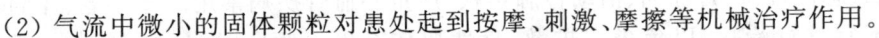

蒸汽疗法是利用蒸汽作用于身体来防治疾病和促进康复的一种物理疗法。主要的治疗方法有全身蒸汽浴和局部熏疗法。

一、物理特性

蒸汽对身体的蒸腾作用能够促进血液循环,可使药力经皮肤到达内部脏腑,对皮肤及脏腑的多种疾病起到有效的治疗作用,如滋养皮肤、调理脾胃功能、增强肾脏功能等。同时,由于蒸熏时可适当地使用中草药,故蒸汽疗法又可有解表散寒、消肿除湿等功效。因此,蒸汽疗法可用来治疗多种病症,并可用于养生保健,治疗肥胖症等。

二、治疗原理及治疗作用

(一)治疗原理

(1)蒸汽能够使局部毛细血管扩张、血液循环加速、细胞的通透性加强,起到热传导作用。

蒸汽疗法的治疗原理及治疗作用

(2)气流中微小的固体颗粒对患处起到按摩、刺激、摩擦等机械治疗作用。

(3)可根据病情选择不同的药物配方进行治疗,具有独特的药物治疗作用。

（二）治疗作用

（1）有利于血肿的吸收，加速水肿的消散。

（2）促进新陈代谢，加强巨噬细胞的吞噬能力，具有消炎作用。

（3）可软化、松解瘢痕组织和挛缩的肌腱。

（4）可降低末梢神经的兴奋性，减低肌张力，具有解痉、镇痛作用。

（5）配合药物治疗达到消炎、消肿、镇痛等治疗作用。

三、治疗技术

（一）治疗准备

设立单独的蒸疗室，并配有洗浴室及休息室，室内设备包括全身熏蒸仪。

（二）治疗方法

1. 局部熏疗法　本法一般用于口鼻或患部。将配伍成方的中草药煮沸后先熏，后将药液洗擦局部，并可将药渣热敷局部，以治疗局部病变。因药物蒸汽兼有热和药物两种作用，故药物通过温热作用渗入局部，有利于药物的吸收，优于单纯的蒸汽浴热疗法。

（1）蒸熏法：①将配好的药物放入熏蒸仪的药槽中，加水煮沸 30 min。②患者将需治疗的部位直接在蒸汽上熏；腰腿痛或肢体活动不便的患者可采取卧位治疗。③每次治疗时间为 20～40 min，每日 1 次。④急性炎症及扭挫伤等患者治疗 3～7 次为一个疗程，慢性炎症、腰腿痛等患者治疗 15～20 次为一个疗程。

（2）喷熏法：①先将药物煎取滤液，放在蒸汽发生器内。②打开蒸汽发生器，将喷出的药物蒸汽直接对准患部体表喷熏进行治疗。③每次治疗时间为 20 min，每日 1 次。④疗程同蒸熏法。

（3）常用方药。①用于腰椎间盘突出症：红花、透骨草、刘寄奴、土鳖虫、秦艽、荜茇、川芎、艾叶各 10 g，具有活血通络止痛的功效。②用于急性风湿性关节炎、急性扭挫伤等：鸡血藤 20 g、川木瓜 10 g、川芎 10 g、牛膝 10 g、五加皮 10 g、乌药 15 g、三桠苦 30 g、豹皮樟 30 g、过江龙 30 g、半枫荷 30 g、山大颜 30 g、络石藤 30 g。该方药物用量可用 20 人次，可根据病情酌情加减。③用于慢性关节炎、慢性肌肉劳损、关节功能障碍等：桂枝 30 g、艾叶 15 g、川柳 15 g、细辛 15 g、制川乌 15 g、制草乌 15 g、白头翁 15 g、威灵仙 15 g、茜草 15 g、透骨草 15 g。上述药量一般可用 2 周左右。

2. 全身药蒸汽浴疗法　可以按照患者病情而定。①常用的两周剂量为鸡血藤 210 g、防风 120 g、射干 120 g、桑寄生 120 g、艾叶 12 g、石菖蒲 120 g、青木香 230 g、荆芥 120 g、淫羊藿 120 g、桂枝 120 g、香樟 12 g，可酌情加减。②将配好的药物放入全身熏蒸仪的药槽中，加水煮沸 30 min 后，嘱患者穿着内衣躺入全身熏蒸仪，头部需暴露。③蒸汽温度从 30～35 ℃开始，渐增至 40～45 ℃，一般蒸熏时间为 15～30 min。④治疗后患者要在温暖、宽敞、干燥的休息室内休息 1 h，同时补充水分，以温度适中的淡盐水或果汁为宜。⑤治疗每日或隔日 1 次，10～15 次为一个疗程，休息 2 周后可进行第二个疗程。

四、临床应用

（一）适应证

感冒、急性支气管炎、神经衰弱、营养性水肿病、1 级和 2 级高血压、皮肤瘙痒症、结节性红斑、荨麻疹、慢性盆腔炎、扭挫伤、瘢痕挛缩、风湿性关节炎、颈椎病及腰肌劳损等。

蒸汽疗法
的适应证
与禁忌证

（二）禁忌证

①高热患者、癫痫、孕妇、恶性贫血、月经期、活动性肺结核、严重心血管疾病禁用。②年老、体弱者慎用。③急性炎症已化脓者不宜进行治疗，以免炎症扩散；急性扭伤有出血倾向时，最好在 24 h 后再做治疗。

(三) 注意事项

1. 治疗前 仔细阅读熏蒸仪的使用说明书,调整好蒸汽的温度,以免过热引起烫伤,严格按照要求进行操作。掌握蒸汽疗法的适应证。治疗室应备有急救药品,以处理休克、虚脱等意外。

2. 治疗中 要随时观察和询问患者反应,若患者出现心慌、头昏、恶心等不适时,应立即停止治疗,给予静卧等对症处理。

3. 治疗后 洗浴室和休息室温度必须适宜,治疗后患者应注意保暖,以防感冒。

案例分析

1. 该患者为急性踝扭伤,可行局部熏疗法中的蒸熏法进行治疗。

2. 治疗处方:鸡血藤 20 g、川木瓜 10 g、川芎 10 g、牛膝 10 g、五加皮 10 g、乌药 15 g、三桠苦 30 g、豹皮樟 30 g、过江龙 30 g、半枫荷 30 g、山大颜 30 g、络石藤 30 g(该方药物用量可用 20 人次)。每次治疗 20~40 min,每日 1 次,3~7 次为一个疗程。

🖥 蒸汽疗法
案例分析

3. 注意事项:治疗前要仔细阅读熏蒸仪的使用说明书,调整好蒸汽的温度,以免过热引起烫伤,严格按其要求进行操作;治疗中要注意观察和询问患者反应,治疗后患者应注意将患肢抬高。

第五节 泥 疗 法

案例导入

患者,女,50 岁,双手手指疼痛近 5 个月,加重 2 周入院。双侧近端指间关节、掌指关节红肿疼痛、局部发热、活动受限,手不能持物,晨僵 3 h。查体:近端指间关节 ROM 50°,远端指间关节 ROM 30°,诊断为类风湿性关节炎。

【思考】

1. 该患者当下该实施哪种物理因子治疗技术?

2. 如何为该患者制订物理因子治疗处方?

3. 该患者治疗时应注意哪些问题?

将各种泥类物质加热后作为介质,涂敷在人体一定部位上,将热传至体内,以达到治疗作用的方法称为泥疗法(mud therapy)。治疗泥的分类有淤泥、泥煤、腐殖土、黏土和人工泥等。治疗泥在自然界广泛存在,资源非常丰富。泥疗主要用于保健及一些慢性病的治疗。

一、物理特性

在应用泥类物质治疗疾病过程中,主要应用的是泥的以下物理特性。

1. 矿物质 占泥重量的 49%~92%,主要为硅酸盐,并含有大量氧化物、磷酸、氯、氟、硫、氮、氨等无机物质。

2. 微生物　有100多种微生物与治疗泥的形成有关,其中硫化氢弧菌、脱硫螺菌和各型白硫菌属等在治疗泥形成过程中起主要作用。

3. 胶体　由各种无机盐物质和有机盐物质组成,占泥重的4%～20%,腐殖土中占80%。

4. 泥浆　主要由溶于泥浆中的矿物盐、胶体及氧、二氧化碳、氯、氮等气体构成,其中含盐类浓度越高,对皮肤的刺激越强,占泥重的35%～97%。

5. 其他　某些治疗泥中还含有维生素、激素、氨基酸、抗生素、噬菌体和放射性物质等。

二、治疗原理及治疗作用

(一)治疗原理

1. 治疗泥中含有多种矿物质　治疗泥中所含的矿物质,如钙、镁、钠等能够附着于体表,影响散热,并能调节自主神经功能,磷酸可促进组织对水分的吸收;如含有鞣酸和铁、铅等金属化合物则有收敛作用。

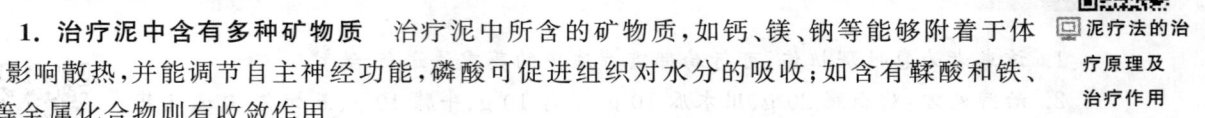

泥疗法的治
疗原理及
治疗作用

2. 泥疗具有温热作用和机械作用　泥疗的温热作用是治疗疾病的主要因素。治疗泥的热容量小,并有一定可塑性与黏滞性,几乎无对流,故导热性较低,保温能力较强,与皮肤接触时向机体传热缓慢。因此,泥疗对机体具有温热作用。同时,治疗泥具有一定的抗剪力强度及黏滞度,当治疗泥与皮肤接触时,对机体产生一定压力而起到机械作用。

(二)治疗作用

(1)改善局部血液循环,促进机体新陈代谢。

(2)促进机体对糖、维生素及蛋白质的吸收及脂肪的代谢。

(3)加强机体代谢,改善皮肤温度。

(4)改善消化系统及血液系统功能。

(5)调节内分泌系统功能。

(6)改善组织营养,促进组织再生。

(7)其他:治疗泥中的抗菌物质有抗菌功能,生物源性刺激可治疗营养性溃疡等。

三、治疗技术

(一)治疗准备

1. 基本设施　应设有专门的更衣室、治疗室(妇科治疗室)、冲洗室、泥加温室及储泥室。

2. 治疗泥的选择　在治疗泥的选择上,要求不含致病菌、不具有感染性,有良好的腐败分解度(50%～60%)、可塑性及黏稠性。

3. 治疗泥的加热　治疗泥的加热方法主要有天然加热法和人工加热法两种。临床中常用人工加热法。

(1)天然加热法:利用日光将治疗泥晒2～3 h,使治疗泥的温度达到38～45 ℃。

(2)人工加热法:将盛治疗泥的铁桶放于加热的水浴中,水浴内通60 ℃热水或蒸汽,加热过程中注意温度的变化,过高的温度可以影响治疗泥的胶体性能,并可使治疗泥中的微生物死亡;同时注意在加热过程中要随时搅拌。

(二)治疗方法

1. 全身泥疗法　分为泥浴法与泥敷法两种。

(1)泥浴法:①用热盐水或矿泉水将治疗泥稀释到要求的稠度。②患者浸入泥浆中达乳头平面,将头外露,在前额和心区放置冷湿布。③泥浴温度为34～43 ℃。④治疗时间为15～20 min,每日或隔日1次,10～15次为一个疗程。

(2)泥敷法:全身泥敷法分为日光加热泥敷法和人工加热泥敷法两种。①用不同形式加热的治疗泥,在床上铺成厚度为 4～8 cm 的泥饼,让患者赤裸躺在泥饼上,然后用治疗泥涂布患者全身至胸部乳头高度,再依次包裹布单、胶布、棉布或毛毯。②泥敷温度为 37～42 ℃。③治疗时间为 15～20 min,每 1～2 天治疗 1 次,10～15 次为一个疗程。④全身泥疗结束后,用温水洗净,卧床休息 30～60 min。

2. 局部泥疗法 包括局部泥疗、泥浴、泥罨法和间接泥疗等。

(1)局部泥浴法:在特制的木盆或瓷盆中,用水将治疗泥调稀后,将治疗部位浸入,主要用于治疗手、前臂、足及小腿。

(2)局部泥疗法:将加热的治疗泥放到调泥台上搅拌制成比所需温度高 1 ℃ 的泥饼,再置于需要治疗的部位上,如耳部、领区、腰腹部、短裤区、腰与下肢部、脊柱部、关节部、手腕部等。

四、临床应用

(一) 适应证

(1)周围神经系统疾病、神经炎、神经痛及周围神经损伤后遗症。

(2)各种原因的局部水肿、烧伤后遗症、创面及愈合不良的溃疡、冻伤、血栓性静脉炎、术后粘连、外伤后的瘢痕。

(3)慢性肝炎、胆囊炎、胃炎、胃肠功能紊乱、胃及十二指肠溃疡、肠炎、结肠炎、早期高血压、小儿消化不良等。

(4)各种类型的肌炎、关节炎(非结核性)、肌腱和韧带的扭伤、滑囊炎、腱鞘炎。

(5)其他:眼及眼眶外伤性瘢痕、虹膜睫状体炎、慢性盆腔炎、子宫附件炎等。

泥疗法
的适应证
与禁忌证

(二) 禁忌证

恶性肿瘤、活动性结核、出血倾向、体质虚弱及高热患者;心功能不全、急性传染病、甲状腺功能亢进患者;温热感觉障碍、妊娠期妇女及婴儿等。

(三) 注意事项

(1)选择符合各项标准的治疗泥,保证治疗泥的质量;测泥温时应准确、均匀。

(2)治疗时应随时观察患者的反应,若发现患者有大量出汗、头晕等不良反应时,应立即采取措施;轻者可在密切观察下继续治疗,重者应立即停止治疗。

(3)泥疗后,患者应注意休息,不要做日光浴、游泳及长时间散步。

(4)注意保持泥疗室的温度及湿度,并做好通风。由于泥疗能够促进机体蛋白质和碳水化合物代谢,因此,建议患者应该增加蛋白质、糖和维生素 B_1 等的摄入。

案 例 分 析

1. 该患者为类风湿性关节炎,可行泥疗法中的局部泥疗法进行治疗。

2. 治疗处方:双侧手部局部泥疗法进行治疗,将加热的治疗泥放到调泥台上搅拌制成比所需温度高 1 ℃ 的泥饼,再置于需要治疗的部位上,每次治疗 15～20 min,每日 1 次,10～15 次为一个疗程。

泥疗法
案例分析

3. 注意事项:治疗时选择符合各项标准的治疗泥,治疗时应随时观察患者的反应,若患者出现大量出汗、头晕等不良反应时,应立即采取措施;轻者可在密切观察下继续治疗,重者应立即停止治疗。

扫码答题　　　　章节思维导图　　　传导热疗法操作常规

（陈　轶）

第十章

冷疗法与冷冻疗法

扫码看课件

学习目标

▲ **素质目标**

培养爱岗敬业、乐于奉献、团队协作的精神;培养细致、耐心、负责的职业态度;培养良好的医患沟通能力。

▲ **知识目标**

掌握冷疗法的定义、冷疗法的临床应用、冷敷法的治疗技术;熟悉冷疗法治疗原理和作用机制;了解冷疗的其他治疗方法、冷疗法注意事项;了解冷冻疗法。

▲ **技能目标**

学会冷敷法操作;能使用、管理常规仪器、设备。

课程思政点

树立"以患者为中心"的服务意识;培养科学严谨及一丝不苟的工作担当;培养吃苦耐劳的精神;培养医患沟通能力,共情、细致、耐心的工作态度。

第一节　冷　疗　法

案 例 导 入

患者,女,25 岁,打羽毛球时不慎扭伤右脚,即感疼痛,随即出现肿胀,2 h 后就诊时查体见右踝前下方肿胀,压痛,活动障碍;X 线排除踝部及足部骨折,下胫腓联合无分离。初步诊断为右踝外侧韧带 I 度损伤。

认识
冷疗法

【思考】

1. 该患者当下该实施哪种物理因子治疗技术?

2. 如何为该患者制订物理因子治疗处方?

3. 该患者治疗时应注意哪些问题?

冷疗法(cold therapy)是应用比人体温度低的物理因子(冷水、冰等)刺激皮肤或黏膜以治疗疾病的一种物理治疗方法。

冷疗法历史悠久。《五十二病方》就有记载;晋代葛洪《肘后备急方》认为饮冷水可解"五石散"过量中毒;唐代陈藏器《本草拾遗》载有用腊月之雪治疗一切肿毒、天行时气温疫、小儿热痫狂啼、大人丹毒等;金代张从正《儒门事亲》中有雪水洗眼可治目赤肿痛之说。至明代,李时珍《本草纲目》尤有详述,如用冰敷乳房,治乳痈初起;用冰敷膻中(两乳之间),治高热昏迷,并解烧酒中毒。近年来,出现了新兴的冷疗法,常用于镇痛、降温和局部麻醉,主要治疗各种运动创伤、神经系统疾病及风湿性疾病,冷疗法的独特疗效更为人们所关注。

一、物理特性

冷疗温度通常为 0 ℃以上、低于体温。寒冷刺激可引起机体发生一系列功能改变,通常能达到皮下 5 cm。一般而言,在体表使用冷疗时,除了身体温度开始降低外,还会逐渐造成局部小动脉收缩、降低基础代谢率、减慢血液循环和降低血管通透性,从而达到止血、镇痛、消炎和退热的治疗作用。

冷疗法可分为局部冷疗法和全身冷疗法。局部冷疗法一般比较简便,可用冷水或井水(12~14 ℃)洗涤、冲洗、淋浴、浸泡、敷贴、灌注等;直接用冰作用也较强,可用冰块轻触按摩;也可用冰冻毛巾(盐水湿透后放冰箱冷冻的毛巾)或带碎冰的毛巾(毛巾放入少水多冰的冰糊中然后取出)包裹、包扎或压迫;或用装入式碎冰袋进行敷贴;也可将肢体浸入冰水中(冰和水以 1:1 混合)浸泡;冰水在导管内循环作用于体外或腔内循环冷却等。此外还可用冷的泥类包裹、吹冷空气等。全身冷疗法一般指温水(30 ℃左右)擦浴及酒精擦浴等全身降温方法。本章着重介绍局部冷疗法。

冷疗的主要材料是水和冰,水在一个大气压时(101 kPa),温度在 0 ℃以下为固体(固态水),0 ℃为水的冰点,从 0~100 ℃为液态,固态的水称为冰。水的热容量大,导热能力也很强,能与身体各部位密切接触,是传递冷热刺激极佳的一种介质,冰的熔化热是 3.35×10^5 J/kg。因此,用冷水、冰或冰水混合物作用于局部能使局部组织温度下降,血管收缩,耗氧量减少,从而达到止血、镇痛、消炎等治疗作用。

二、治疗原理及治疗作用

(一)生化作用

不同治疗时间及治疗方法的冷疗法,对机体产生的生物作用亦不同。其生物作用主要分为瞬间的冷作用与持续的冷作用:在瞬间的寒冷刺激下,组织的兴奋性增高;在持续、长时间的低温作用下,组织的兴奋性降低。

冷疗法治疗原理及治疗作用

(二)生理作用

1. 局部组织温度下降　冷刺激躯体可使组织温度下降,如将冰袋放在人体腓肠肌部位,可使局部皮肤温度降低 22 ℃,皮下组织温度降低 13 ℃,肌肉温度降低 10 ℃左右,腹部冰敷 30 min 可使腹膜间区温度下降 4~8 ℃。

2. 对代谢的影响　局部冷疗可使冷的组织细胞代谢降低,耗氧量显著减少,代谢产物的蓄积减少。

3. 对胃肠道的影响　腹部冰敷 30 min 可使大部分胃肠道反射活动增强,这种反应在冷敷后 4~18 min 开始,同时有促进胃肠液分泌的作用,但饮用冷水可使胃血流量下降,胃液以及总酸度和游离酸的分泌减少,胃的排空功能减弱,主要是冷直接刺激消化道的结果。

4. 对血液循环的影响　冷刺激具有强烈的使血管收缩的作用,可使周围血管收缩,明显减少外周血流量,如前臂在 17 ℃的冷水中浸泡半个小时,可使血流量由平均每 100 ml 体积每秒钟 2.6 ml 降低至 0.7 ml。冷刺激可改变血管的通透性,有助于减少水肿,防止渗出。但当皮肤冷却到 8~15 ℃时可使血管的舒缩力消失,小静脉和毛细血管扩张,导致血流淤滞,皮肤发绀、变冷。有人用冷袋作用于下肢静脉曲张患者的膝关节部位,观察到短时间的寒冷刺激可以改善静脉回流,但冷作用时间过长却可导致静脉血流淤滞。寒冷刺激引起的血管反应和代谢抑制,对急性创伤性或炎症性水肿及血肿消退有良好作用。

5. 对肌肉的影响 冷刺激对肌肉的影响与冷疗时间的长短有关。短时间的冷刺激对肌肉组织有兴奋作用,可促进肌肉收缩。长时间的冷刺激可降低肌张力,降低肌肉收缩力,缓解肌肉痉挛。

6. 对神经系统的影响 局部冷疗可使周围神经传导速度变慢,对运动神经及感觉神经皆有阻滞传导的作用,动物实验证明冷刺激可使轴突反射减弱,当温度降至 6 ℃时,运动神经受到抑制,温度下降到 1 ℃时感觉神经受到抑制。冷疗可影响神经的兴奋性,瞬时的寒冷刺激可使自主神经兴奋性增高,缓慢降温可使其兴奋性下降,瞬间的冷刺激对神经有兴奋作用,例如用冷水喷射头部,可帮助昏迷患者苏醒,冷水淋浴可起到锻炼身体的作用。

7. 对皮肤的影响 皮肤的冷觉感受器比热觉感受器数目多,因而对冷刺激敏感,并通过反射机制引起局部和全身的反应,冷刺激作用于皮肤时,可有刺激感,皮肤血管收缩和触觉的敏感性降低,当温度降到 0 ℃以下时,局部形成白色坚硬的冰晶,继续加深冷刺激时,则皮肤呈现隆起,冷刺激停止后皮肤逐渐复温,先是周边出现潮红,然后中心也变红,并出现水肿,严重的可以出现水疱和血疱。

8. 抗炎作用 冷刺激对炎症的症状治疗及对炎症过度有良好影响。但冷刺激的效应必须仅用于炎症的最初急性阶段。据报道,冷刺激用于亚急性炎症可能出现损害。

9. 远隔作用 冷刺激可引起热调节的改变和全身反应,如体温调节对抗反应,交感反应,冷加压反应(高压升高)及抗体的适应。此外冷刺激作用于相应节段区的皮肤可通过节段反射引起相应某个内脏的反应,如腹部冷敷可反射性地增强胃肠道功能,促进胃酸分泌增加。而对消化道直接进行冷刺激,则效果恰好相反。

(三)治疗作用

1. 减轻局部充血和出血 因为冷刺激可使血管收缩,血流减慢,血液黏度增加,血小板聚集,所以常用于鼻出血、扁桃体摘除术后和局部软组织损伤的早期。

2. 减轻疼痛,消除肿胀 因为冷刺激可使局部血管收缩,减慢神经冲动的传导,减少神经终板兴奋,提高疼痛阈值,降低神经末梢的敏感性而减轻疼痛。此外,Nicole 等的研究表明,冷疗可以通过减少白细胞与血管内皮细胞之间的相互作用而明显降低肌肉挫伤后的毛细血管通透性。冷疗时,周围血管收缩,局部血流量减少,血管通透性降低,这便使得局部炎性渗出液减少、肿胀减轻。因而减轻了组织肿胀而压迫神经末梢所引起的疼痛,常用于牙痛和急性损伤的早期。

3. 控制炎症扩散 因为冷刺激可使血管收缩,局部血流减慢,降低了细胞的活力和代谢,同时也降低了细菌的活力,所以常用于炎症的早期。

4. 降低体温 当冷直接与皮肤接触时,通过物理作用,可将体内的热传导散发于体外,从而降低体温,因而常用于高热和中暑的患者。此外对于脑外伤、脑缺氧的患者,可利用局部或全身降温,减少脑细胞需氧量,有利于脑细胞的康复。例如,治疗脑卒中理想的目标是在发病 4 h 内开始治疗,把体温从 37.5 ℃降低约 5 ℃,并把这一体温保持 24～36 h,能减慢或停止所受的损害。

5. 减少继发性损伤 继发性损伤是指原发性损伤后组织由于缺血、缺氧、自由基大量增多而引发的损伤,冷刺激作用于躯体可使各种组织的温度下降,降低化学反应速度,降低细胞代谢,降低细胞对氧的需求,减少自由基的产生,因此在相对缺氧的环境下冷疗可以减少组织细胞的继发性损伤或坏死。

三、治疗技术

(一)设备

进行冷疗所需要的设备较简单,如常用的浴桶、浴盆、毛巾、水袋、冰水、冰块、冰敷袋等,以及进行冷疗所需要的冷疗仪器和冷疗制剂。

冷疗法
治疗技术

（二）治疗方法

1. 冷敷法

（1）冰袋（图 10-1）：将碎冰块灌入冰袋内至 1/2 或 1/3 满，排出袋内空气，夹紧袋口，敷于患部，在需要较长时间和较冷条件时采用。治疗时间根据病情而定，一般为同一部位敷 15～20 min，若需较长时间或较深部位冷疗，可替换冰袋，最长以在同一部位不超过 48 h 为宜。随时查看冰袋有无漏水及被敷部位皮肤情况，若出现局部皮肤苍白、青紫或有麻木感时，应立即停止使用，防止冻伤。治疗结束，移去冰袋，擦干皮肤，检查皮肤和治疗的生理反应，进行相应的治疗后评定。

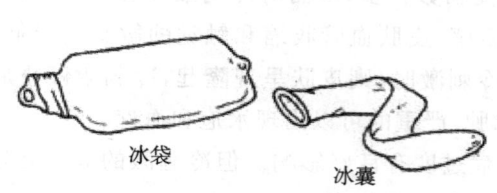

图 10-1　冰袋、冰囊

冰袋

冰囊

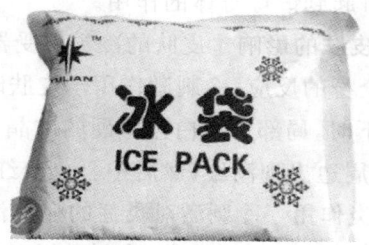

图 10-2　化学冰袋

（2）化学冰袋（图 10-2）：采用高分子材料研制而成，内为聚乙烯醇，可保存在冰箱或冰柜中。其特点是柔韧、不渗水、可保持低温较长时间，但不会像冰一样使皮肤产生较低温度，一般不会导致感觉缺失现象。特别适用于不需要过强、过长时间的冷疗。如化学冰袋太凉，可用加绒布套包裹。治疗时间可根据病情需要选定。控制水肿、疼痛或出血为 10～20 min，烧伤即刻等急救状态可维持应用数小时。较长时间治疗者，可采用更换冰袋的方法进行，以保持冰袋和患者之间的温差相对稳定。

（3）冷湿敷法：将毛巾或敷垫放入混有冰块的冷水中完全浸透，然后拧去多余水分，再将毛巾或敷垫敷于患处，每 2～3 min 更换一次毛巾或敷垫，交替运用冷却的毛巾治疗，约 10 min 或直至皮肤感觉缺失，全部治疗时间为 20～30 min。此方法适用于大面积受累的痉挛或痛性痉挛。

（4）冰贴法：又分为间接冰贴、直接冰贴、冰块按摩三种方法。①间接冰贴法是将冰块隔着衬垫（如毛巾）放在治疗部位，可避免冰冻的骤然刺激，使皮肤温度缓慢下降，治疗时间一般为 20～30 min。②直接冰贴法是将冰块直接放在治疗部位，这种治疗方法刺激强烈，因此每次治疗的时间短，一般为 5～10 min。③冰块按摩法是用冰块在治疗部位来回摩擦移动，治疗时间可比直接冰贴法稍长，一般为 5～15 min。进行以上治疗时要注意观察患者皮肤，以不引起皮肤发生凝冻为宜。此法适用于小范围的痛性痉挛或急性损伤，用于减轻疼痛、水肿或出血。

（5）循环冷敷法：用循环冷却装置进行治疗，可分为体外法和体腔法两种。①体外法是用金属或塑料小管制成盘状或鼓状置于体表，冷水或冷却剂在管内循环而达到制冷的方法。②体腔法是用大小合适的管子连接一球囊，置于体腔内，再在管内通以冷水而达到冷却治疗的目的，如胃肠道的局部冷疗。

2. 浸泡法

（1）局部冷水浴：将所需治疗的病变部位直接浸泡于冰水（0～5 ℃）中，刚开始治疗时患者可有痛感，首次浸入时间为 2～3 s，后将患者肢体从水中取出擦干，进行主动或被动活动，等体温恢复后再浸入冰水中，浸入时间逐渐增加至 20～30 s，反复进行，总的治疗时间一般为 4～5 min。局部冷水浴能减轻疼痛，缓解痉挛，恢复肢体的运动能力，主要适用于指、手、肘、足等关节病变和偏瘫患者上下肢肌痉挛等的治疗；治疗蛇咬伤、虫咬伤，治疗时间需延长至 12～36 h；治疗热烧伤需 1～5 h。

（2）全身冷水浴：患者在冷水中短暂浸泡，水的温度根据病情而定，浸泡时间以患者出现冷反应（如寒战等）为准。常用冷水浴温度范围见表 10-1。注意浸泡时间要逐渐增加，首次一般浸泡 1 min 左右，以后逐渐增加浸泡时间（3～10 min）。全身冷水浴主要适用于全身性肌痉挛的患者，浴后可以缓解痉挛，有利于进行主动运动和被动活动；还可用于无力性便秘、肥胖症或强壮疗法。

表 10-1　常用冷水浴温度范围

温度感觉分类	温度范围/℃
凉	19.0～27.0
冷	13.0～19.0
寒冷	0.0～13.0

3. 喷射法　喷射法是利用喷射装置将冷冻剂或冷空气(温度－15 ℃以下)直接喷射于病变部位,通过挥发可产生显著的冷却作用,使局部组织温度降低的一种治疗方法,常用于四肢关节、烧伤创面等表面凹凸不平和范围较大的病变部位。喷射时间因病情不同而异,最短的治疗时间为 20～30 s,最长可以持续治疗 15 min;但较常用的是间隔喷射法,如使用氯乙烷喷射治疗,间距 20～30 cm,每次喷射 3～5 s,间隔 30～60 s,一般一次治疗反复喷射 3～10 次,在治疗时要注意皮肤反应,以不引起皮肤凝冻为宜。

4. 灌注法和饮服法　灌注法是用冷水灌入体腔内,如冰水灌肠、冰水冲洗阴道;饮服法是饮用冰水。

(三)影响冷疗的因素

1. 冷疗方法和部位　冷疗的部位和方法不同,达到的效果也不同。如临床上为高热患者降温时,常选择在较大动脉处(腹股沟、腋下等处)进行局部冷疗或选用全身冷疗法,如酒精擦浴、温水擦浴;若局部出血或有炎症者,为减轻局部充血和出血或制止炎症和化脓,可选用局部冷疗。

2. 冷疗时间　冷疗的时间,应根据应用目的、机体状态和局部组织情况而定,一般冷疗的时间为 10～30 min,时间过长或反复冷疗,可导致不良反应,如寒战、面色苍白、冻疮,甚至影响呼吸或脉搏。

3. 冷疗面积　冷疗面积的大小与冷疗效果相关,如全身冷疗,冷疗面积大,则反应较强;反之,则较弱。

4. 个体差异　由于患者的年龄、疾病和机体状况等各有不同,因此不同患者对冷疗的耐受能力也各不相同。如高热患者,可用冷疗降温,而麻疹高热患者,则不可用冷疗降温。对老幼患者,冷疗时,应慎重。对末梢循环不良者,应禁忌冷疗。

5. 环境温度　环境温度直接影响冷疗的效果。如在寒冷干燥的环境中进行冷疗,效果将会加强。

四、临床应用

(一)适应证

(1)在创伤外科中的应用:擦伤、挫伤、扭伤、骨折、关节脱位、肌腱断裂的急性期,局部会出现水肿、出血、疼痛及功能受限,一般要持续 24～48 h,在这期间进行冷疗,可使上述反应减轻到最低程度。

冷疗法
临床应用

(2)疼痛和痉挛性病:如偏头痛、落枕、急性腰痛、肩痛、颈椎病、痛经、残端痛、瘢痕痛及肌痉挛等。

(3)内脏出血:如肺出血、食道出血、胃十二指肠出血等,脑卒中急性期冷敷头部可减轻脑损伤。

(4)在偏瘫患者中的应用:偏瘫时,偏瘫侧上下肢浅层屈肌,如二头肌等有痉挛时,可用冷疗法暂时消除痉挛,并在此期间进行运动。在假性延髓性麻痹时,可用冰块刺激口周围、舌两侧及软腭等处,然后让患者做发音练习,也可改用舌齿音和软腭部的音素,改善患者的发音能力。

(5)热烧伤的急救治疗,尤其适用于四肢部位烧伤。

(6)早期蛇咬伤的辅助治疗。

(7)其他:如高热、中暑的物理降温;扁桃体术后喉部出血水肿;类风湿性关节炎,对由冷引起的支气管哮喘、寒冷性荨麻疹等用冷疗行脱敏治疗。

(二)禁忌证

(1)血栓闭塞性脉管炎,雷诺病,严重高血压,心、肺、肾功能不全,动脉硬化。

(2)冷变态反应者、对冷过度敏感者、冷导致血红蛋白尿患者。

（3）大片组织受损，局部血液循环不良，或感染性休克，微循环明显障碍，皮肤颜色青紫时不宜进行冷疗，以防微循环障碍加重而加速组织坏死。

（4）慢性炎症或深部有化脓性病灶时，不宜用冷敷，以防局部血流量减少，营养不良，妨碍炎症吸收。

（5）皮肤感觉障碍，水肿部位，言语、认知功能障碍者慎用。

（6）下列部位禁用冷疗。

①枕后、耳廓、阴囊处忌用，这些部位由于皮肤薄，血液循环量少，易引起冻伤。

②心前区忌用，以防出现反射性心率减慢、心房、心室纤颤及房室传导阻滞。

③腹部忌用，以防出现腹泻。

④足心忌用，以防反射性末梢血管收缩，影响散热或引起一过性冠状动脉收缩。

（三）注意事项

（1）在治疗前需对患者做好必要的解释，说明治疗的正常感觉和可能出现的不良反应。

（2）在采用冷疗时，应防止过冷引起冻伤。

（3）在进行治疗时，尤其是冬季，要注意非治疗部位的保暖，防止患者受凉感冒。

（4）喷射法禁用于头面部，以免造成眼、鼻、呼吸道的损伤。

（5）治疗后皮肤出现痒痛、红肿者，应停止治疗，局部可用温热疗法如红外线等进行处理。

（6）冷过敏反应及处理：一般全身反应少见，个别患者可出现震颤、头晕、恶心、面色苍白、出汗等现象，多因过度紧张所致，经平卧休息或身体其他部位施以温热治疗可很快恢复。冷疗达一定深度时，有时会引起局部疼痛，一般不需特别处理；但是对反应强烈、甚至由于疼痛而致休克的患者，需立即停止冷疗，予以卧床休息及全身复温即可恢复。冷冻过度或时间过久，局部常可出现水肿及渗出，严重时有水疱、血疱。轻度者只需预防感染，保持创面清洁。严重者，应严格无菌穿刺抽液，涂 $1\%\sim2\%$ 龙胆紫溶液进行无菌换药可愈。治疗血管瘤时，应防止出血。

案 例 分 析

1. 该患者为软组织损伤，处于 24 h 内急性期可进行冰袋冷敷治疗。

2. 治疗处方：右踝部冷敷，每次敷 $20\sim25$ min，一日数次。

3. 注意事项：冷敷时不要将冰袋直接敷于皮肤上，应隔垫干毛巾，随时查看被敷部位皮肤情况，若出现局部皮肤苍白、青紫或有麻木感时，应立即停止冷敷，防止冻伤。治疗结束，移去冰袋，擦干皮肤，检查皮肤和治疗的生理反应。

第二节 冷冻疗法

案 例 导 入

患者，男，35 岁，道路协警，近日发现右足底跖前部有两粒凸起赘生物，走路时有压痛，已影响日常生活和工作数日。皮肤科就诊诊断为跖疣。

【思考】
1. 该患者适合采用哪种冷冻治疗方法?
2. 该患者治疗后应注意哪些问题?
3. 该患者还可以进行哪些物理因子治疗?

认识冷
冻疗法

冷冻疗法(cryotherapy)是应用制冷物质和冷冻器械产生的 0 ℃以下低温作用于人体局部组织,以达到治疗疾病的一种方法。

冷冻疗法是在冷疗法的基础上发展起来的。自 20 世纪初,国外就有用液态空气治疗血管瘤、淋巴瘤的报道,并逐渐利用二氧化碳干冰、液氮冷冻器、冷刀治疗膀胱肿瘤、丘脑肿瘤等疾病。我国冷冻疗法起步较晚,但发展迅速。目前在外科、眼科、妇科、皮肤科、耳鼻喉科都开展了冷冻疗法,尤其在冷冻治疗颅脑肿瘤、肺癌、肝癌等方面取得较好的效果。冷冻疗法作为一种新兴的医疗技术,在良、恶性肿瘤的治疗中得到了迅速的发展。

一、物理特性

冷冻疗法是使人体局部组织迅速降温冷冻以治疗疾病的方法。正常的细胞可由于极度冷冻而产生不可逆的损害、破坏。一般组织处于 -20 ℃以下时,超过 1 min 可以导致坏死。当处于 -40 ℃以下时,细胞内外形成冰晶,造成细胞脱水、皱缩,直到细胞破坏死亡。去除制冷源后,即逐渐出现水肿、坏死、脱落,最终形成瘢痕。临床主要用冷冻疗法治疗体表的良性或恶性肿物,如疣、黑痣、小血管瘤、息肉等,常用的制冷剂如液氮、氯乙烷、干冰,也可用半导体制冷。

二、治疗原理及治疗作用

(一)生化作用

在深低温作用下,生物细胞发生一系列的生物化学变化和病理生理改变。①细胞内外冰晶形成,使细胞发生机械性损伤;②当细胞外冰晶形成时,细胞脱水,缓冲盐类结晶,电解质浓缩,酸碱度改变而产生毒性作用,导致不可逆的细胞损害;③细胞膜的蛋白和类脂蛋白变性,改变了细胞膜的通透性;④血管内产生固态冰晶,使血液淤滞,动静脉血流被阻,微循环停止,组织细胞因缺氧和营养障碍而死亡(有人称这种变化为"温度休克")。

总之,冷冻的生物学效应或机制是上述一系列因素综合作用的结果,但最终均导致生物细胞遭到破坏,达到治疗目的。温度越低,对细胞的破坏作用越大,此外,低温还能使细胞膜类脂蛋白复合物变性,导致局部血液循环障碍,进一步促进破坏作用。冷冻融解简称冻融,其对组织的损伤作用一直存在,所以多次冻融较一次冻融具有更大的破坏性,具有临床治疗意义。

(二)生理作用

冷冻对组织的作用效果与冷冻温度、冻融速度、冷冻时间、冷冻次数、局部血液供应、组织对冷冻的敏感性等有关,其作用特点如下。

1. 组织破坏的均一性 冷冻使组织坏死的临界温度为 $-40\sim-20$ ℃。组织冷冻后,局部毛细血管堵塞,数小时至 24 h 组织发生坏死,组织破坏的均一性是冷冻坏死的一大特点。

2. 冷冻坏死的范围 冷冻坏死灶与周围正常组织界限清楚,冷冻坏死灶周围的正常组织修复力强,冷冻坏死灶的生理愈合较快,炎症反应较轻。

3. 冷冻坏死的恢复过程 冷冻坏死的修复经过水肿期、坏死期和恢复期。冷冻后,皮肤上首先形成水疱,数小时后局部组织发生坏死;经过数天至数周,局部肉芽组织急剧增生,然后结痂脱落、组织上皮化。

（三）治疗作用

1. 对组织细胞的作用 快速冷冻（温度变化 10～100 ℃/min），细胞内外有冰晶形成，细胞质、细胞核和染色体内的冰晶可使细胞立即死亡。温度骤降时，细胞发生的低温休克更甚于冷冻的直接作用，有时甚至未达到冷冻程度，即可使细胞遭受损伤。如精细胞，在 2 ℃/min 温度下降速度时细胞发生膨胀，在被冰冻前死亡。当温度复升时，由于细胞外溶质浓度的降低极为缓慢，细胞长时间处于高浓度电解质的细胞外溶质中，细胞极易受损；如复温缓慢，细胞内的小冰晶再结晶，聚集成大的冰晶，引起细胞内外电解质的再次浓缩，则进一步加速细胞的死亡，故可用于治疗表浅肿瘤。

2. 对神经系统的作用 冷冻可使神经的传导速度减慢，以致暂时丧失其功能。由于感觉敏感性降低或消失，故有解痉、镇痛、麻醉等作用。

3. 对皮肤的作用 冷冻时，局部皮肤温度随冷冻程度而下降。如用氯乙烷喷射皮肤时，在皮肤温度降至冰点之前，皮肤血管收缩，触觉敏感性降低，皮肤麻木；当将至冰点时，皮肤骤然变白而坚硬；继续降温冷冻，则皮肤突起，出现"凝冻"，此时皮肤温度约为 -0.5 ℃。冷冻结束后皮肤开始解冻，由边缘区逐渐向中心区出现潮红，凝冻时间较长时则出现反应性水肿，如时间过长可出现水疱等现象。

4. 对免疫功能的影响 组织细胞经冷冻破坏后，可形成特异的抗原物质，使机体产生相应的免疫反应。治疗肿瘤时可增强对肿瘤细胞的破坏和吸收。

三、治疗技术

（一）设备

临床上常用的设备有冷疗机、冷气雾喷射器、液态氮装置等。

（二）治疗方法

（1）接触冷冻法：将冷冻头直接接触病变部位进行冷冻的一种治疗方法，在外科最为常用。根据病变部位选择冷冻头，治疗良性病变，选择较病变面积稍小的冷冻头；恶性病变，选择大于病变 0.5～1.0 cm 的冷冻头，治疗时，将冷冻头轻压于病灶，与病变处紧密接触。对血供丰富的组织和较深的病变，可加压冷冻。冷冻时间的计算从冷冻头与病变接触时开始。因冷冻头面积相对局限，故只适用于较小范围的病变，对较大范围的病变可采用分区治疗。

（2）插入冷冻法：将针形冷冻头插入肿瘤内，以达较深部位肿瘤的治疗。主要用于破坏深部组织病变，可配合麻醉；对于较大病灶，可少量多次进行治疗。

（3）倾注冷冻法：将液态制冷剂直接倾注于病变部位进行冷冻的一种治疗方法，适应于范围大、局部不规则、侵入程度深的恶性病变。治疗时，先用凡士林纱布或泡沫塑料保护病变周围的正常组织，在病变处覆盖消毒棉球，再将液态制冷剂倾注到棉球处，持续 2～3 min。其制冷速度更快，破坏力较强，一般在 24～48 h 后，局部组织细胞坏死，数天后坏死组织脱落，适用于治疗恶性肿瘤。

（4）喷射冷冻法：如将液氮直接喷在病变区，适用于表面积大而高低不平的弥散性浅表肿瘤。如氯乙烷喷射法，多采用间歇喷射，一次喷射 3～5 s 后停止 30 s，可反复进行多次，其特点为制冷速度快。

（5）点冻法：将液氮倒入小容量容器中，用棉棒或棉球蘸少许液氮，直接点在病灶上。此法操作简单，但有时因局部压力不足，对深部组织破坏力较差，只适用于治疗表浅而局限的病变，如血管瘤、乳头状瘤、白斑、雀斑、疣等。由于冷冻范围和深度易控制，愈合后瘢痕轻薄。

（三）治疗剂量

1. 冷冻速度 冷冻速度 <100 ℃/min，称缓慢冷冻，仅使细胞外水分形成冰晶，对细胞功能的破坏性较弱；冷冻速度 >100 ℃/min，称快速冷冻，可在细胞内外同时形成冰晶，对细胞功能的破坏性强。

2. 冷冻温度 不同的组织对冷冻温度的耐受性差异很大，故冷冻温度可在 -196～-20 ℃ 之间选用。根据动物实验及临床观察，组织发生坏死的临界温度是 -20 ℃。快速冷冻到 -40 ℃ 以下，除大血管外，一般组织均被破坏。温度越低其破坏力越强。治疗肿瘤时，冷冻头的温度应在 -80 ℃ 甚至 -100 ℃

以下。

3. 冷冻时间 组织细胞破坏的程度与冷冻时间、治疗次数成正比。一般以病变区是否完全冻结，形成冰球，而不损伤正常组织为宜。一般黏膜的冷冻时间为 0.5～2 min，皮肤为 1～3 min，治疗肿瘤应为 3～5 min。

4. 复温速度 停止冷冻后复温愈慢，破坏作用愈强。复温分快速升温（100 ℃/min）与自然复温两种方法。

5. 治疗次数 冷冻治疗一般 1 次可以治愈，如需 2 次以上治疗，需脱痂后再进行治疗。

（四）影响疗效的因素

1. 冷冻机制 冷冻对细胞的损伤开始是可逆的，终止冷冻后细胞的功能可以恢复，如果继续冷冻，则细胞的损伤变为不可逆。冷冻后细胞内冰晶形成，类脂质胞膜凝固变性，引起细胞膜破裂，细胞的渗透性破坏，细胞死亡。

2. 冷冻速度 缓慢冷冻可使组织细胞外液冷冻形成冰晶，不形成对细胞有致命损害的细胞内冰晶，故对组织的破坏作用较少，不宜用于治疗恶性肿瘤。快速冷冻可使细胞内外同时形成冰晶，对细胞损伤破坏作用较大。超速冷冻，细胞内冰晶来不及形成，仅组织内结冰，细胞不受致命损伤。冷冻速度除与冷冻温度有关外，还与组织的大小、性质及原有温度等有一定关系。

3. 冷冻温度 根据动物实验及临床观察，许多学者认为组织发生坏死的有效温度是 −40 ℃。温度如果较高，只能引起细胞外冰晶形成，使细胞内液流至细胞间隙，不形成细胞内冰晶，不发生细胞膜的破裂和细胞死亡。在这种情况下，一旦冷冻停止，复温后细胞可以恢复原有的功能。

4. 冷冻时间 冷冻持续的时间越长，被冷冻的组织温度越低、对组织破坏力越大，被冷冻损伤组织范围也就越大。有人认为延长冷冻时间不能加深组织坏死深度。除冷冻时间外，冷冻效果也受病变性质、治疗要求以及冷冻温度等因素的影响。

5. 冻融速度 组织被冷冻成冰球，当停止冷冻后，冰球逐渐融解，局部充血肿胀，冰球完全融解的时间即是该组织冻融速度，冻融速度慢，说明被冷冻的组织温降大，缓慢融解会继续吸收热量，使细胞内冰晶增大，对细胞及组织损伤较大。

6. 冷冻次数 目前多数学者主张用冷冻—融解—再冷冻—再融解的反复冷冻方法进行治疗，这样对组织损伤大。

7. 冷冻压力 加压冷冻可以使毛细血管闭塞，使组织内血流量减少，被冷冻的组织温降大。因此，冷冻血管丰富的组织和治疗皮下较深处的病变和血管瘤，给予一定压力是必要的。

8. 冷冻面积 在冷冻头周围被冷冻组织的温降有一定坡度，即离冷冻头近，组织温降大；离冷冻探头远，则组织温降小。因此，探头要稍大于病变组织，特别是冷冻恶性肿瘤。

总之，温度越低，冷冻时间越长，冻融次数越多，降温越快，复温越慢，对细胞的杀伤力也越大。

四、临床应用

（一）适应证

由于冷冻治疗后，伤口修复合乎生理要求，瘢痕形成较浅、范围小，不会引起组织缺损、组织变形和功能障碍等后遗症，所以冷冻疗法在临床上的应用非常广泛。
冷冻疗法的
临床应用

1. 皮肤疾病 良性皮肤疾病有色素痣、雀斑、寻常疣、扁平疣、胼胝、单纯性血管瘤、渐进性脂肪坏死、光线性角化病、脂溢性角化病、良性表浅肿瘤、鸡眼等。恶性肿瘤有鳞状上皮癌、基底细胞癌、皮肤附件癌、恶性黑色素瘤等皮肤癌。

2. 妇科疾病 良性疾病有慢性宫颈炎、宫颈糜烂、宫颈息肉、宫颈间 1～2 级尖锐湿疣、宫颈黏膜白斑、子宫颈腺囊肿、棘皮症、外阴白斑、外阴血管瘤及外阴神经性皮炎等。恶性肿瘤有子宫原位癌、宫颈癌等肿瘤。

3. 五官疾病 良性疾病有白内障、视网膜剥离、睑缘疣、耳廓软骨膜炎、耳血管瘤、耳乳头状瘤、过敏性鼻炎、鼻出血、鼻前庭和咽部乳头状瘤、慢性咽炎、喉部血管瘤、口腔白斑、口腔黏膜囊肿、舌下囊肿及舌血管瘤等。恶性肿瘤有牙龈癌、舌癌、鼻咽癌、睑板腺癌等。

4. 外科疾病 良性疾病有内外痔、肛门湿疹、肛门溃疡、肛门脓肿及直肠息肉。腋臭、尿道肉阜、尿道口囊肿等。恶性肿瘤有颅脑肿瘤、肺癌、肝癌、直肠癌、软骨肉瘤、巨细胞瘤、阴茎癌等。

（二）禁忌证

雷诺病、严重的寒冷性荨麻疹、冷球蛋白血症、冷纤维蛋白原血症、严重冻疮、严重糖尿病患者以及老年人、幼儿、体弱等对冷冻治疗不耐受者。

（三）注意事项

（1）在治疗前应对患者说明治疗的正常反应和可能出现的不良反应，患者在治疗中不得随意变换体位和触摸冷冻设备。

（2）在采用冷冻疗法时，注意保护非治疗部位，操作时避免制冷剂外漏、溅洒在正常组织和衣物上。眼部治疗时，注意防止制冷剂损伤角膜。

（3）喷射冷冻法治疗后局部会出现水肿，渗出较多，应严格选择适应证，禁用于头面部，以免造成眼、鼻、呼吸道的损伤。

（4）加压冷冻治疗时，并应避开主要神经分布区，以免损伤神经。皮下脂肪较少的部位不宜加压过重。

（5）冷冻治疗后 3～5 日保持创面清洁、干燥，结痂后禁用手揭，让其自然脱落。

（6）冷冻反应和并发症的处理。

①水肿和渗液：冷冻后局部组织发生明显的水肿和大量渗液，一般冷冻后数分钟，组织内部水肿就会迅速发展，12～24 h 后达高峰。术后 1 周左右可自行消退。但是，对咽喉部的病变进行冷冻治疗后，需常规应用糖皮质激素等药物雾化吸入或肌内注射，以防止局部水肿反应严重而影响呼吸道通畅。

②出血：多因冷刀与病变组织黏着，未完全融解而强行将冷刀抽出所致，多发生在黏膜病变上。恶性肿瘤冷冻时也较容易发生出血，血管瘤在重复冷冻后有时因表面坏死而出血。对于局部小出血灶，可采用止血剂及压迫止血；如出现搏动性出血或出血较多，应采用结扎止血或堵塞止血。

③局部创面感染：冷冻治疗本身对局部创面有灭菌作用，但如创面已发生感染，应给予抗生素治疗，并进行伤口换药。

④瘢痕形成：加压重复冷冻后常于冷冻表面出现菲薄的瘢痕，咽部病变加压冷冻后，多数出现局部瘢痕，如咽侧腺癌，冷冻后因翼内肌瘢痕挛缩，发生牙关紧闭；鼻腔侧壁血管瘤，冷冻后发生瘢痕而致前鼻孔狭窄。

⑤色素减退：各种病变行深度冷冻后常出现局部色素减退，以皮肤最明显，与周围正常的皮肤形成鲜明的界线，一般需半年至一年后始逐渐恢复。

⑥疼痛：在深度冷冻过程中和冷冻后，绝大多数患者都感疼痛，但多能耐受。如对咽喉部病变进行冷冻，常规用 1‰丁卡因喷雾表面麻醉。冷冻治疗后出现的短暂疼痛，一般不用做任何处理。如果患者对疼痛耐受较差或疼痛持续较久时，酌情给予镇痛剂以缓解疼痛。

⑦神经损伤：冷冻对病变区穿过的神经支干有破坏作用。如损伤感觉神经，表现为神经支配区域出现麻木；损伤运动神经，出现神经所支配的肌肉麻痹。一般这种神经损伤是可逆的，多在给予神经损伤常规治疗后 3 个月左右可恢复功能。

案 例 分 析

1. 该患者诊断为跖疣,最常用的治疗方法是冷冻疗法,因疣体较小,可进行液氮点冻治疗。

2. 该患者治疗后应注意可能会有轻微疼痛,会出现红肿、起疱、干燥、结痂、脱落等过程,要注意皮肤护理,减少走路步行等足底摩擦。若是一次冷冻不能使疣体脱落,还需进行第二次或多次治疗。

3. 跖疣还可进行激光、微波、电灼等治疗。

 资源拓展

扫码答题　　　　章节思维导图　　　　冷疗法操作常规

(傅青兰)

水疗法

扫码看课件

▲ 素质目标

培养学生的科学精神和态度;培养学生的团队协助、团队互助意识;培养学生依法规范自己行为的意识和习惯及耐心负责的职业态度。

▲ 知识目标

掌握水疗法的定义、治疗原理、作用机制和水疗法的临床应用;熟悉水疗法的治疗技术;了解水疗法的设备设施。

▲ 技能目标

学会水疗法操作;能根据不同疾病选择合适的水疗项目。

课程思政点

培养正确人生观,服务患者、奉献社会;培养一丝不苟的科学精神;培养吃苦耐劳的劳动精神;培养大胆探索、勇于争先的时代精神。

第一节 概 述

案 例 导 入

患者,女,56岁,诊断:右基底节脑梗死,左侧肢体感觉运动功能障碍。功能检查:Brunnstrom分期为上肢Ⅲ期,手Ⅱ期,下肢Ⅲ期;Bathel指数评分为40分,日常生活需要较大帮助;Berg平衡评分为23分,有一定平衡能力,可在辅助下行走;步行功能为2级,可在1人辅助下步行。患者希望能早日恢复独立步行,康复治疗处方建议水中步行训练。

认识
水疗法

【思考】

1. 该患者应选择何种水中运动疗法?

2. 如何制订患者水中运动训练治疗处方?

3. 该患者进行水中运动训练时应注意哪些问题?

一、概念

水疗法(hydrotherapy)是利用各种不同成分、温度、压力的水,以不同的形式作用于人体来预防和治疗疾病的方法。水对人体的作用机制主要包括温度、机械及化学刺激作用,机体在三者的作用下产生一系列应答反应,这些反应是水疗法用于临床实践的基础。

将人体浸入水中来改善身体状态的行为可以追溯到数千年以前,如《素问·阴阳应象大论》说:"其有邪者,渍形以为汗。"《礼记》中有"头有创则沐,身有疡则浴"。明清时期是我国古代药浴疗法发展的一个高峰时期,伟大医家李时珍所著的《本草纲目》中介绍了含咽、沐浴、擦洗、热浴等多种药浴方法。古希腊时期,西方医学开拓者希波克拉底就使用过温泉进行治疗。17—18世纪,德国医生西格蒙德·哈恩(Sigmund Hahn)和他的儿子提出的利用水来治疗"腿部疼痛和瘙痒"及其他的医学问题,这时开始出现了与水疗相关的医学学科。

二、物理特性

1. 液体性 水是一种液体,它可以与身体表面各部分密切接触,是一种最佳的传递刺激物质。

2. 热力学特性 水既能存储热量又能传导热能,水的热容,导热速度快。不同温度的水与皮肤接触时会交换温度给予刺激。

3. 机械力特性 水具有浮力、静水压和水流的冲击作用。浮力可以起到辅助、抗阻或支持作用,静水压有助于减少受伤部位水肿,当水被用作填充剂、浴用剂、喷雾剂及冲洗液,并有理想的压力和温度时,可以传导机械刺激和温度刺激,能清洗创面,促进愈合。

4. 溶剂特性 水是一种良好溶剂,可溶解多种化学物质。溶解矿物盐、药物或气体的水,可以起到更好的化学刺激作用。

5. 黏滞性 水的黏滞性远大于空气的黏滞性,水中运动时黏滞性形成阻力,可以开展肌力和耐力训练,改善心肺功能。

6. 水的密度 设定4 ℃时水的比重为1,人体的比重要低于水的比重,平均比重为0.974。人体密度略小于水,这使得当人体浸入水时,具备了在水中漂浮的能力。因此可以作为瘫痪、炎症或肌萎缩患者的训练介质。

三、水疗法的分类

水疗法存在不同的分类方法,按照治疗形式大体可分为冲浴法、浸浴法和水中运动治疗三大类。此外某些在国内外已经发展多年的水中运动技术,因其特定的理论和技术体系,将之归纳为水疗专项技术。

1. 冲浴法 分为全身冲浴和局部冲浴,利用可调节水温的花洒或喷头让适宜温度的水缓慢冲浴全身(依次冲浴颈肩部、上肢、躯干、下肢)或具有一定压力的水射流垂直作用于身体局部。

2. 浸浴法 患者全身或局部浸泡水中的一种治疗方法。

(1)按照浸浴设备可分为蝶形槽浴、涡流槽浴和气泡治疗槽浴等。

(2)按照水温可分为冷水浴(低于25 ℃)、低温水浴(25～32 ℃)、不感温水浴(33～35 ℃)、温水浴(36～38 ℃)、热水浴(38 ℃以上)和冷热交替浴(热水40 ℃左右,冷水10 ℃左右)。

(3)按照作用形式可分为气泡浴、涡流浴等。

(4)按照有无溶质成分可分为淡水浴、盐水浴、苏打浴、药浴和臭氧浴等。

3. 水中运动治疗 水中运动治疗的类型包括一般性水中运动治疗(水中肌力训练、水中关节活动度训练、水中平衡训练、水中协调性训练和水中步行训练等)、水中有氧训练、水中太极、水中瑜伽及治疗性游泳等。

4. 水疗专项技术 Halliwick理念、Bad Ragaz训练、Watsu疗法、Ai Chi疗法等。

第二节 治疗原理及治疗作用

一、治疗原理

1. 温度效应 水的热容量大,导热性强,不同的温度可刺激机体皮肤和肌梭感受器,影响神经冲动的传导,起到调节代谢、改善机体功能的作用。人体对寒冷刺激的反应迅速、激烈,而对温热刺激的反应较为缓慢;被作用的面积越大,刺激性越强。冷水浴可使血管收缩、神经兴奋性增高,肌张力提高。热水浴可使血管扩张,促进血液循环和新陈代谢,降低神经的兴奋性、缓解痉挛。温水中康复运动能改善心肺功能和运动能力,提高肌肉力量和耐力。

水疗法治疗原理及治疗作用

2. 机械效应

(1)静水压:静水压即压强,为单位面积所受的力。人体浸入水中,在相同高度的液体面上,人体受到的各个方向的压力相等,压强与水的密度、浸泡深度成正比。静水压可将机体内液体从四肢推向中心,引起内循环血量增加,可调节每搏输出量,降低心率。对胸廓和腹部的挤压,可改变肺脏功能和呼吸动力学,增加呼吸肌肉做功。

(2)浮力:水浸至髂前上棘时,可以提供50%的体重支持,水浸至剑突水平,可提供75%的体重支持,浸至第7颈椎棘突时,可提供90%的体重支持(图11-1)。

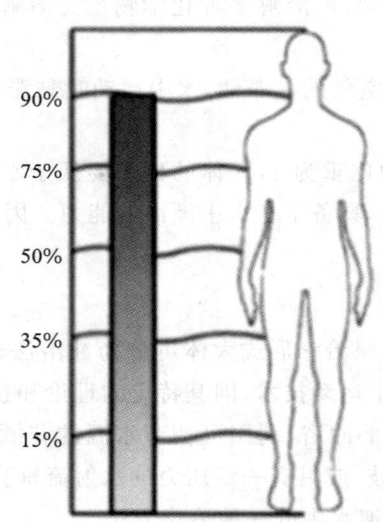

图 11-1 浮力与体重的关系(水深与可提供的体重支持)

(3)冲击作用:水流冲击产生的机械刺激可以提高神经兴奋性,促进感觉运动的恢复,也可以镇静、放松,清洗烧伤创面能促进创面愈合。

3. 化学效应 水是一种良好溶剂,可溶解多种矿物质和化学物质。溶解药物的水可直接发挥外用药物的作用,又避免了药物的胃肠道刺激,同时起到物理治疗和药物治疗双重功效。水中的微量元素也会对机体产生化学刺激作用。

二、治疗作用

1. 对呼吸功能的影响 不同的浸泡深度会对肺通气功能产生不同程度的影响,浸泡在胸腔水平的水中,血液的加速回流和静水压对胸廓产生的压力,会影响血流在肺内的分布,增加呼吸负荷,改变呼吸动力学。呼吸负荷的增加尤其表现在对吸气肌(如膈肌)的影响,水中运动会对吸气肌产生较好的练习作用,改善呼吸功能。

2. 对循环系统的影响

(1)静水压对循环系统的影响如图 11-2 所示。

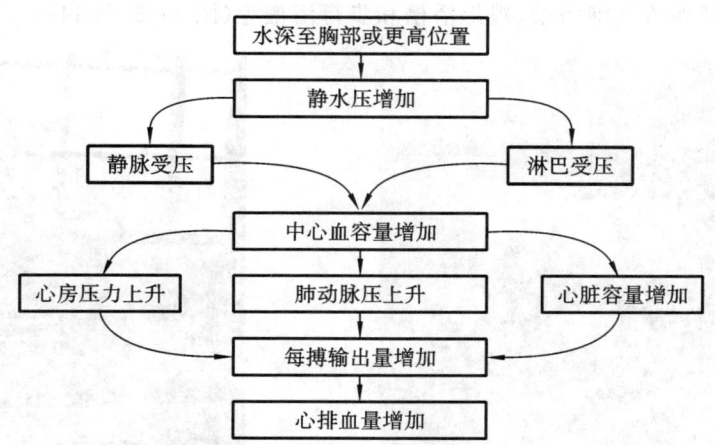

图 11-2　静水压对循环系统的影响

(2)水温对循环系统的影响:可使局部循环改善。交替使用冷热水局部洗浴或喷雾等,可以增加器官或躯体局部如肢端的血流量。全身冷水浴时,初期毛细血管收缩、心搏加快、血压上升,后出现血管扩张、心搏变慢、血压降低,减轻心脏负担。因此人们认为寒冷能提高心肌能力,有改善心肌营养的作用。施行热水浴时,热水更容易引起皮肤中心血管扩张和血流量增加,外周阻力减小,降低了心脏运输血液所做的功,提高了心脏的工作效率。

3. 对运动系统的影响　机体浸泡在温水中,会发生血液的重新分配,大部分血液会流向皮肤和骨骼肌,使骨骼肌氧运输能力得到改善,加快肌肉代谢产物的清除。水中浸泡或运动时,浮力和静水压作用可以减轻关节和骨骼的负重,有助于消除肿胀、减轻疼痛、缓解痉挛。水的温热刺激能使肌肉的疲劳感快速恢复,还能缓解肌痉挛,冷刺激短时间可提高肌肉应激能力,增加肌力,减少疲劳,但长时间作用则会引起组织温度降低,肌肉发生强直,造成运动困难。

4. 对泌尿和内分泌的影响　水中浸浴可对肾血流量、肾调节系统以及内分泌系统产生多方面的影响。身体浸入水中后,因中心血容量增加,肾交感神经活动减少,醛固酮的合成受到抑制,在 2 h 达到高峰,肾小管钠转运增加,排钠同时伴随自由水的流失,产生了浸浴的利尿效应。因此,长时间浸泡在水中的个体,需要补充一些淡盐水以补偿损耗。

5. 对神经系统的影响　冷水浴能兴奋神经,民间常用冷水喷洒头面部,以促醒昏迷患者。温水浴能减少外周传入大脑皮质的冲动,降低神经兴奋性,起到镇静催眠作用。而浸浴是通过自主神经系统反应对机体产生放松和抑制疼痛作用,温度和静水压刺激皮肤的温度、触觉、痛觉和压力感受器,传入神经冲动到中枢,引起机体不同反应。温水浸浴能降低交感神经的活动,增强副交感神经对自主神经的影响,在调整情绪和降低焦虑方面有显著作用。冷水浸泡刺激会降低神经的传导速度,改变痛阈。水的湍流刺激可以提高痛阈。

第三节　治 疗 技 术

一、设备

根据实施的不同方法,如池式水疗、槽式水疗、冲淋式水疗等,水疗室的设备有水疗池、槽浴设备、冲淋设备等,还有配备的转移设备和水中运动辅助设备等。

1. 水疗池 国内早期开展的水疗多为自建水疗池,现在基于建设周期和多样化治疗考虑,多选择成品水疗池。

2. 槽浴设备 包括涡流气泡浴槽、蝶形浴槽和步行浴槽等(图 11-3、图 11-4)。

水疗法
治疗技术

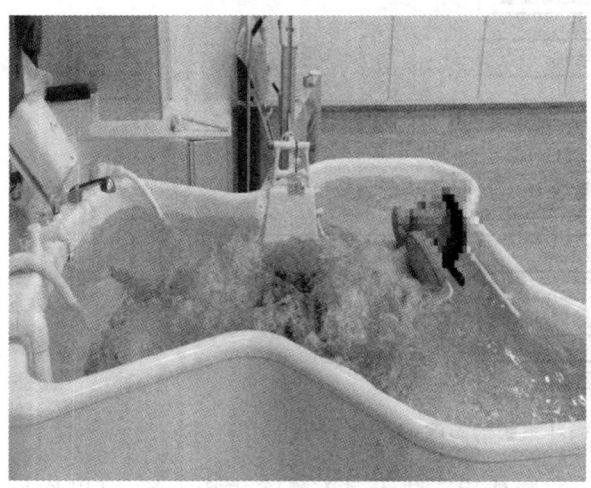

图 11-3 蝶形浴槽

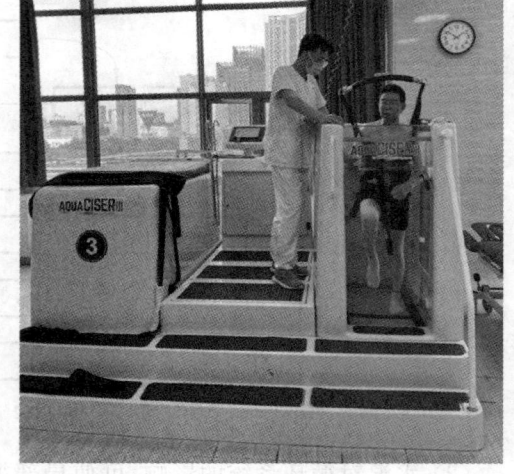

图 11-4 步行浴槽

3. 冲淋设备 包括可调式冲淋浴头,增压设备,治疗用床、椅等。

4. 转移设备 包括入浴提升装置、天轨等。

5. 水中运动辅助设备 包括水中跑台、浮力设备、阻力设备、水中运动控制器材等。

(1)浮力设备:浮力颈圈、浮力环、浮力哑铃、浮板等。

(2)阻力设备:阻力哑铃、阻力锤、水中沙袋等。

(3)水中控制器材:游泳圈、浮力条等。

二、治疗方法

(一)水中运动疗法

1. 一般性水中运动治疗 水中肌力训练、水中关节活动度训练、水中平衡训练、水中协调性训练和水中步行训练等。

(1)水中肌力训练。

①助力运动:肢体借助浮力作用完成与浮力方向一致的活动,适用于肌力 1~2 级的患者。

②减重力运动:肢体利用浮力克服重力进行水平方向的运动,适用于肌力 2 级的患者。

③抗阻运动:肢体的运动方向与浮力的方向相反,或运动速度较快时,浮力和水的阻力成为运动阻力。可以根据病情需要,给予不同的阻力,以达到不同抗阻运动训练的目的。抗阻负荷与患者主动用力程度相关,不容易发生过度负荷,所以十分安全。

(2)水中关节活动度训练:运用浮力装置进行牵拉,根据患处位置进行姿势体位的摆放,产生温和的牵伸作用,如利用水中运动设备增加髋关节前屈(图 11-5)。借助水温和浮力达到有效的牵伸目的,改善肢体的活动度和身体的柔韧性。

(3)水中平衡训练:患者立于平行杠内,水深以患者能站稳为准,水的浮力作用可以帮助患者支持体重,从而比较容易控制身体的平衡,因此可以早期进行Ⅰ级平衡训练。进而可以利用水的波动,干扰患者的平衡,使患者可以进行Ⅱ级平衡训练。进行抗阻运动相当于Ⅲ级平衡训练。

(4)水中协调性训练:在水中最好的协调性训练是游泳。开始时可先让患者在一个固定的位置进行原地游泳动作,以后逐渐过渡到患者能完全独立进行游泳运动。

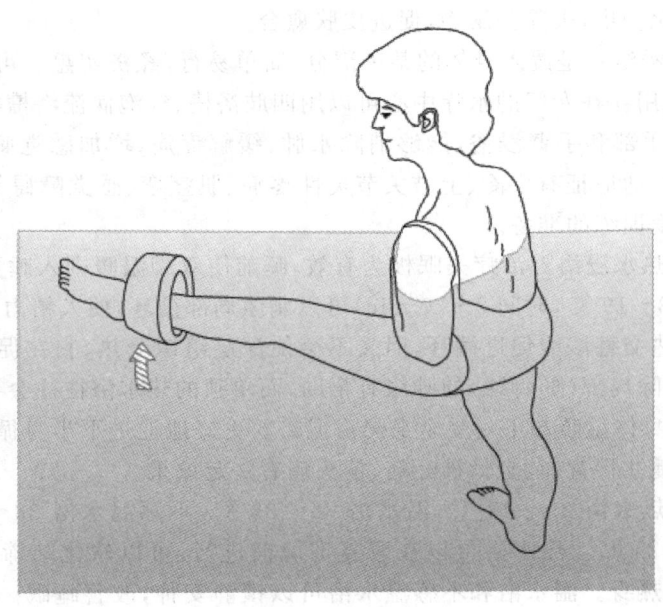

图 11-5 水中牵伸

（5）水中步行训练：水中步行训练通常是在地面上训练之前进行的。可以在水池中或步行浴槽内进行，让患者进入水中，站在平衡杠内，水位不超过乳头水平，双手抓杠练习行走。适用于肌力比较弱的患者，亦适用于有可能支撑起身体行走、对于负重关节有疼痛的骨性关节病患者或下肢骨折恢复期的患者。患者在训练时会发现其在水中站立和行走较在地面上容易得多，而且感到舒适或疼痛明显减轻。

2. 水疗专项技术

（1）Halliwick 理念是指一种可用来教授所有群体，尤其是那些有运动功能和（或）学习能力障碍的残障人士，使他们学会在水中活动，最终能够在水中独立运动及游泳的技术体系及治疗理念。现代 Halliwick 理念主要由两大系统组成，即十点程序（the ten-point-programme）和水中特殊治疗（water specific therapy，WST），也可称为 Halliwick 基础课程和高级课程。前者主要用于教授游泳技能，后者由前者扩展而来，侧重于治疗身体结构缺陷和功能障碍。两者间无严格界限，在应用时互为补充，十点程序和水中特殊治疗的主要目的是教会患者游泳。然而，对于水疗师来说，教授游泳并不是最终目的，大多数患者也对学习游泳技能不感兴趣。因此，水中特殊治疗中加入了许多实用的治疗技术，使水疗师能更好地借助水环境的特性来改善运动训练效果。

（2）Bad Ragaz 训练法亦称救生圈训练法，是基于本体感觉神经肌肉易化技术原理而建立的技术，在疼痛控制和肌肉放松方面疗效突出。

（3）Watsu 疗法是将按摩技术引入水中，从而达到生理和心理效应的一种治疗方法。常用动作有重复性躯干牵张和旋转动作，包括最基本的旋转屈曲动作及近端和远端腿部旋转。对降低躯干、肩部、髋部及四肢张力有作用。

（4）Ai Chi 疗法由 Jun Konno 于 1993 年开发，他创造 Ai Chi 是为进行 Watsu 做准备。创立之刃，Ai Chi 包括 19 种组合动作，分姿态控制和组织松解两个方面，基本动作分为冥思、漂浮、抬升、合拢、折叠、抚慰、聚拢、释放、移位、接纳、优美的接纳与画圈、平衡、画半圆、环绕、包围、培育、流动、反射与悬浮。所有动作在齐肩深水中渐进性进行。

（二）浸浴疗法

浸浴疗法是将躯体的全部或局部浸润到不同温度的水中，利用水的物理特性进行治疗。浸浴也是医疗方法中古老的方法之一，水中可以添加盐、矿物质、草药或药物等，也可以利用现代水疗设备进行涡流浴、气泡浴等。主要利用水的温度刺激和静水压力，具有松弛肌肉，缓解痉挛，减轻疼痛与镇静等作用。

烧伤患者浸浴还可以软化痂皮,去除分泌物,促进皮肤愈合。

1. 局部浸浴 局部浸浴只是浸入身体的某一部分,简单易行,经济实惠。可以用热水、温水、不感温水、冷水或冷热水交替使用。在专门的水疗中心可以用四肢浴槽、气泡涡流浴槽等设备。

(1)上肢浸浴:包括手部和手臂浸浴,能够消除水肿,缓解疼痛,增加感觉刺激。热水浴(水温 39～43 ℃),时间 15～20 min,适应证有手冷、上肢关节炎性疼痛、肌痉挛、感觉障碍等,可以作为手及臂部肌肉筋膜伸展及关节活动度训练的准备。

(2)下肢浸浴:下肢热水浸浴对治疗失眠极为有效,睡前使双脚温暖则入睡更快,睡眠质量更高。下肢短暂的冷水浴(水温 13～19 ℃,时间 2～20 min)可以刺激局部循环,使人精力充沛,而长时间的冷水浴则会抑制局部循环。冷热交替浴能促进循环,但又不会使深层组织受热,它在促进扭伤局部循环的同时也不会诱发水肿,故对消除局部(如脚踝)的肿胀有帮助,而单独的热水浴往往会导致水肿。

(3)半身浸浴:需要身体温暖却不耐受全身热浴或需要更好地促进下半身循环的患者可以选择半身浸浴,对关节炎、急性和慢性腰背痛、坐骨神经痛、偏头痛有一定效果。

2. 全身浸浴 全身热水浴 39～43 ℃,温水浴 36～38 ℃,不感温水浴 33～35 ℃,低温水浴(25～32 ℃),冷水浴通常低于 25 ℃。热水浴可以在康复训练前进行,可以软化结缔组织、放松肌肉、促进循环,为进一步康复锻炼做热身。温水浴和不感温水浴可以镇静安神,改善睡眠。低温水浴和冷水浴通常时间短,有刺激神经兴奋的作用。可以与热水浴结合,具有改善循环、促进恢复的作用。

3. 涡流浴 涡流浴又称漩涡浴,是通过调节治疗槽喷嘴的方向结合气压装置使水产生漩涡式流动旋转,利用水流机械作用及温度刺激效应,进行治疗的水疗方法。可分为上肢涡流浴、下肢涡流浴、局部涡流浴、半身涡流浴等,可以起到改善循环与镇痛的作用。现代蝶形浴槽肩、腰、大腿、小腿有多部位喷水嘴,还可以实现水中按摩功能。

(三)冲浴法

冲浴法是以各种形式的水流或水射流,在一定的压力下冲或淋于人体全身或局部的治疗方法。具有机械刺激和温度刺激双重作用,其中机械刺激尤为显著。

根据水的压力,可分为低压(约为 1 个大气压)、中压(约 2 个大气压,最常用)和高压(约 3 个大气压)。根据水流喷射方式,可分为直喷浴、扇形浴、周身淋浴、雨浴、针浴、雾浴和上行淋浴。一般采用专门的喷淋及雾浴产生装置,烧伤冲浴使用冲淋浴治疗床,患者可采取站立位、坐位和卧位等体位。

第四节 临床应用

一、适应证

(一)在神经康复中的应用

1. 脑卒中后遗症、脑外伤恢复中的水疗法

(1)改善感觉功能:水的温度刺激和机械刺激能够通过皮肤感受器上传至中枢,加强与中枢神经系统的联系,以达到大脑功能重塑,促进脑卒中患者本体感觉和皮肤感觉的恢复。

水疗法
临床应用

(2)改善平衡功能:水的浮力作用可以帮助患者支持体重,为患者提供一个安全、不易跌倒的环境,使患者更容易做出适宜调整,持续诱发平衡反射。

(3)改善步行功能:患者在水中可以更早地进行步行训练,水的浮力可以帮助患者支持体重,使患侧下肢能早期进行支撑相训练,水的黏滞性也可以为患者迈步相提供阻力。

(4)改善上、下肢痉挛:可利用 Watsu 疗法技术温和地牵伸,配合温热效应可有效降低肌张力提高关节活动范围。

(5) 改善肩手综合征:上肢温水涡流浴,利用水温度刺激作用,使血管扩张、血流速度加快,促进血液循环,降低神经兴奋性,缓解痉挛。涡流浴的水流冲击压力作用可促进静脉和淋巴回流,减轻水肿。

2. 在脊髓损伤康复中的应用 水中运动治疗可以明显改善脊髓损伤患者的身体功能、有氧运动能力及整体健康状况,并缓解疼痛。还可以改善身体成分、肌力、平衡能力、步行能力、心肺功能和功能独立性。水的浮力可以支持体重,使下肢更容易完成力量、平衡和水中步行训练等。

3. 在脑瘫康复中的应用 常见儿童水疗法,手脚在水中漂浮活动能有效促进脑瘫儿童大脑和神经系统发育。水中运动量较在陆地大,脑瘫儿童在水中可自由活动,且加上水压的影响,儿童的心肺功能能得到很好的锻炼。水中运动能使脑瘫儿童全身肌肉、关节、韧带得以舒展,刺激骨骼、关节、韧带和肌肉的发育。水中运动能提高体能消耗,增加营养摄入,促进胃肠蠕动,改善消化系统。水中运动能提供视觉、听觉、触觉、平衡觉刺激,起到感觉统合作用。

(二)在肌肉骨骼疾病中的应用

1. 在骨折术后康复中应用 水的温热效应能改善循环,缓解肌痉挛,软化瘢痕,增加软组织柔韧性,水中训练能有效地将陆地上动作造成的疼痛、渗出、粘连降低到最小。

2. 在腰背疼痛康复中应用 水环境可以提供一个安全舒适的康复治疗场所,能够有效地开展水中核心力量训练,缓解疼痛、改善运动功能。

3. 在截肢康复中的应用 截肢患者可以早期在水中进行体能训练,在水中进行上、下肢抗阻训练能起到事半功倍的效果,还可以在水中开展平衡训练和关节活动度训练等。水疗对缓解截肢患者的残肢痛和幻肢痛也有积极的作用。

(三)在烧伤康复中的应用

早期局部或全身冲浴能减轻患者换药时的疼痛、防止感染等并发症,加快创面愈合。浸浴治疗能清除创面上的细菌、细菌产物和脓性分泌物,有利于减轻和控制创面感染,促进创面愈合。水的温热作用能降低神经的兴奋性,提高痛阈,减轻疼痛。水的温热作用和机械作用结合能够促进血液循环,降低皮肤表面张力,软化瘢痕,使运动变得更容易。

(四)在心肺康复中的应用

针对心血管和肺部疾病患者设计水中康复训练,尤其是因骨关节病、超重、跌倒风险大等问题而无法参加陆地上康复训练的患者,水中康复方案主要包括上下肢运动锻炼、呼吸体操、缩唇呼吸、腹式呼吸等,方案课程结构包括准备阶段、训练阶段、整理阶段三部分。水中训练可以增加心肺耐力,降低心率,降低血压。

(五)在产后康复中的应用

根据孕产妇身体和心理情况选择不同的水浴疗法、水中运动疗法和水中健身等。中药熏洗疗法的药方可以起到祛风除湿、益气养血、祛瘀止痛等作用。芳香浴、气泡涡流浴能促进代谢,调节自主神经功能。水中运动和健身锻炼可以起到恢复力量、消耗多余脂肪和重塑形体的目的。

(六)在运动恢复和运动损伤中的应用

水中浸浴的恢复机制主要与静水压和水的温度有关。静水压能增加心排血量、肌肉血流量和肌肉代谢产物扩散入血,加速代谢产物清除。冷水和冷热水交替浸浴可以促进训练后的恢复,能降低机体的热储备和核心温度,恢复内稳定。冷水浸浴恢复法,最常用水温为 10～14 ℃,浸浴持续时间为 5～20 min,也可采用 1～5 min 短暂重复浸浴,总的时间不超过 20 min。冷热水交替浸浴,通常冷水浸浴 1 min,热水浸浴 1～2 min,交替使用 3～7 次,累计浸浴 6～15 min。对于运动损伤,静水压和水温效应有助于消除受伤部位水肿,水的浮力作用可以使患者更早地开始功能训练。

（七）其他方面的应用

如不感温浴具有镇静作用，可用于治疗失眠、焦虑、易激惹、神经衰弱或慢性疼痛。热水坐浴，可用于治疗子宫或输尿管的痛性痉挛、痔疮痛、卵巢或睾丸痛、坐骨神经痛、尿潴留、膀胱镜检查后或痔疮切除手术后。冷热交替坐浴适用于治疗慢性盆腔炎、慢性前列腺炎、无力性便秘以及骨盆的其他失张力状态。

二、禁忌证

（一）绝对禁忌证

精神意识紊乱或定向力障碍、恐水症、皮肤传染性疾病、频发癫痫、严重的心功能不全、严重的动脉硬化、心肾功能代偿不全、身体极度衰弱及各种出血倾向者。此外，妊娠、月经期、大小便失禁、过度疲劳者等禁止全身浸浴。

（二）相对禁忌证

对血压过高或过低患者，可酌情选用水中运动疗法，但治疗时间宜短，治疗后休息时间宜长；大便失禁者，入浴前排空大便，宜做短时间治疗，防止于池中排便。

三、注意事项

（一）水中运动疗法

（1）疾病的诊断与评定：患者身体的一般状况、心肺功能、运动功能、感觉功能、并发症、皮肤是否损伤、是否有大小便失禁、是否有传染病、是否有水中运动的禁忌证等。患者肺活量在 1500 ml 以下者不宜在深水中进行水中运动。

（2）治疗时间的选择：水中运动疗法应在餐后 1～2 h 进行。避免空腹入水，入水前和出水后应该进行较低强度的适应性训练。必要时在出水后测量心率、血压。

（3）与在陆地上进行运动相比，在水中运动时心率稍慢，因此不能用陆地上的心率强度计算公式来指导水中运动的强度。水中运动应用下列公式计算运动强度：水中靶心率＝陆上靶心率－（12 或 15），年轻者按 12 计算，年长者按 15 计算。

（4）水疗室的环境：水疗室要有合适的温度和湿度，具有良好的通风设备，运动池温度应以患者的情况和目的选择合适温度。

（5）训练时间及次数：根据疾病种类及患者的个体情况，灵活掌握。一般每次训练 10～15 min，如果患者体弱，可缩短时间，或者将 15 min 的总训练时间分为 3 个 5 min 分段训练。训练次数最少每周 1 次，身体强者可达每周 6 次。

（6）浴后休息：浴后最好在池旁休息室内卧位休息 30～60 min，以利于体力恢复。

（二）浴疗

（1）浴疗后应擦干皮肤，进行保温，并令患者休息。

（2）对于高龄老年人、幼儿、体质衰弱、贫血、有严重出血倾向的患者，不适合长时间的热水盆浴。

（3）不感温浴治疗后应特别注意给患者保温，以免引起寒战。

（4）交替坐浴与所有的水疗处理一样，都是以冷水浴结束，且热水浴缸中水面应高于冷水浴缸水面约 30 cm，并充分覆盖以减少寒战。

（5）冲洗比擦浴反应要大，因此要求患者有较好的体力。

 案 例 分 析

患者步行时存在问题：站立相，患侧负重差；摆动相，迈步时足廓清差。

1. 选择步行浴槽内水中患侧负重训练和步行训练。

水疗法
案例分析

2. 进行水中患侧负重训练,水位患者胸骨中段,可提供75%左右的体重支持。健侧下肢抬腿每次30 s,每组5次,做3组。水中步行训练每日一次,速度0.5 m/s,时间20 min。

3. 注意事项:①熟悉步行浴槽操作,根据治疗需求选择合适水位。②治疗时间的选择:水中运动疗法应在餐后1~2 h进行。避免空腹入水,入水前和出水后应该进行较低强度的适应性训练。③治疗时治疗师要关注患者动作,完成不到位情况要给予及时指导。④定期评估功能恢复进展情况,调整治疗量和强度。⑤治疗结束沐浴后,要休息20~30 min再进行其他项目训练。

资源拓展

扫码答题

章节思维导图

水疗法操作常规

(徐世山)

压力疗法

扫码看课件

第一节 概 述

案 例 导 入

患者,男,65岁,行髋关节置换术,术后一直卧床,未进行相关康复干预,3日后家属发现患者下肢肿胀明显,下肢血管超声检查未发现静脉血栓形成。

【思考】

1. 该患者当下该实施哪种物理因子治疗技术?

2. 该患者选择物理因子治疗的主要原因是什么?

认识压

力疗法

当生活环境中的大气压发生改变时,会引起机体的生理功能产生一定的变化。利用压力的变化对机体产生的影响,治疗某些疾病或改善机体某种状态的方法属于压力疗法。临床上,压力疗法以改变肢体局部受到的压力为主,多用于四肢疾病的治疗。以生活环境中的大气压为标准,高于环境大气压的压力称为正压,低于环境大气压的压力称为负压。压力疗法可按照增加压力、减少压力、增加和减少压力交替进行分为正压疗法、负压疗法及正负压疗法。除以上3种,还有体外反搏疗法。

一、概念

压力疗法(pressure therapy)是指利用压力设备,对肢体施加压力,以改善肢体血液循环或提高心、脑、肾等重要器官的血流量,纠正组织或器官缺血、缺氧的治疗方法。

二、分类

(一)正压疗法

正压疗法是指利用高于环境大气压的压力作用于人体治疗疾病的一种方法。目前临床常用的正压疗法包括改善血液淋巴循环的正压顺序循环疗法和防治瘢痕增生的皮肤表面加压疗法(压力衣)。

(二)负压疗法

负压疗法是指将低于环境大气压的压力应用于人体治疗疾病的一种方法。负压疗法可分为全身负压和局部负压两种,目前临床多应用局部负压治疗。局部负压有腹部负压、股部负压、下半体负压、肢体负压及拔罐疗法等。

(三)正负压疗法

正负压疗法是利用高于和低于环境大气压的压力交替作用于人体局部以促进血液循环的物理疗法。目前所采用的正负压疗法装置,可单纯进行负压治疗,也可单纯进行正压治疗,还可进行正负压交替治疗。

(四)体外反搏疗法

体外反搏疗法(external counterpulsation,ECP)是以心电 R 波作为触发信号,通过包裹在四肢和臀部的气囊,在心脏舒张早期时,对气囊充气加压,由远端向近端依次快速加压,促使肢体动脉的血液返回至主动脉,使动脉舒张压增高,从而增加冠状动脉、脑动脉及肾动脉的血流量,起到辅助循环的一种无创性治疗方法。

案 例 分 析

1. 可为该患者实施正压顺序循环疗法。
2. 该患者下肢肿胀,卧床3日未进行康复干预,为预防下肢静脉血栓形成和减轻肿胀,选择正压顺序循环疗法。

第二节 正压疗法

案 例 导 入

患者,女,24岁,右前臂背侧深Ⅱ度烧伤,烧伤创面超过1个月才愈合,目前应尽快采取相应康复治疗以预防增生性瘢痕。

【思考】

1. 该患者当下该实施哪种物理因子治疗技术？

2. 如何为该患者制订物理因子治疗处方？

3. 该患者治疗时应注意哪些问题？

一、物理特性

正压顺序循环疗法（sequential compression therapy）一般采用气袋式加压装置，通过套在肢体上的气囊有规律地充气、排气压迫肢体软组织，促使组织间液经静脉和淋巴管回流，消除肢体局部水肿。皮肤表面加压疗法通过对人体体表施加适当的压力，以预防或抑制皮肤瘢痕增生、防治肢体肿胀，是经循证医学证实的防治增生性瘢痕较为有效的方法之一，常用于控制瘢痕增生、防治水肿和促进截肢残端塑形。

二、治疗原理及治疗作用

（一）正压顺序循环疗法

1. 促使静脉血和淋巴液回流 正压顺序循环疗法可提高组织液静水压，因肢体远端到近端的梯度式压差，促进组织间液向静脉及淋巴管内回流，消退肢体水肿。

2. 减少血栓的形成 正压顺序循环疗法可增加纤溶系统的活性，刺激内源性纤维蛋白溶解活性，减少血栓的形成。

3. 增大血流速度 正压顺序循环疗法可使血流速度增快，促进新陈代谢，增强网状内皮细胞的吞噬功能，促进溃疡愈合，增强对非细菌性炎症的消炎镇痛作用。

（二）皮肤表面加压疗法

1. 控制瘢痕增生和预防关节挛缩和畸形 皮肤表面加压疗法可抑制胶原纤维的生成，促进胶原结节水解，增加胶原纤维的破坏，从而预防和抑制瘢痕的增生，预防关节挛缩和畸形。

2. 预防下肢静脉曲张 皮肤表面加压疗法可促进静脉血和淋巴液回流，从而控制水肿，可预防久坐或久站人群下肢静脉曲张的发生。

3. 促进肢体塑形 皮肤表面加压疗法可促进截肢残端塑形，利于假肢的装配和使用。

4. 控制水肿 皮肤表面加压疗法可促进血液和淋巴回流、减轻水肿。

三、治疗技术

（一）设备及材料

1. 正压顺序循环治疗设备（sequential compress device） 为气袋式治疗装置，由主机（气泵和控制系统）、导气管道和上下肢气囊三部分组成（图12-1、图12-2），采用梯度加压的工作方式，作用于上、下肢，有的设备可选配髋部套筒，能完成由远端向近端的顺序循环加压治疗，或者完成由近端向远端的反向顺序循环加压治疗，也可选用正向与反向加压交替的治疗模式。

2. 皮肤表面加压疗法材料 包括缝纫机、加热炉、剪刀、裁纸刀、直尺、软尺、蛇尺、记号笔、计算器、恒温水箱、热风枪、硅胶膜、绷带加压法材料（弹力绷带、自粘绷带、筒状绷带、硅酮弹力绷带及纱布等，图12-3、图12-4）、压力衣制作材料（压力布、拉链、弹力线与魔术贴等）、压力垫制作材料（海绵、塑胶海绵、弱力胶、硅酮凝胶、透明塑料、弹力带及胶水等）和支架制作材料（低温热塑板材、魔术贴、螺丝和钢丝等）等。

（二）治疗方法

1. 正压顺序循环疗法

（1）患者取坐位或仰卧位，尽量保证舒适和安全。

（2）排除异常情况后，选择大小合适的气囊套在患肢上，并拉好拉链。

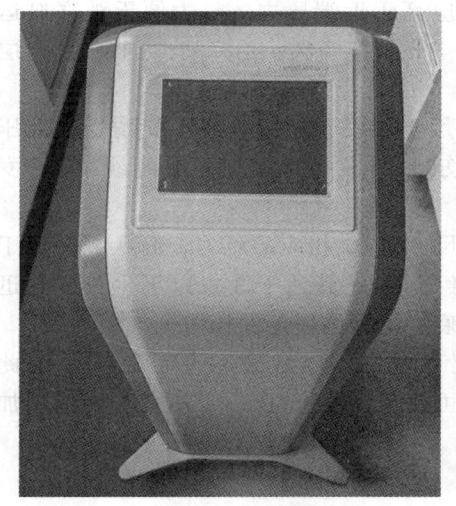

图 12-1 空气压力循环治疗仪-主机

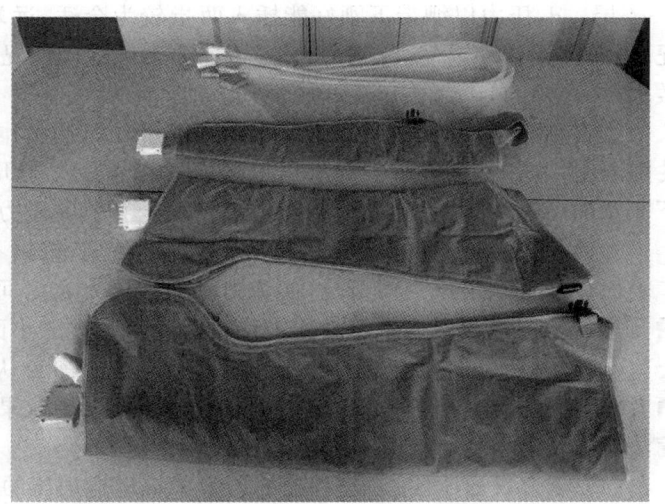

图 12-2 空气压力循环治疗仪-导气管道和上下肢气囊

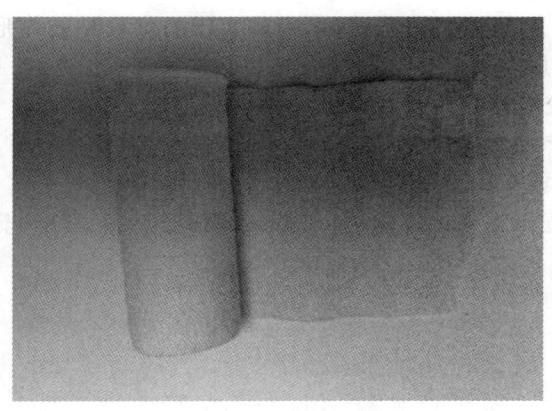

图 12-3 弹力绷带

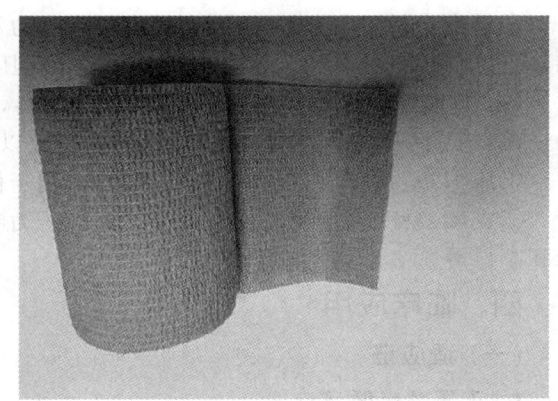

图 12-4 自粘绷带

（3）将导气管道按顺序插在气囊接口上。

（4）打开电源即开始治疗，先设定治疗压力，其末端压力可设定在 13.3～17.3 kPa（100～130 mmHg），其他各节段压力由电脑控制相应递减，或人为手动调节。

（5）设定治疗时间，一般为每次 20～30 min，特殊患者可适当调整，但以每次不超过 60 min 为宜。

（6）治疗周期，每日 1～2 次，6～10 次为一个疗程。

2. 皮肤表面加压疗法

（1）海绵加压法：①将聚丁二烯盐海绵剪成与所压迫瘢痕同样大小。②用黏胶将海绵固定于瘢痕处。③用弹力绷带和弹力套压迫。④每 4～7 日更换 1 次。⑤压迫致瘢痕至充血消退、变软，复平后再巩固治疗 1～2 个月，防止复发。

（2）热塑料夹板法：①将裁剪好的热塑料夹板（1,4-聚异戊二烯塑料制品）置于 72～77 ℃热水中软化。②为增加透气性，将热塑料夹板软化后快速打孔。③将软化的热塑料夹板置于患处塑形，冷却定型。④为防止塑形变硬后的热塑料夹板磨破皮肤，夹板应内衬海绵和纱布，同时为避免因潮湿引起皮肤感染，应经常更换衬垫及敷料，保持敷料干燥。

（3）绷带加压法：通过使用绷带进行加压的方法。

①弹力绷带加压法：a. 包扎时，由肢体远端正常皮肤开始向近端缠绕，均匀地做螺旋形或"8"字形包扎。b. 每圈间相互重叠 1/3～1/2，末端避免环状缠绕。c. 四肢需缠绕弹力绷带 2～3 层，躯干则需缠绕

133

3～4层。d.压力以绷带下刚好能插入两指较为合适,远端压力应高于近端压力。e.为便于观察血运情况,应露出指(趾)末端。f.根据松紧情况和肢体运动情况,需4～6 h更换一次。治疗初愈创面时,内层要敷1～2层纱布,以减轻对皮肤的损伤。

②自粘绷带加压法:使用方法与弹力绷带加压法基本相同,用于衣服不能覆盖或不能耐受较大压力的脆弱组织,如手部或脚部早期伤口愈合过程中。对于开放性伤口,可在伤口上加一层薄纱布。2岁以下儿童的手部和脚部,自粘绷带能够提供安全有效的压力。

③筒状绷带加压法:筒状绷带可直接剪下使用,根据不同的尺寸,提供相应的压力。筒状绷带用于伤口表面可承受一定压力的情况,如弹力绷带和压力衣之间的过渡时期,尤其适于3岁以下生长发育迅速的儿童。单层或双层绷带配合压力垫可对相对独立的小面积瘢痕组织提供较好的压力。

④硅酮弹力绷带加压法:硅酮和压力治疗是目前公认的治疗烧伤后增生性瘢痕的有效方法,因此将两者结合使用。有研究表明,弹力套与硅酮凝胶合用效果更好,可使疗程缩短,适用于不宜长期使用加压疗法者。

(4)压力衣加压法:通过配置的压力服饰进行加压的方法。

①成品压力衣加压法:可直接购买成品压力衣进行压力治疗,适合不具备制作压力衣条件的机构使用。但对于严重烧伤肢体变形者,一般难以选择适合的压力衣。

②量身定做压力衣加压法:利用有一定弹力和张力的尼龙类织物,根据患者需加压的位置和肢体形态,通过准确测量和计算,制成头套、压力上衣、压力手套、压力肢套、压力裤等。

(5)硅胶膜贴敷加压法:使用硅胶膜为材料,并将硅胶膜贴敷于瘢痕处。

(6)附件:压力治疗时,配合使用一些附件以保证治疗效果及减少不良反应。

①压力垫:在穿压力衣时,配置压力垫,用于保持凹面或平面瘢痕受压均匀或增加局部压力。

②支架:易受损伤或易变形的部位穿戴压力衣时,需配置支架加以保护,如鼻部、前额、双颊、耳廓、鼻孔和掌弓等。

四、临床应用

(一)适应证

1.正压顺序循环疗法

(1)肢体创伤后水肿。

(2)淋巴回流障碍性水肿。

(3)截肢后残端肿胀。

(4)复杂性区域性疼痛综合征(如神经反射性水肿、脑血管意外后偏瘫肢体水肿)。

(5)静脉淤滞性溃疡。

(6)对长期卧床或手术被动体位者,预防下肢深静脉血栓形成。

2.皮肤表面加压疗法

(1)瘢痕:各种原因所致瘢痕,包括外科手术后的瘢痕和烧伤后的增生性瘢痕。

(2)肢体水肿:各种原因所致肢体水肿,如偏瘫肢体的肿胀、淋巴回流障碍的肢体肿胀、下肢静脉曲张性水肿、手术后的下肢肿胀等。

(3)截肢残端塑形:利于假肢的佩戴和使用。

(4)预防性治疗:①烧伤,预防烧伤后21日以上愈合的创面发展成增生性瘢痕及预防瘢痕所致的关节挛缩和畸形。②久坐或久站者,预防下肢静脉曲张的发生。③长期卧床者,预防下肢深静脉血栓的形成。

(二)禁忌证

1.正压顺序循环疗法

(1)肢体重症感染未得到有效控制。

(2)近期下肢深静脉血栓形成。

（3）大面积溃疡性皮疹。

2. 皮肤表面加压疗法

（1）治疗部位有感染性创面。

（2）脉管炎急性发作。

（3）下肢深静脉血栓形成。

（三）注意事项

1. 正压顺序循环疗法

（1）治疗前应检查设备是否完好、患者是否存在治疗禁忌证。

（2）治疗应在患者清醒的状态下进行，患肢应无感觉障碍。

（3）治疗前应向患者说明治疗作用，解除其顾虑，鼓励患者积极参与并配合治疗。

（4）每次治疗前，应检查设备是否完好和患者有无出血倾向。若有尚未结痂的溃疡或压疮，应加以隔离保护后再行治疗；若有新鲜出血伤口，则应暂缓治疗。

（5）治疗过程中，密切观察患肢的肤色变化，并询问患者的感觉，根据情况及时调整治疗剂量。

（6）对老年人、血管弹性差者，治疗压力应从低值开始，治疗几次后逐渐增加至所需的治疗压力。

2. 皮肤表面加压疗法

（1）早期治疗：应在早期肉芽创面期和深度烧伤创面愈合后尚未形成瘢痕之前就开始治疗。一般情况下，10日内愈合的烧伤不用采取皮肤表面加压疗法，10～21日愈合的烧伤、削痂植皮后的深Ⅱ度、Ⅲ度烧伤应预防性加压包扎，21日以上愈合的烧伤必须进行预防性加压包扎。

（2）有效压力：在不影响肢体远端血运和患者可耐受的情况下，压力应持续保持在 1.3～5.3 kPa（10～40 mmHg）。压力过低疗效不明显；压力过高时，轻则引起患者的不适，重则会造成局部静脉回流受阻、组织水肿，甚至发生缺血坏死。

（3）持续加压：每日连续加压时间≥23 h，若需间断时，每次间断时间≤30 min；连续治疗最少需3个月；对于增生性瘢痕，至少需6个月，一般1～2年，甚至3～4年。

（4）特殊处理：皮肤薄嫩处及骨突处，应加软衬垫，以防止皮肤破溃；皮肤凹陷处，应给予必要的充填，以使压力均匀地达到各处；对于中空或易变形的部位，如鼻背瘢痕和外耳瘢痕，加压的同时应给予必要的支撑和充填，以免造成或加重畸形。

（5）关节减压：如果肘、膝、手指关节等部位因包扎过紧导致关节活动受限，可在关节处将压力衣剪开一个小口以减轻压力。

（6）定期清洗及随时检查：定期清洗，保持清洁和提高舒适性；随时检查压力的大小、使用材料的弹力变化、局部皮肤有无异常以及治疗的效果等。

（7）有效沟通：为使患者保持耐心和信心，坚持治疗，要做好充足的解释和鼓励工作。

（8）保持舒适：为提高患者尤其是儿童患者的依从性，应尽可能保持舒适，甚至美观。

（9）综合治疗：对烧伤后的瘢痕，除了压力疗法，还应采取手术、功能锻炼、其他物理疗法等在内的综合治疗措施；儿童患者在进行压力疗法时，应给予适当的运动疗法，以防止肌萎缩。

 案 例 分 析

1. 可选择正压疗法中的皮肤表面加压疗法，其是经循证医学证实的防治增生性瘢痕较为有效的方法之一。

2. 治疗处方：根据患者的烧伤面积、生活习惯和经济条件，可选择：①海绵加压法；②热塑料夹板法；③绷带加压法；④压力衣加压法。压力应持续保持在 1.3～5.3 kPa（10～40 mmHg）。每日连续加压时间≥23 h，若需间断时，每次间断时间≤30 min；连续治疗最少需

3个月；对于增生性瘢痕，至少需6个月，一般为1~2年，甚至3~4年。

3. 注意事项：①早期治疗；②有效压力；③持续加压；④特殊处理；⑤关节减压；⑥定期清洗及随时检查；⑦有效沟通；⑧保持舒适；⑨综合治疗。

第三节 负压疗法

 案 例 导 入

患者，男，42岁，糖尿病10年，自诉右足疼痛、发凉怕冷1个月。查体右足皮肤温度降低，水肿，足背动脉搏动减弱，右下肢体感觉麻木，但无皮肤破溃。

【思考】

1. 该患者当下该实施哪种物理因子治疗技术？

2. 如何为该患者制订物理因子治疗处方？

3. 该患者治疗时应注意哪些问题？

一、物理特性

当负压作用于肢体时，由于肢体外部的压力低于体内的压力，血管被动扩张，同时沿动脉血流方向的压力梯度较正常状态明显增大，肢体产生被动充血，流入微循环的动脉血相对增加，使肢体的营养和能量供应得以提高，有利于组织的修复及微循环的重建。

二、治疗原理及治疗作用

负压疗法的作用机制尚不明确，可能与以下因素有关。

1. 增加血流量 负压下血管被扩张，血管跨壁压升高，血流量增加。

2. 改善微循环 约93%的上肢末端指甲微循环经负压改善。

3. 促进侧支循环的建立 可促进早期病变血管的扩张，晚期周边血管的扩张代偿。

4. 减轻缺血肢体自由基损伤 负压疗法可减少缺血肢体的脂质过氧化反应，增加氧自由基的清除能力，减轻缺血损伤。

5. 扩张血管 负压治疗后，P物质和降钙素基因相关肽释放增多，刺激血管内皮细胞释放一氧化氮，舒张血管平滑肌，血管扩张，血流量增加。

6. 抑制疼痛 负压治疗可以使P物质及和降钙素基因相关肽免疫反应阳性神经纤维减少，阻止疼痛信息的形成，减少伤害性刺激的传入，达到抑制疼痛的目的。

三、治疗技术

（一）设备

负压疗法的设备为专用的压力舱，可将上肢或下肢单独放入舱内，出入口处由专用的垫圈密封，用空压机抽取舱内空气，产生负压。舱体留有可观察肢体情况的"观察窗"。为取得更好的疗效，负压舱内可配有药液雾化和吹氧装置。

（二）治疗方法

1. 选择体位 患者取坐位或仰卧位。

2. 调整压力舱的高度和倾斜角度 患肢水肿者,可采取水平位;动脉循环障碍而无水肿者,压力舱可稍向下倾斜。

3. 增加舒适性和稳定性 压力舱底部垫数层大毛巾。

4. 患肢置于舱内 将患肢裸露,伸入舱内,用与患肢周径相符的柔软而有弹性的垫圈,使之在压力舱口处固定,并密封舱口。

5. 调整治疗仪 适当移动治疗仪,使舱口尽量靠近患肢根部,再用皮带将患者的坐椅或床与仪器固定。

6. 设定所需的负压值 上肢压力范围为$-13.3 \sim -8.6$ kPa$(-100 \sim -65$ mmHg$)$,一般为-10.7 kPa$(-80$ mmHg$)$;下肢压力范围为$-17.3 \sim -10.7$ kPa$(-130 \sim -80$ mmHg$)$,一般为-13.3 kFa$(-100$ mmHg$)$。

7. 打开电源开关 舱内压力从"0"开始缓慢下降至负压设定值,开始计时。

8. 治疗时间 每次治疗$10 \sim 15$ min,每日1次,$10 \sim 20$次为一个疗程。

四、临床应用

（一）适应证

1. 肢体缺血性疾病 不宜手术或患者不愿手术的肢体缺血性疾病,均可应用负压疗法,如雷诺病、血栓闭塞性脉管炎、脑血管意外后偏瘫、糖尿病足及下肢坏疽等。

负压疗法
的临床应用

2. 其他 腹部负压疗法,可用于缩短产程和减轻分娩疼痛;下半体负压,用于治疗充血性心力衰竭;特制形状的负压治疗仪可作用于阴茎,治疗功能性阳痿。

（二）禁忌证

出血倾向、静脉栓塞早期、近期有外伤史、动脉瘤、大面积坏疽、血管手术后、治疗部位有感染灶或有恶性肿瘤。

（三）注意事项

（1）治疗前应向患者说明治疗作用,解除其顾虑,鼓励患者积极参与并配合治疗。

（2）治疗应在患者清醒的状态下进行,患肢应无感觉障碍。

（3）每次治疗前,应检查设备是否完好和患者有无出血倾向。若患肢有尚未结痂的溃疡灶或压疮,应加以隔离保护后再治疗;若有新鲜出血伤口,则暂缓治疗。

（4）高龄患者或体弱患者以卧位治疗为宜。

（5）首次治疗时压力应从低值开始,酌情逐渐增加,以有轻度肿胀感为宜。

（6）治疗过程中,密切观察患肢的肤色变化,并询问患者的感觉,根据情况及时调整治疗剂量。

（7）治疗中,患者如出现头晕、恶心、心慌、气短、出汗等症状时,应立即暂停治疗。

（8）负压治疗后,肢体出现淤血是正常反应(淤血在停止治疗2 h后即可恢复),但为避免肢体出血,若有明显出血情况应停止治疗。

 案 例 分 析

1. 该患者患糖尿病足,可采取负压疗法,能扩张血管,有利于组织的修复及微循环的重建。

2. 治疗处方:可以选择-13.3 kPa$(-100$ mmHg$)$的压力,每次治疗$10 \sim 15$ min,每日1次,$10 \sim 20$次为一个疗程。

3. 注意事项：①治疗前应向患者说明治疗作用，获得患者的配合。②治疗应在患者清醒的状态下进行。③每次治疗前，应检查设备是否完好和患者有无出血倾向。④高龄或体弱患者以卧位治疗为宜。⑤首次治疗时压力应从低值开始，酌情逐渐增加，以有轻度肿胀感为宜。⑥治疗过程中，密切观察患肢的肤色变化，并询问患者的感觉，根据情况及时调整治疗剂量。⑦治疗中，患者如出现头晕、恶心、心慌、气短、出汗等症状时，应立即暂停治疗。⑧负压治疗后，肢体出现淤血是正常反应（淤血在停止治疗 2 h 后即可恢复），但为避免肢体出血，若有明显出血情况应停止治疗。

第四节　正负压疗法

案 例 导 入

患者，女，71 岁，因从床上跌落导致腰部疼痛，活动受限 2 h。查体：腰部活动受限，无明显红肿，L3 椎体棘突压痛明显，腰部及以下皮肤感觉正常，肌力正常，大小便正常，经 X 线及 MRI 检查确诊为 L3 腰椎稳定性压缩性骨折。仰卧硬板床及正负压治疗仪治疗。

【思考】

1. 该患者为何实施正负压治疗仪治疗？

2. 如何为该患者制订物理因子治疗处方？

一、物理特性

正负压疗法目前主要应用于人体四肢，通过改变肢体外部的压力，达到增加血管跨壁压力以促进肢体血液循环的目的。其不仅可用于治疗肢体血管疾病，还可应用于由血液循环障碍所引起的各种疾病的治疗。

二、治疗原理及治疗作用

1. 正压对患肢的影响　肢体远端的毛细血管、静脉及淋巴管内的液体受到挤压，向压力低的肢体近心端方向流动，促使外周淤积的血液加速进入血液循环，随着毛细血管的排空，使组织间水肿的液体易于回到血管中，有利于水肿的消退。

2. 负压对患肢的影响　肢体内部压力高于外部压力，血管被动扩张，增大动脉近心端到远心端的压力梯度，动脉远端血流量增多，肢体被动充血，组织循环改善，增加了肢体营养和能量供给，有利于组织的修复和侧支循环建立。

3. 正负压交替改变对患肢的影响　正负压周期性的变化，患肢毛细血管壁两侧的压力差也随之改变，血管周期性地受到挤压和被动扩张，能够促进血管内外的物质交换，改善由各种病因造成的物质交换障碍，有利于溃疡、压疮以及局部因营养障碍引起的各种病变的修复。

三、治疗技术

(一) 设备

正负压疗法装置多为电脑调控舱或压力治疗舱，可单纯进行负压治疗，也可单纯进行正压治疗，还可进行正负压交替治疗。舱式正负压治疗仪主要由透明筒状压力舱及密封肢体固定装置、操作和控制系统、压力表等组成。

（二）治疗方法

1. 选择体位 患者取坐位或仰卧位。

2. 调整压力舱的高度和倾斜角度 患肢水肿者，可采取水平位；动脉循环障碍而无水肿者，压力舱可稍向下倾斜。

3. 增加舒适性和稳定性 压力舱底部垫数层大毛巾。

4. 患肢置于舱内 将患肢裸露，伸入舱内，用与患肢周径相符的柔软而有弹性的垫圈，使之在压力舱口处固定，并密封舱口。

5. 调整治疗仪 适当移动治疗仪，使舱口尽量靠近患肢根部，再用皮带将患者的坐椅或床与仪器固定。

6. 设定所需的正、负压力值 通常设定在 $-6.67\sim13.3$ kPa（$-50\sim100$ mmHg）较合适。治疗时宜从正压开始，使四肢淤血排出后，再给予负压使之充血。

7. 打开电源开关 舱内压力从"0"开始缓慢增高，达到设定的正压值后维持一段时间，缓慢下降至负压设定值，保持一段时间后，再缓慢回升，周期≥90 s。

8. 治疗时间 单侧肢体每次治疗 30～60 min，若双侧均需治疗，则每一肢体治疗 45 min；若病情较重，患肢可治疗 1.5 h，另一肢体治疗 30 min。20～30 次为一个疗程。

9. 治疗频率 一般每日 1 次，或每周 5～6 次。若病情有所减轻，可减至每周 3 次；病情极重者，每日数次，但每次治疗时间不宜过长。

四、临床应用

正负压疗法的临床应用

（一）适应证

（1）单纯性静脉曲张、静脉炎早期和病情已经稳定的动脉栓塞引起的循环障碍。

（2）四肢动脉粥样硬化、动脉中层硬化、血栓闭塞性脉管炎。

（3）周围血液循环障碍，包括外伤后血管痉挛、雷诺病、弛缓性瘫痪合并循环障碍（如复杂性区域性疼痛综合征）。

（4）免疫性疾病引起的血管病变，如多发性动脉炎、硬皮病、类风湿关节炎合并脉管炎、系统性红斑狼疮。

（5）糖尿病性血管病变。

（6）局部循环障碍引起的皮肤溃疡、压疮、组织坏死。

（7）其他非禁忌疾病引起的血液循环障碍，如真性红细胞增多症早期。

（8）淋巴水肿，如乳腺癌术后术侧上肢淋巴性水肿。

（9）冻伤。

（10）预防术后下肢深静脉血栓形成等。

（二）禁忌证

同第三节"负压疗法"中的"禁忌证"。

（三）注意事项

同第三节"负压疗法"中的"注意事项"。

案 例 分 析

1. 实施正负压治疗仪治疗可预防该患者在卧床静养期间下肢深静脉血栓形成。
2. 治疗处方：双侧均需治疗，每一肢体每次治疗 45 min，20～30 次为一个疗程。

第五节　体外反搏疗法

案 例 导 入

　　患者，男，63 岁，诉反复心前区疼痛 2 年，加重 1 个月余。经查体、辅助检查、心脏彩超及胸部 X 线检查未见明显异常。心电图检查为窦性心动过缓。冠脉造影检查示前降支和右冠状动脉轻度狭窄。诊断为冠心病。暂定保守治疗。

　　【思考】
　　1. 该患者当下该实施哪种物理因子治疗技术？
　　2. 如何为该患者制订物理因子治疗处方？

一、物理特性

　　体外反搏装置多属于增强型，在心室进入舒张早期时，对肢体（小腿、大腿及臀部）由远端向近端依次快速加压，迫使主动脉流向四肢的血液受阻，并产生逆向压力波，提高主动脉的舒张压，从而增加冠状动脉、脑动脉及肾动脉的血流量；当心室进入收缩期时，下肢减压后，动脉舒张，接纳来自主动脉的血液，从而减轻心脏的后负荷。

二、治疗原理及治疗作用

（一）治疗原理

　　1. 提高主动脉的舒张压，产生双脉动血流　　体外反搏使心脏舒张期产生舒张期增压波，驱使血液向主动脉反流。该双脉动血流是体外反搏独特的血流动力学特征，能够增加动脉的血流速度和血流切应力，促进血管内皮细胞合成并分泌一系列有利于血管内皮修复、抗氧化和抗动脉粥样硬化损伤的生物活性物质，从而保护血管内皮细胞，促进其修复以发挥抗动脉粥样硬化的作用。

　　2. 促进侧支循环的建立　　增强型体外反搏装置通过提高舒张期主动脉内压力，显著增加冠状动脉口的灌注压，增加了冠状动脉灌注量，使原已存在的血管吻合支开通，建立侧支循环；同时通过增加血流切应力，直接促使血管内皮细胞释放生长因子，促进血管新生。

（二）治疗作用

　　1. 提高心肌、脑和内脏的血流量　　因体外反搏使主动脉内压力升高，可提高脑、内脏的血流量；同时，冠状动脉口的灌注压随之升高，冠状动脉灌注量增加，从而提高心肌供血量。

　　2. 促进建立侧支循环，改善血液黏度，加快血流速度　　体外反搏增加了冠状动脉健支的灌注压，增大了冠状动脉正常主支与病变主支之间的压力差，使吻合支开放，促使病变组织建立侧支循环；并通过提高舒张压而加快血流速度，降低血液黏度。

三、治疗技术

（一）设备

体外反搏装置的基本结构由控制系统、床体和专用气泵组成。

（二）治疗方法

1. 实施治疗前

（1）有效沟通：向患者说明情况，避免患者因紧张造成的心率改变而影响反搏效果。

（2）固定电极：患者仰卧于反搏床上，连接心电电极，用胶布固定相应电极，防止在治疗中电极松动而影响反应。

（3）检查并调整：使用前检查设备，将充排气开关置于"0"位，并将心电开关置于"模拟"位。打开监控系统电源，调整相关旋钮至适当适宜。

（4）选择合适的气囊：气囊套包扎于四肢及臀部，应松紧适度，一般以在气囊套与肢体间能插入两指为宜。

（5）推动充气调节旋钮：置心电开关于"心电"位，开启心电导联开关后，推动充气调节旋钮的位置，使充气信号落在示波屏的 T 波顶峰处，推动排气旋钮使排气信号在下一个 QRS 波前 50 ms 结束，心率较慢者可根据情况提早排气。

2. 实施治疗期间

（1）调整反搏比例：若患者心率正常，反搏比例开关置于"1∶1"档；若患者心率过快，反搏比例开关可置于"1∶2"档，即每两次心搏进行一次反搏。

（2）开启充排气开关：听到电磁阀启动声响，将调压阀旋转至起始端，防止开泵时充气压力突然上升。

（3）开启气泵开关：旋转调压阀使充气压力逐渐上升，治疗充气压维持在 0.035～0.042 MPa，气囊序贯时限为 40～50 ms。

（4）开启脉搏观察开关：在荧光屏上观察脉搏曲线。通过调整充气调节旋钮（调整充气时限）和调压阀，使反搏波起始于主波峰值之后约 50 ms 处或于重搏波起始切迹处。一般认为，反搏波波峰略高于主波峰约 20% 或至少与主波持平，效果较好。

（5）调整调压阀：尽量保持反搏气压相对恒定，充气压以压力表指针摆至最大时的读数为准，当患者心率发生变化时，需调整调压阀，避免压力过高或过低。

（6）关闭气泵：当控制系统发生故障或患者心律失常时，应立即关闭气泵，排除故障或心率正常后重新开启仪器。

3. 治疗结束

（1）首先旋转调压阀，使压力下降，再关闭气泵。

（2）先关闭全部充气开关，然后关闭排气开关。

（3）关闭耳脉开关，取下脉搏传感器、心区皮肤表面电极，解除全部气囊，将各开关、旋钮恢复到"0"位或原位。关闭监控系统电源。

4. 疗程 标准疗程是 36 h，一般每日 1～2 h。

四、临床应用

（一）适应证

体外反搏治疗的适应证包括冠心病、脑血管病、高血压小于 21.3/13.3 kPa（160/100 mmHg）、糖尿病、心力衰竭、经皮冠状动脉介入、抗血小板治疗、抗凝治疗、心房颤动、缺血性肾脏疾病、缺血性肢体疾病如动脉硬化性血管闭塞、血栓闭塞性脉管炎、末梢循环障碍等。

脑卒中后遗症、突发性耳聋、视网膜中央动脉栓塞等患者也可进行体外反搏治疗。

（二）禁忌证

（1）心律失常且对体外反搏设备的心电触发系统有明显干扰者。

（2）失代偿性心力衰竭,如中心静脉压(CVP)＞0.9 kPa、肺水肿。

（3）血压＞21.3/13.3 kPa(160/100 mmHg)。

（4）频发性期前收缩或心率＞140 次/分。

（5）主动脉瓣关闭不全。

（6）大动脉病变,如夹层主动脉瘤。

（7）2 个月内发生的下肢血栓栓塞性脉管炎。

（8）肢体有感染、皮炎、静脉炎及新近有静脉血栓形成。

（9）存在出血倾向,或国际标准化比率(INR)≥3.0 的服用华法林者。

（10）妊娠期妇女。

（11）肺梗死、肺心病。

（12）梗阻性心肌病、二尖瓣狭窄。

（13）脑水肿和有发生脑水肿趋势者。

（三）注意事项

（1）要求患者提前 15 min 到治疗室,治疗前嘱患者排尿及排便。

（2）保证室温舒适。

（3）治疗前后应检查并记录心率、血压,必要时记录心电图。

（4）下列情况须立即停止反搏:①监控系统工作不正常。②气泵故障或管道漏气,反搏压达不到 0.035 MPa。③充排气系统发生故障。④反搏中出现心律失常,心电电极脱落。⑤患者自诉明显不适而不能坚持治疗时。

（5）脉搏曲线的反搏波波幅和时限不符合要求时,应及时查找原因,并及时调整有关影响因素,以保证反搏效果。

（6）观察不良反应,主要为轻微头痛、头晕、身体乏力或肌肉酸痛;少数患者在气囊充气的位置出现疼痛、皮肤压痕、瘀伤或水疱等。治疗中配合适当的软垫可减少这些不适。

案 例 分 析

1. 该患者患冠心病,存在心前区疼痛,前降支和右冠状动脉轻度狭窄,是体外反搏治疗的适应证。

2. 治疗处方:患侧下肢正压顺序循环疗法,每次治疗 20～30 min,每日 1～2 次,6～10 次为一个疗程。反搏比例开关置于"1:1",一般每日 1～2 h,36 h 为一个疗程,持续 7～8 周。

压力疗法临床应用的示范

 资源拓展

扫码答题　　章节思维导图　　压力疗法操作常规

（宋　锐）

第十三章

生物反馈疗法

扫码看课件

学习目标

▲ **素质目标**

医患沟通自然，交流通畅大方，团队协作和谐；工作细致，操作规范得当；思路清晰，共情能力强。

▲ **知识目标**

掌握生物反馈疗法的训练方法和技巧；熟悉生物反馈疗法的概念、治疗效果与评价了解生物反馈疗法原理、治疗分类。

▲ **技能目标**

能规范开展生物反馈疗法的各项诊疗活动；能使用、管理常用仪器、设备；思路清晰，操作规范；能给患者提供合理化指导方案。

课程思政点

树立"以患者为中心"的服务意识；培养规范操作，科学安全的工作态度；通畅的医患沟通，言语共振，情感共鸣。

第一节 概 述

案例导入

患者，女，65岁，因"左侧肢体活动受限，言语不清1个月"入院。查体：左侧肢体偏瘫，左上肢屈肌肌张力1级，左下肢伸肌肌张力1级，右侧上下肢肌力、肌张力正常，CT检查提示右侧大脑半球大面积梗死，诊断为脑梗死。

认识生物
反馈疗法

【思考】

1. 该患者哪几个部位适合生物反馈疗法？

2. 为促进踝背伸功能，生物反馈电极放置的位置应在哪里？

3. 若该患者存在吞咽问题，可以对哪个部位进行生物反馈治疗？

一、概念

生物反馈疗法（biofeedback therapy,BFT）,是应用电子仪器将人体内正常或异常的生理活动信息转换为可识别的光、声、图像、曲线等信号,以此训练患者学会通过控制这些现实的信号来调控那些不随意（或不完全随意的）、通常不能感受到的生理活动,以达到调节生理功能及治疗某些身心疾病的目的。

生物反馈疗法兴起于 20 世纪 60 年代末,我国于 20 世纪 80 年代开始应用于临床、教育及运动训练中。作为现代物理治疗学的一项新技术,生物反馈疗法涉及物理医学、心理学、生理学、电子信息技术等学科领域。由于生物反馈疗法更重视治疗者的主动参与,对某些疾病特别是身心疾病具有良好的治疗效果,其作为一种安全、有效和经济的物理治疗方法,正逐步被越来越多的专家和患者接受及采用。

二、治疗原理

（一）自我调节与控制系统

生物反馈
疗法的治疗
原理和治疗
作用

人体适应内外环境的改变主要是通过自我调节的方式,达到维持内外环境的相对稳定状态,以进行各项生命活动。

人体自我调节的方式主要有神经调节、体液调节、器官组织自我调节。

1. 神经调节　神经调节是人体的主要调节方式。它是通过神经反射（reflex）活动来实现的。神经反射必须有大脑皮层的参与,属于一种高级的神经调节方式;非神经反射是人和动物共有的反射活动,属于较低级别的神经调节方式。神经反射弧有五个环节,即感受器→传入神经→神经中枢→传出神经→效应器,其中任何一个环节遭到破坏,都会使整个反射活动不能实现,从而导致神经调节功能丧失或紊乱。

2. 体液调节　人体内分泌腺体能分泌多种激素,通过血液循环送到全身,调节人体新陈代谢、生长、发育、生殖等重要生理功能。血液中激素的浓度维持着相对恒定的水平,激素过多或不足,都会引起相应的生理功能紊乱或内分泌疾病,如胰岛素分泌不足导致的糖尿病。

3. 组织器官自我调节　指机体内外环境发生变化时,这些器官和组织不依赖神经体液调节所产生的适应性反应。如心肌收缩产生的能量与收缩前心肌的长度变化成正比,收缩前心肌纤维越长,收缩时释放的能量越多;又如脑血管的血流量,在一定程度上不依赖于动脉血压的变化,脑血管在这个范围内不会随着平均动脉压升降而发生明显的收缩或舒张,从而使脑血流量保持在相对恒定的水平,以更好地行使其各项生理功能。

人体的这些自我调节方式,组成了人体自我控制系统。中枢神经系统为控制部分,被调节组织器官为被控制部分,控制部分与被控制部分之间通过各种不同的形式进行信息传递。这些信息,有控制部分发往被控制部分的指令信息,也有被控制部分发回控制部分的反馈信息。因此,一个控制系统必是一个闭合回路,控制部分与被控制部分之间存在着往返的双向联系。即在自我调节过程中,一方面由控制部分发出信息,调整被控制部分的功能状态;另一方面,被控制部分也不断地向控制部分发出信息,以调整控制部分对被控制部分的影响。这些信息的传递有多种形式,可以是电信号（如神经冲动）,也可以是化学信号（离子通道）或机械信号（牵张刺激）。

（二）生物反馈

生物反馈就是应用人体自我调节和控制系统的相关理论,通过测量和呈现患者感知不到的非正常生理病理信息,选择性地转换成可识别的视觉或听觉信号,通过患者自己意识的控制和反复的行为练习,来调整机体的内环境,改善机体内部调节机制。因此,建立生物反馈需要两个必要的条件:①要有将生物信息转化为声、光、图像等信号的电子仪器;②要有人的意识参与（主动性）,才能构成完整的反馈环路。当被治疗者掌握了用意识控制这些信号的方法的时候,就学会了控制和调节自身的某些生理活动。

生物反馈作用原理如图 13-1 所示,图的上半部分是受大脑皮质与脊髓控制的随意活动领域,称为意识上水平;图的下半部分是受皮质下和自主神经系统控制的不随意活动领域,称为意识下水平。人对外界刺激的感知,通过①→②→③→④,引起应激生理反应。再通过⑤反馈,使人间接感知体内信息变化,经有意识的学习或训练⑥后,形成⑦→③→④的新变化,达到应激反应的修正。这个控制环路,在随意控制下,维持着机体内环境的平衡。另外机体内还可通过⑨→⑩→⑦的内部信息反馈环路,调节机体的生理反应。

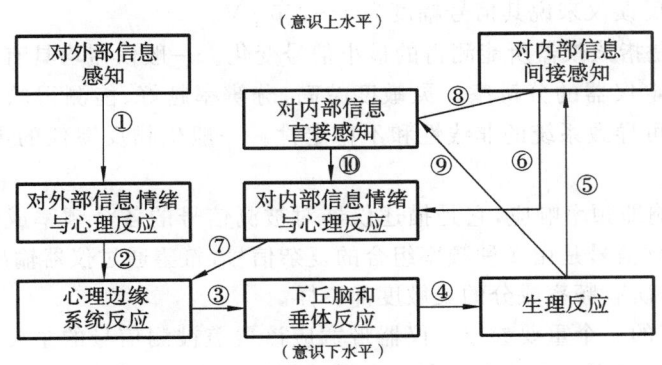

图 13-1 生物反馈作用原理

生物反馈疗法能加强机体对体内信息的直接感知,提高敏感度,使间接感知转化为直接感知。例如,用肌电生物反馈治疗头痛,可以测得额部肌电信号。肌电幅值降低,反映肌肉紧张度减低,因此头痛减轻。肌电信号经过处理后,可以变换为声音,肌电信号弱则声音低,肌电信号强则声音高,患者由感知声音高低,得知肌肉紧张度的变化。这样,患者便可通过意识,控制肌电反馈信号声音的改变,使肌肉放松。患者在肌电信号的引导下,通过学习和训练,逐步掌握控制主观意识,达到放松肌肉和缓解头痛的目的。当患者经过反复训练,通过⑧的联系,改变对内部信息的感知,因而在不使用生物反馈仪的情况下,亦能保持对生理过程的调节和控制。此点说明,生物反馈仪是学习和训练的工具,不是一个单纯的治疗仪。利用生物反馈仪进行训练的目的,在于增强患者对机体内部的自我感知能力,达到由意识控制内环境、调节机体和治疗疾病的目的。

三、治疗作用

1. 调节自主神经功能 生物反馈疗法通过电子仪器记录并显示有关自主神经参与调节的生物信息,如血压、心率等,让被治疗者直观地观察到与其所患疾病密切相关的生理改变,从而通过强化的训练,用自身主观意识去控制这些生理改变,达到减轻临床症状甚至治愈相关疾病的目的。

2. 调节肌张力 生物反馈疗法通过电子仪器记录并显示肌肉的电位信号,让被治疗者直观地观察到与其所患疾病密切相关的肌肉电位变化情况,从而通过强化的训练,用自身主观意识去控制这些生理改变,降低或者提高相应肌肉的肌张力,从而达到放松或者加强肌肉收缩的目的。

3. 调节脑电波节律 生物反馈疗法通过电子仪器记录并显示与某种身体活动或者状态有关的脑电波类型和节律,并记住相应的特征,然后通过主动诱导该类型的脑电波出现及强化训练,达到增强有利脑电波、抑制不利脑电波的目的,从而缓解和控制某些神经精神疾病。

第二节 治疗技术

一、治疗设备

(一)生物反馈仪

目前临床用于生物反馈治疗的仪器称为生物反馈仪。生物反馈仪根据监测和记录生物信号的不同

可以分为肌电生物反馈仪、心电生物反馈仪、脑电生物反馈仪、皮肤温度生物反馈仪等。

肌电生物
反馈疗法的
治疗方法

生物反馈仪要求精密度高、性能可靠、直观清晰、操作简便。不同厂家生产的仪器虽然外观不尽相同,但主要的技术参数基本包括以下几项。

1. 工作范围 工作范围是指输入信号的幅度和频率范围。不同的生物反馈仪有不同的工作范围,对肌电生物反馈仪来说其信号幅度为 $1\sim250\ \mu V$。

2. 灵敏度 灵敏度是指该仪器所能测得的最小信号变化。一般仪器均具有可调灵敏度的开关,灵敏度直接决定仪器的分辨率。灵敏度越高、分辨率越好、能测得的最小信号变化值就越精确。但过高的灵敏度,又可导致系统的非线性和不稳定性。一般生物反馈仪的灵敏度,根据要求的不同范围通常在 $0\sim1000\ \mu V$。

3. 频响与带宽 频响即频率响应,它是描述仪器对被测信号的各个频率成分具有不同灵敏度响应的一个参数。实际上,生物信号是由多种频率组合的复杂信号,希望通过仪器输出真实地复现生物波形,必然要求仪器对生物信号所有频率成分的灵敏度都一样。

带宽是表示频率响应的一个重要参数。仪器带宽应该覆盖被测信号的主要频率成分。实验证明肌肉活动所形成的电势,有效频率在 $20\sim8000\ Hz$ 之间。但从多数受试部位的肌电信号来分析,影响肌电大小的频率成分主要在 $30\sim100\ Hz$ 的低频段,而 $2000\ Hz$ 以上的频率,对总电压大小的影响已经不大;决定肌电信号波形的频率成分,主要在 $100\sim1000\ Hz$ 之间。因而,从综合信号大小和波形这两种因素考虑,在设计肌电生物反馈仪时,选择 $30\sim1000\ Hz$ 的带宽较为理想。

4. 音噪比 信号噪声比,简称音噪比,是指信号大小与各种噪声干扰总和的相对比值。音噪比越大,仪器性能越好。所谓噪声干扰,是泛指肌电以外的其他信号,它既包括来自仪器本身(包括电极),也包括来自某些生理因素(运动、动脉搏动、出汗潮湿、脑电、心电等)的信号。从这个意义上讲,仪器本身设计方面要考虑抗干扰的能力,在治疗操作时,也要主动排除各种干扰因素,以便更加准确地记录和监测所需要的生物信号。

5. 稳定性 稳定性这个指标,是指生物反馈仪在干扰振动等不良的条件下,能维持仪器本身的稳定工作状态,使之不致失控而发生振荡的能力。仪器的稳定性与放大器、滤波器、增益及反馈量的大小等因素都有密切关系。就整个仪器的工作范围来说,应具有良好的稳定性。

6. 显示方式 多利用视觉和听觉器官来显示。

(1)视觉信息:常有表式指针、数字、有色光标、曲线和图形等方式显示。这些反馈方式以图形或曲线显示最优,数字读数次之,表式更次之。

(2)听觉信息:常采用的方式有声音频率、节拍和音调变化等,音调以柔和、动听为佳。

(二)电极

能把生物体中离子电势转换成电子电势的装置称为传感器。在生物反馈中习惯把传感器称为电极,电极是用来测量和记录生物体现象的,主要分为微电极、表面电极、针状电极。肌电生物反馈多用表面电极,与 EEG、ECG 电极相似,是测量经皮肤表面传导的生物电势,就是两个电极间的电势差。这种电极一般由一个记录电极和一个地极组成。

皮肤温度生物反馈电极是用热敏元件制成,能迅速而准确地反映温度变化,其响应时间以 1 s、2 s 或 3 s 较为合理。

皮肤电生物反馈电极是直接与皮肤表面接触的电极,可测定汗腺活动情况,选用电极和导电胶应尽量减少对汗腺功能的影响。

脑电、心电生物反馈电极一般选用银或金制,配以特制的导电胶。

二、治疗方法

(一)一般性训练

1. 训练体位 在训练时,要解除束缚身体的物品,如胸罩、领扣、腰带和鞋带等,通常取仰卧位,两臂平放在身体两侧,枕头高度要根据个人习惯确定。若取半坐卧位,头部一定要有所依托,以便身体放松;取坐位时要注意椅子有足够宽度,以免影响臀部的放松,两手平放于大腿上,两足平放落地。对体弱者,也可让患者坐在沙发上,两臂分放于沙发扶手。无论取何种体位,都要力求自然、放松、舒适,训练中若有不适,应随时调整。

2. 皮肤清洁 无论进行何种生物反馈,皮肤清洁都十分重要,一般皮肤先用肥皂水清洗,再用75%酒精脱脂。对角质层较厚的皮肤,还要用细砂纸轻轻摩擦,以保证良好的导电性。

3. 电极放置 一般认为额肌的紧张和松弛可代表全身肌肉紧张与放松的程度,因此,大多把电极放置在额肌上。清洁皮肤,将两个记录电极放在双眼的瞳孔上方,眉上1 cm处,地极置于两记录电极中间,要注意在电极接触面涂上导电胶,再用直径3.5 cm的双面胶将电极紧密固定好。每个患者在训练前均要测定额肌电数值,以便制定目标及对照。

肌电生物反馈电极放置部位可因人而异。若安放于额肌时,两个电极分别置于双眼的瞳孔上方,眉上1 cm处,地极置于两个记录电极之间;做上肢单侧肌电记录时,两个记录电极置于一侧前臂上,地极置于两个记录电极之间,可反映指、腕、肘和前臂肌电活动水平;做上肢双侧记录时,两个记录电极分别放置于两前臂上,地极置于胸部,可反映双臂、肩、躯干上部肌电活动水平。在做放松训练时,可用双通道肌电生物反馈仪同时监测一个肢体伸肌和屈肌,分别判断其放松水平,以利于进行有针对性训练。

皮肤温度生物反馈仪传感器只有一个,有正反两面,检查时将传感温度一面固定于利手食指或中指末节指腹上,因为此处对温度变化比较敏感。

皮肤电生物反馈仪有两个电极,分别放于食指、中指或手掌皮肤表面。

4. 训练步骤

(1)训练前准备:暴露治疗部位,用细砂纸轻擦电极放置处皮肤,再用75%酒精脱脂。于电极的金属面涂抹导电胶,固定电极。将电极线插入仪器输出孔,然后测定肌电基线,注意量程选择和细调旋钮,每次均要从大端调至小端,否则易损坏仪器。

(2)教会患者训练方法:松弛性训练时,让患者根据仪器发出声、光或仪表读数等反馈信号,努力放松,把电压降到目标电压之下,放松时按身体各部依次进行,要逐渐增加训练内容,训练后达到全身整体放松。兴奋性训练时,则要求患者根据反馈信号加强肌肉收缩,使肌电电压超过目标电压。一般每次训练5 min,肌肉收缩要达到75~100次,休息3 min,重复训练4次。同时配合家庭训练,每日1~2次。经过反复训练,逐渐撤掉生物反馈仪进行训练。

患者训练应该在指导语引导下进行。指导语速度、声调及音量都要适当,常采用播放录音磁带的方式进行。当患者熟悉指导语后,可让患者自行默诵指导语。在进行肌电生物反馈治疗时,我们采用自律训练(autogenic training)指导语。在进行手指温度反馈训练时,可结合经验制订的手指温度反馈训练指导语,如"请闭上你的眼睛,静听或默诵,并缓慢地进行体验""请跟我默念:我呼吸平静、缓慢;我感到安静,我感到十分安静",等等。

(3)重视第一次训练:要针对患者具体病情、文化程度、暗示性及基线数值,尽可能给予说明和帮助,使其尽快掌握这种训练方法。尤其是要体会到信号变化与自身的关系。训练开始,可播放神经调节磁带(45 min),让患者随着轻松愉快的乐曲及美好、温柔的指导语进入舒适、和谐、安逸、平静的精神境界中,跟随指导语从局部至全身的骨骼肌进行放松训练,患者在训练中对战胜疾病充满信心,而获得一种新的健康的感觉。经反复多次训练,逐步掌握放松的技巧,再根据患者具体情况,调整好仪器上的量程或阈值,使患者发挥主观能动性,以降低肌电水平,逐步形成操作性条件反射。

(4)做好记录:每个患者的训练情况均要详细记录,以便总结、评估。一般来说,训练次数与额肌电数值呈反比,即放松训练次数越多,放松越好,额肌电数值越小。在放松程度上,个体差异较大。研究发现训练过气功的患者其基础额肌电值水平较低。

(二)技巧性训练

为了提高生物反馈治疗效果、缩短疗程,患者需要掌握一些训练技巧,掌握技巧并不难,只要反复实践、细心体会，就可事半功倍。

1. 施加强化刺激 强化刺激是指在生物反馈仪上出现靶反应时向患者提供的反馈信号。欲取得生物反馈疗效，就必须不断地反复施加强化刺激，强化患者对反馈信息的认识和记忆，这是一个非常重要的环节。

2. 体会肌感 肌感就是让患者仔细体会肌肉紧张和放松的感觉。可以采取渐进放松法培养患者的肌感。具体做法是让患者根据指导语和靶反应，注意听觉和视觉信号，依次进行四肢肌肉的紧张和放松训练，即右手→右上肢→左手→左上肢→右足→右小腿→右大腿→左足→左小腿→左大腿。患者应全神贯注，认真体会肌肉紧张、放松的感觉及身体内部的感觉，边训练边用语言描述两种感觉的不同，并凭借这些感觉对紧张的肌肉进行有效的放松调节。

3. 全神贯注 不论是肌肉放松训练，还是皮肤温度、皮肤电和脑电反馈训练，均需进行主动性"全神贯注"训练。其表现为注意力开放，头脑一片空白，没有思维活动、有如临睡前瞬间的心理状态：漂浮感和自由流动。反馈信号向放松方向发展。这种"全神贯注"是放松训练的核心，是在一种自然状态下，全靠自己领悟、体会和掌握，"只可意会，不可言传"。

4. 技能转换 生物反馈训练技能转换一般包括两个内容：其一是有意识地把有反馈信号和无反馈信号训练交替进行，即在有反馈信号训练时，中断 5 min 反馈信号，使患者体会放松时的感觉，目的在于除去反馈信号时仍能保持像有反馈信号时那样的感觉，以利于延续放松效果；其二生物反馈训练中进行体位交换，即由卧位逐渐变为坐位、直立位，这也是一种技能转换，技能转换有助于患者集中精神，提高训练效果。

5. 认知放松 感知、思维和情绪对肌紧张都有重要影响。如焦虑、压抑、生气、悲伤、恐惧等，即使是一瞬间的想法，都会引起肌电活动的变化。应当让患者学会控制情绪，调节心理状态，从而达到认知放松。

6. 塑造技术 利用一定的方法逐渐扩大生物反馈训练效果。具体做法：当患者通过训练达到一定程度放松，反馈信号维持在一定水平上时，如欲提高放松训练效果，可将仪器灵敏度降低，减小反馈信号放大倍数，使放松提高到一个新水平。就这样，由易到难、由浅至深，一步一步提高放松难度，增强训练效果。

7. 温暖训练 在进行温度生物反馈训练时，对于手温升高有困难的患者，可应用手温双向变化训练法：先让患者想到手触摸一根冰冷的水管，或手被扎伤后的刺痛感，这时手温下降；然后再让患者想到躺在灼热的沙滩上，或站在炉火旁，或把手浸在温暖水中，或戴一副温暖手套的感觉等等。这样就可以增强血管舒缩反应，引起手指的温度变化。

8. 其他 除了上述一些训练技巧外，在肌电生物反馈治疗方面，还可采用对抗训练（resistive exercises）、步态训练（gait training）、振动按摩（vibration）、牵张反射（stretch reflex）和触觉刺激（tactile stimulation）等促进技术。

（三）具体治疗方法

目前已有的生物反馈治疗方法包括肌电生物反馈疗法、脑电生物反馈疗法、心电生物反馈疗法、血压生物反馈疗法、手指皮肤温度生物反馈疗法以及直流电皮肤电反应生物反馈疗法等。下面将介绍临床康复治疗中常用的肌电生物反馈疗法的操作。

肌电生物反馈疗法（electromyographic biofeedback therapeutic apparatus）是利用肌电生物反馈采集人体的肌电信号作为反馈信息，利用生物反馈原理来治疗神经肌肉系统疾病的一种生物反馈治疗技术，可分为肌肉放松性反馈训练和肌肉兴奋性反馈训练两种，是目前临床上应用范围最广，最成功的一种生物反馈疗法。

1. 放松性肌电生物反馈疗法 放松性肌电生物反馈疗法主要针对局部持续紧张或痉挛的肌肉进行治疗。治疗前，治疗师分析并选择有代表性的肌肉作为治疗部位，将肌电生物反馈仪的皮肤电极安放在患者持续紧张或痉挛肌肉的肌腹部位。治疗开始,先在 10 min 的安静状态下,测量出该肌肉的基线肌电电位数值,使患者能够清楚地听到或看到相应的声音或曲线的密集程度,并记下仪器上显示的这些信号。然后治疗师指导患者,使其通过主动意念的控制,设法让自己放松下来,降低该肌肉的张力,此时仪器屏幕上的肌电点位数值的下降、声音响度的变小和曲线密集的变稀疏。治疗师要不断启发患者努力通过主观意念去放松肌肉,适当地运用指导语。该方法可用于紧张性头痛、腰背痛、支气管哮喘、肺气肿、口吃、儿童多动症等疾病紧张肌群的治疗。

2. 强化性肌电生物反馈疗法 强化性肌电生物反馈疗法主要目的是通过强化训练使患者自主地提高病肌的肌张力,增强肌肉的收缩功能,预防肌萎缩,恢复肌力。基本治疗方法与放松性肌电生物反馈是相同的,只是给予强化刺激时在仪器屏幕上显示的肌电电位数值升高更明显、声音响度变大和曲线密度层级变密集。面神经麻痹、痉挛性斜颈可采用强化性生物反馈疗法治疗。

3. 放松性与强化性肌电生物反馈疗法联合应用 除了单独应用外,放松性肌电生物反馈疗法与强化性肌电生物反馈疗法还可以联合应用。如对于脊髓脊膜膨出导致的小便失禁、偏瘫、脊髓损伤、脑瘫等疾病都可以采用综合治疗。

4. 治疗部位的选择 对于肌电生物反馈的治疗,关键是需要找准治疗部位,即需要针对的肌肉。这需要治疗师对于疾病或功能障碍的解剖和电生理基础有所了解。下面对常用的治疗部位进行介绍。

(1)面部主要肌肉信号电极放置法。

①额肌:信号电极应放置在两侧眼眉与发际之间。在进行放松治疗时,信号电极距离应加大,可左右各放一个电极,以获得最大的额肌肌电信号。

②颞肌:最佳位置是颞弓的正上方,相当于头维穴与太阳穴连线的中点。一般不需要特别精确定位,两个信号电极可水平排列,也可上下排列。

③咬肌:下颌角是咬肌部明显的标志,相当于颊车穴的位置。在多数情况下,信号电极以垂直放置为佳。

(2)颈及躯干主要肌肉电极放置法。

①胸锁乳突肌:两电极置于乳突下前方 4 横指胸锁乳突肌肌腹中心,或先从乳突(耳后骨隆突处)到锁骨中部隆起处画一条线,两个信号电极置于此线的中心。

②胸大肌:两电极置于锁骨下 4 横指腋前皱襞处,胸大肌的胸肋头处。信号电极置于乳房区上方时,一般信号检测效果不好。胸大肌锁骨头处,信号电极置于锁骨中点下方约 2 指宽处,外侧电极可稍低一些,两电极间距离约 2 cm。

③斜方肌:斜方肌上部纤维,电极放在 4 cm 长的卵圆区域内,顺长轴方向,在肩峰角和第 7 颈椎之间。斜方肌下部纤维,电极放在肩胛骨内下角与第 7 胸椎之间。

④背阔肌:电极放在肩胛骨下角附近的中部,即背阔肌肌腹外缘,恰在腋后褶内下方。

⑤菱形肌和斜方肌中部纤维:电极置于肩胛骨内缘和胸椎(T1~T6)之间的长卵圆形区中部。

(3)上肢主要肌肉信号电极放置法。

①肱三头肌:肱三头肌中部,电极置于一小卵圆形区中心,即从肩峰到鹰嘴之间距离的 60% 处(图 13-2);肱三头肌外侧头,电极置于一小卵圆形区中部,中心定在肩峰角到鹰嘴间距离的 50% 处外 1 横指(图 13-3);肱三头肌内侧头,电极置于一小卵圆形区中部,中心定于肩峰角到鹰嘴间距离的 50% 处内 1 横指、稍上方处(图 13-4)。

②肱二头肌:电极置于肌腹中点最高隆起处(图 13-5)。

③桡、尺侧腕屈肌:桡侧腕屈肌电极置于肱二头肌外侧头与豌豆骨连线中点;尺侧腕屈肌电极置于肱骨内上髁至尺骨茎突连线的上 1/3 处(图 13-6)。

④桡侧腕长、短伸肌:患者前臂旋前位,肘横纹外侧端到腕中部连线的上 1/3 处(图 13-7)。

⑤肱桡肌:患者手内旋、肘屈曲,从肘横纹 3/4 处,到桡骨茎突画一条线,电极置于肘横纹外侧到桡骨茎突上 1/3 处的一卵圆形区域内(图 13-8)。

肌电生物反馈电极放置法(上肢)

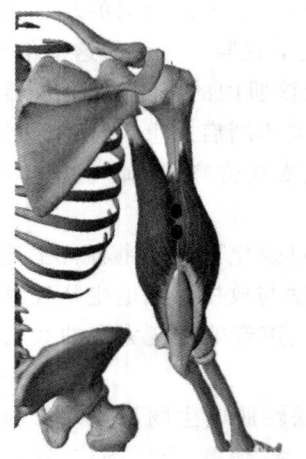

图 13-2　肱三头肌中部

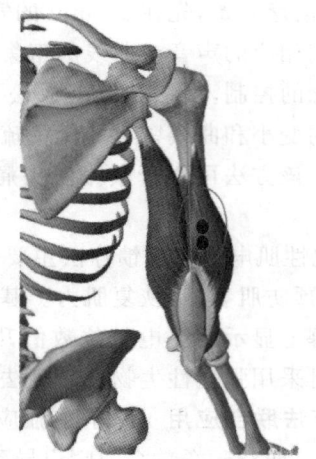

图 13-3　肱三头肌外侧头

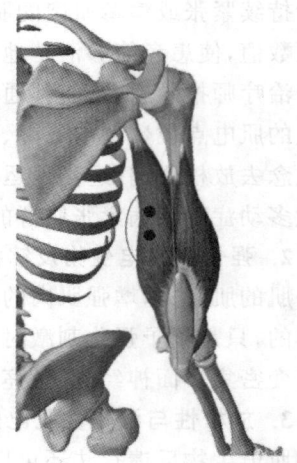

图 13-4　肱三头肌内侧头

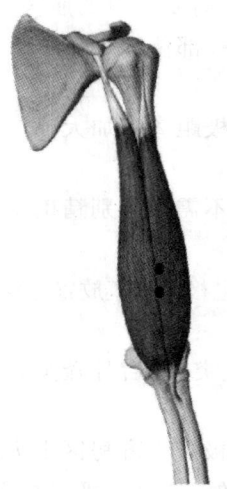

图 13-5　肱二头肌

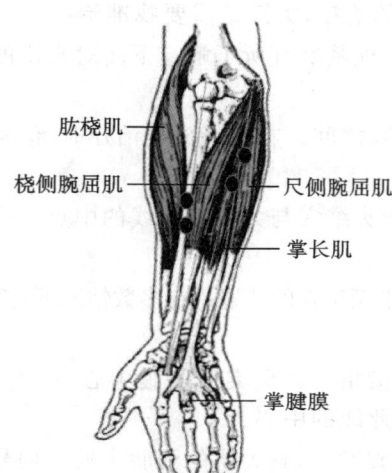

图 13-6　桡、尺侧腕屈肌

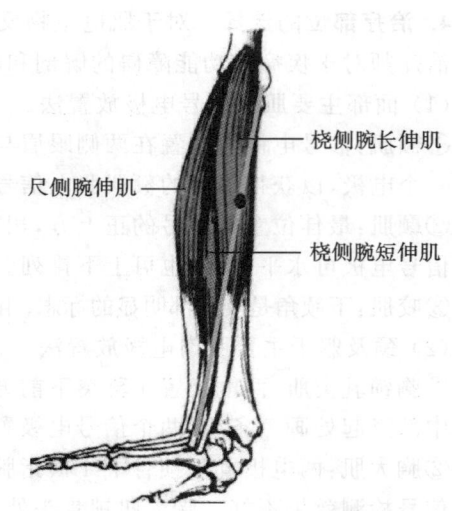

图 13-7　桡侧腕长、短伸肌

⑥旋前圆肌：从肱骨内上髁向下画一条垂线，电极置于此线桡侧呈 45°线上距交点 5 cm 处（图 13-9）。

⑦指屈肌：从肱骨内上髁到尺骨茎突画一条线，电极置于此线中点（图 13-10）。

⑧指总伸肌：从肱骨外上髁到尺骨茎突画一条线，电极置于此线近端 1/4 处（图 13-11）。

（4）下肢主要肌肉信号电极放置法。

①臀大肌：电极置于臀部中心最突出位置，即骶骨与大转子间距约 1/2 处（图 13-12）。

②腘绳肌：腘绳肌外侧腱，电极置于大腿外侧一竖长卵圆形中部；腘绳肌内侧腱，电极置于大腿内侧与上述相似的另一个卵圆形区内（图 13-13）。

③股四头肌：为更好地监测整个肌群的电信号，电极置于股直肌上一大卵圆形区内，其中下面一个电极离髌骨最小距离应为 10 cm。股外侧肌电极位置位于外下侧，股内侧肌电极的最好位置为内下侧卵圆形区域，对肌肉发达的患者，这些肌肉均有明显隆起（图 13-14）。

④胫骨前肌：电极置于一狭长卵圆形区中心，距胫骨粗隆 1～2 横指。但电极放置部位也可低于上述位置，可达胫骨体外侧中部（图 13-15）。

⑤腓肠肌：电极置于腓肠肌内侧头和外侧头隆起部位（图 13-16）。

⑥比目鱼肌：电极置于小腿屈侧面 1/2 以下，腓肠肌腱内侧的一窄长椭圆形区域中部。外侧放置电

肌电生物反馈电极放置法（下肢）

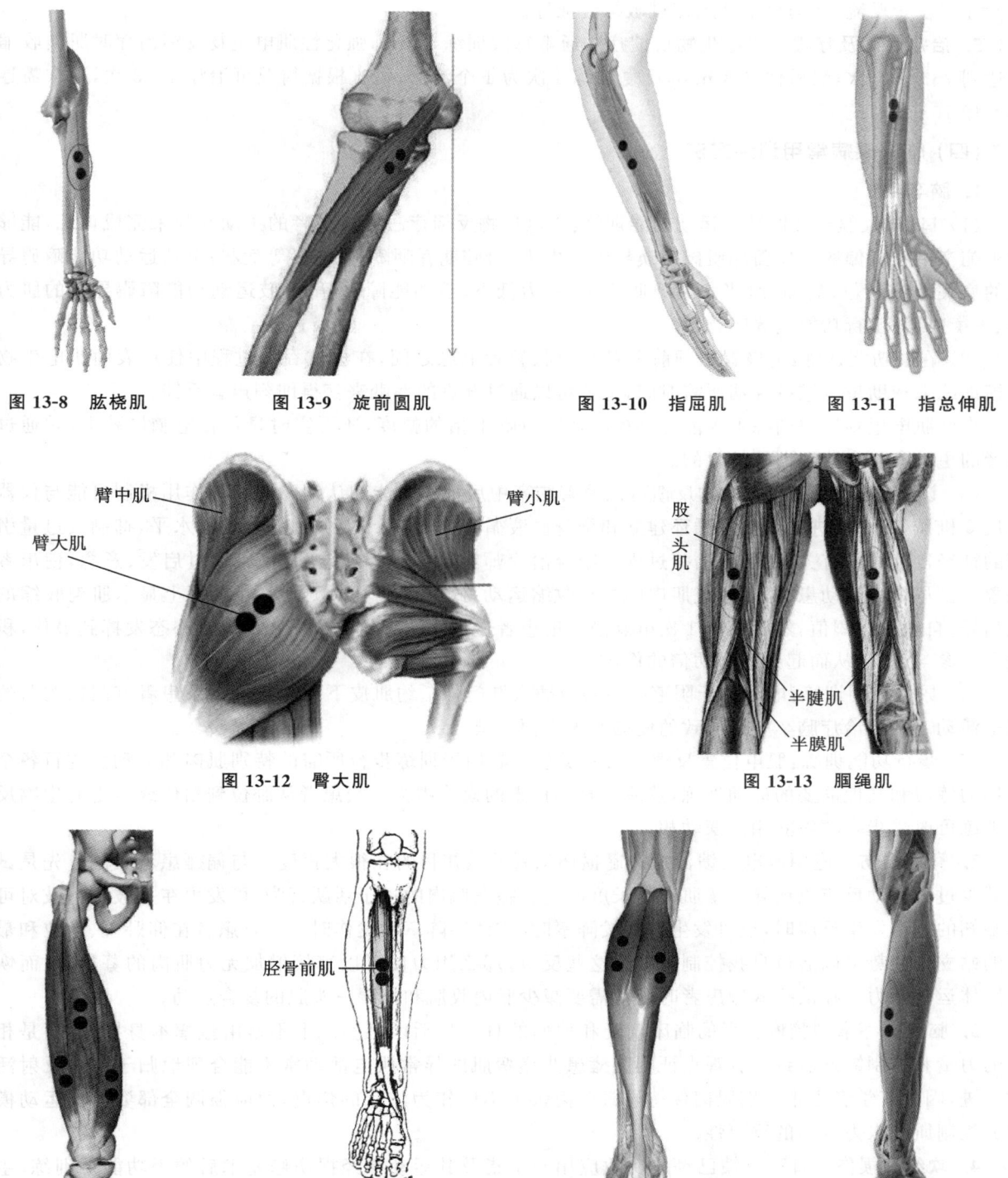

图 13-8　肱桡肌　　　　图 13-9　旋前圆肌　　　　图 13-10　指屈肌　　　　图 13-11　指总伸肌

图 13-12　臀大肌　　　　　　　　　　图 13-13　腘绳肌

图 13-14　股四头肌　　　图 13-15　胫骨前肌　　　图 13-16　腓肠肌　　　图 13-17　比目鱼肌

极效果欠佳(图 13-17)。

（5）内脏括约肌信号电极放置法。

①盆底肌和肛门括约肌：电极置于女性阴道或肛门内。

②食管及胃肠道平滑肌或括约肌：压力传感器放在体腔或空腔脏器内,将局部压力的变化用多导记录器描记下来。训练患者根据记录器上的反馈信号自主地控制食管或胃肠道平滑肌或括约肌的功能,从

而治疗胃食管反流、结肠痉挛性肠道过敏综合征等。

5. 治疗时间及疗程 肌电生物反馈疗法通常每次训练 5 min,强化性肌电生物反馈治疗时肌肉收缩要达到 75～100 次,然后休息 3 min,反复训练 4 次为 1 个治疗,每日根据情况可治疗 1～3 次,通常需连续治疗 10～20 日。

(四) 临床疾病常用训练方法

1. 脑卒中

(1) 口面部、躯干及四肢的运动功能训练:肌电生物反馈疗法通过患者的主动参与来完成训练,能够改善脑卒中患者偏瘫后口面部肌肉瘫痪导致的失语、口腔期吞咽障碍、流涎等症状;上肢运动功能障碍导致的肩关节半脱位、肩痛、肌张力高或肌痉挛、肌力低下、手功能障碍等;下肢运动功能障碍导致的肌力差、平衡障碍、步行功能差等问题。

(2) 吞咽功能训练:电极置于颈前舌骨与甲状软骨上缘之间,在尝试吞咽过程中使用表面肌电生物反馈训练来辅助患者维持吞咽所需时间,患者可以通过渐进的吞咽来获得即刻声音反馈。

表面肌电生物反馈训练不仅能无创探测吞咽时喉上抬的幅度,还可实时显示在电脑屏幕上,并通过患者的主动参与来达到训练的目的。

(3) 认知功能训练:肌电生物反馈可以改善脑卒中后神经功能和认知障碍。其作用机制可能与仪器的反复机械刺激,促进脑内侧支循环建立和全身血液循环加快,调节脑缺血神经递质水平,抑制其过量引起的神经毒性作用有关。另外,治疗过程中结合治疗师给予的心理疏导和鼓励(通过启发、意念,使患者想象自己尽全力活动患肢,做相应肌肉的主动收缩运动,此时仪器可检测到并在屏幕上显示肌肉收缩的电信号,自动调节阈值,然后输出 1 次电刺激帮助患者达到 1 次有效的收缩)、使患者心态发挥到最佳,积极主动参与训练,从而起到事半功倍的作用。

(4) 尿便控制训练:电极置于阴道(女性)或插入肛门外括约肌皮下束肛管内记录患者肛门括约肌的肌电活动。主要治疗脑卒中后导致的便秘及大小便失禁。

(5) 步行功能训练:肌电位置反馈与力量反馈一起用于训练步行所需的特别肌肉和运动。进行各个实用的练习和其他需要的运动训练,然后整合到行走的模式中去。当患者从卧位到站位或行走时生物反馈训练可改善步态的站立相或摆动相。

2. 脊髓损伤 应用肌电反馈治疗脊髓损伤者的最初目的在很大程度上与偏瘫患者相同。先是试图减少过强运动反应以诱导痉挛肌肉的长度改变。痉挛肌肉的过于活跃行为,可发生在上肢或下肢对可能触知的刺激发生反应时,也可发生在自发阵挛时,或诱导阵挛性发作时。一旦患者在仰卧位、坐位和最终的站立位姿势可以通过自我控制来减少这些反应,那么用力便可以直接增加无力肌肉的募集,从而恢复肢体运动能力。在治疗截瘫患者时通常需要减少股内收肌和小腿三头肌的复合运动。

3. 脑瘫 痉挛型脑瘫患者的临床表现和他们的日常生活困难实际上不是由痉挛本身导致,而是相关的力量和控制缺乏所致。有观点证明脑瘫患儿痉挛肌的异常肌电活动常不能合理地归于牵张反射活动亢进,因此有学者主张个别肌肉保持异常肌肉张力不应作为治疗的焦点,而应强调全部姿势和运动模式的控制肌肉张力分布的重要性。

4. 软组织损伤 骨科反馈已经成功地应用于手指及其运动神经损伤修复术后的手功能再训练,主动的关节活动度练习及相关的活动是重要的手段,应用渐进性用力诱导改变限制腕和手的各种软组织。对患者应用关节角度反馈,当他们运动时能够帮助其与治疗师协调,可使用反馈测角器,其可在手的运动和治疗训练中穿戴。当达到预定的关节角度时,这个设备提供一个阈反馈信号。临床试验显示许多患者手外伤或矫形手术后的综合康复如果应用反馈测角器训练可改善主动的关节活动度。

5. 腰背痛 腰背痛患者大都有慢性抑郁的表现,表现为易生气、有无助感,对一般性治疗失去信心。采用生物反馈疗法训练的目的在于可以让患者掌握焦虑—紧张—疼痛之间的联系,达到心理、生理放松,使腰背疼痛缓解,能耐受持续 60 min 的坐位姿势。经验证明,当患者全身放松时,原来所诉部位的疼痛也随之消失,开始训练时,应着眼于全身肌肉的放松,而不是疼痛部位的局部放松。放松的程度可以通过肌电生物反馈仪进行监测。

6. 女性盆底功能障碍性疾病 女性盆底功能障碍性疾病(FPFD)是指由于盆底支持结构缺陷、损伤及功能障碍所造成的疾病,国际尿控协会(ICS)将其分为压力性尿失禁、盆腔器官脱垂、大便失禁、慢性盆腔疼痛及性功能障碍。

非手术治疗主要是盆底肌肉功能锻炼,即患者有意识地对以肛提肌为主的盆底肌肉进行自主性收缩以便加强控尿能力。生物反馈指采用模拟的声音或视觉信号来反馈提示正常及异常的盆底肌肉活动状态,以使患者或医生了解盆底锻炼的正确性,从而获得正确的、更有效的盆底锻炼。目前,单纯的盆底锻炼在国外应用很少,为获得盆底锻炼的治疗最大功效,常结合采用生物反馈方法。正确的生物反馈方法指导下的盆底肌肉锻炼具有无痛、无创、无副作用的优点,但疗程时间较长,治疗过程中易受各种因素的影响,存在患者的医从性,治疗方案的个体差异性,患者在一个疗程治疗后应该如何维持治疗及如何随访等问题。但有一点应提醒患者,盆底锻炼治疗没有终点,假如锻炼停止,情况可能恶化。建议在维持治疗阶段应每日锻炼 20 min,或至少隔日锻炼 20 min。每 3 个月来医院随访 1 次,以便指导患者的进一步治疗。

第三节 临床应用

一、适应证

1. 神经精神疾病 包括偏瘫、脊髓损伤、脑瘫、周围神经损伤、紧张性头疼、偏头痛、雷诺症、癫痫、口吃、面神经麻痹、更年期综合征、焦虑症、抑郁症、书写痉挛、多动症等。

2. 骨关节疾病 包括软组织损伤、急性腰背痛、膝关节前十字韧带术后、全髋关节置换术后、痉挛性斜颈等骨科疾病。

3. 心血管疾病 包括心律失常、原发性高血压、体位性低血压等。

4. 呼吸系统疾病 包括支气管哮喘、肺气肿等。

5. 泌尿、生殖系统疾病 包括女性盆底功能障碍性疾病、器官脱垂、性功能障碍、慢性盆底疼痛综合征、男性获得性尿失禁、过度活动症等。

生物反馈疗法的临床应用

二、禁忌证

(1)不愿接受训练者,变态人格不能合作者。

(2)5 岁以下儿童,智力缺陷者,精神分裂急性期。

(3)严重心脏病患者,心肌梗死前期或发作期间、复杂的心律失常者。

(4)青光眼或治疗中出现眼压升高者。

(5)训练中出现血压升高、头痛、头晕、恶心、呕吐、失眠、妄想或具有精神症状时也应停止治疗。

(6)感觉性失语或其他交流理解障碍的患者。

(7)其他任何临床疾病的急性期。

三、注意事项

(1)治疗室保持安静、舒适,光线稍暗。将外界的干扰降到最低。

(2)治疗前向患者解释该疗法的原理、方法以及要达到的目的,解除疑虑,求得患者合作。

(3)治疗前要找好最合适的测试记录类别和电极放置部位。治疗后在皮肤上做好记号,以便提高以后治疗的效果。

(4)治疗训练时要让患者注意力集中、密切配合治疗师的指导和仪器显示。

（5）治疗训练时治疗师用指导语引导，其速度、声调、音调要适宜，也可采用播放录音带的方式进行，待患者熟悉指导语后，可让患者默诵指导语。

（6）治疗过程中，要有医务人员陪伴，及时给患者以指导和鼓励、树立患者对治疗的信心、并可同时施行心理治疗。训练中注意不能使患者有疲劳和疼痛的感觉。

（7）根据患者情况，可每日进行生物反馈训练1次。每次训练5～30 min，一般10～20次为1个疗程。有些疾病常需连续训练数周乃至数月，也有的可每日训练数次。

 案 例 分 析

1. 该患者左上肢、左下肢适合生物反馈疗法，可行拮抗肌加强性生物反馈疗法以达到降低肌张力的作用。

2. 为促进踝背伸功能，生物反馈主要是加强胫骨前肌的收缩，电极可放置胫骨体外侧中部。

3. 该患者若存在吞咽问题，可采用诱导吞咽肌群的生物反馈，电极置于颈前舌骨与甲状软骨上缘之间，在尝试吞咽过程中使用表面肌电生物反馈来辅助患者维持吞咽所需时间。

 资源拓展

扫码答题　　　　章节思维导图　　　肌电生物反馈疗法操作常规

（刘晓广　傅青兰）

第十四章

冲击波疗法

扫码看课件

学习目标

▲ 素质目标

培养对患者的同理心和共情能力,以及耐心细致,认真负责的职业态度;培养良好的医患双向有效沟通能力。

▲ 知识目标

掌握冲击波疗法的定义、冲击波疗法的临床应用、冲击波疗法的治疗技术;熟悉冲击波疗法治疗原理和作用机制;了解冲击波疗法的注意事项等。

▲ 技能目标

学会冲击波疗法操作技术的基本应用;能掌握冲击波疗法的常规仪器、设备的使用和管理维护。

课程思政点

建立"全心全意为患者服务"的意识;锻炼严谨认真的工作态度;培养为患者提供具有爱心、关心、耐心的良好服务质量的意识。

第一节 概　　述

案 例 导 入

患者,女,56岁,主诉:右肘疼痛半年余,不能扫地、提物,在某医院诊断为网球肘,经多次封闭治疗,仍然疼痛,后长期外敷"扶他林"(双氯芬酸二乙胺)等药物,依然无效,故来就诊。检查:沿肘部周围触诊,于右肘肱骨外上髁、尺泽下、肱桡肌腹、旋前圆肌腱等处可触及痛性结节。

【思考】

1. 该患者的诊断是什么?

2. 冲击波疗法的治疗原理是什么?

3. 该患者治疗时应注意哪些问题?

冲击波疗法

一、概念

冲击波是一种利用电能产生的脉冲磁场与液体之间的物理作用而产生的机械脉冲压力波,是一种通过物理学机械介质(空气和水)传导的机械脉冲压力波,能在短时间内形成多个冲击波群,具有声学、光学和力学等物理性质。冲击波疗法是指利用高能量冲击波进行治疗的物理治疗方法,具有促进组织修复及再生的作用。体外冲击波疗法(ESWT)是利用液电能量转换及传递原理产生的冲击波进行治疗的方法,具有裂解硬化骨、松解粘连、刺激微血管再生、促进骨生成等作用。

冲击波疗法是一种介于保守疗法和手术疗法之间的新型治疗方式,最早用于体外冲击波碎石等临床医学领域。到 20 世纪 80 年代末期,体外冲击波碎石开始被运用到骨科及康复理疗领域。经过 30 余年的临床研究,冲击波疗法日益完善,应用范围也日益扩大。目前主要用于骨科、疼痛科、康复科及运动医疗等。

二、冲击波的基础知识

(一)冲击波的治疗特点和特性

冲击波具有压力瞬间增高和高速传导的特性,冲击波疗法具有操作简便、损伤小、疗效显著、治疗费用低等特点。

1. 冲击波疗法的特点 冲击波是压力急剧变化后所形成的,有短时性、宽频性和高压强性三个特点。冲击波的发生方式会产生很强的张应力和压应力,可以轻易穿透任何弹性介质。

冲击波疗法具有无创或微创、安全、有效且高效的特点,对患者损伤较小,不伤及正常组织,只针对患处进行治疗。冲击波治疗劳损疾病过程简单。对疼痛性肌骨疾病具有独特的优势,包括起效快速、精准,维持时间相对长、治疗周期短、费用相对较低、适应证广等。从国内外众多报道来看,冲击波疗法是一种安全、有效的治疗软组织慢性炎症、骨折延时愈合和疼痛等疾病的手段,不需住院治疗,不影响正常生活,属于非手术治疗方式,治愈率高。

2. 体外冲击波传播速度的变化差异 冲击波是一种机械波,能在空气、水以及人体组织等介质中传播。冲击波的能量传播发生衰减与频率有关,冲击波的频率范围一般为 2.0～20 MHz。冲击波的频率越高,衰减越大。同时冲击波频率的高低还决定了冲击波的破坏能力及穿透能力。高频冲击波的破坏能力较强,穿透能力较弱,聚焦性能较高,焦点的能流密度较高;低频冲击波破坏能力较低,穿透能力较强,聚焦性能较差,焦点的能流密度较低。

声阻抗是物质的密度与波速的乘积,是物质的固有属性。当同样频率的冲击波通过两种声阻抗相近物质时,能量不会有太多的损耗;相反,同样频率的冲击波通过两种声阻抗差异较大的物质时,部分入射冲击波传播到第二种物质的界面,一部分能量会被反射回来,造成部分声能损失(表 14-1),比如空气与人体组织比较,声阻抗差异较大,冲击波传播到两者的接触面时,会发生强烈的相互作用,消耗能量,发生能量衰减,影响冲击波能量的传播。所以,在进行冲击波治疗时,需要使用与人体组织声阻抗相近的传导介质,如水或耦合剂等,以减少冲击波传播过程中能量在空气中的衰减损失。比如水或者耦合剂等。又如冲击波作用于骨组织时,骨和骨髓之间声阻抗差异较大,也会产生强烈的相互作用,促进骨细胞增殖、分化,促进新骨细胞生长,治疗骨折延迟愈合等。冲击波进入不同的物质,声阻抗不同,其传播速度也不同(表 14-2)。

表 14-1　冲击波在人体不同界面上的反射和传导

界　　面	反射压/(%)	反射声能/(mJ/cm²)	传导声能/(mJ/cm²)
水-脂肪	−5	0.25	99.8
脂肪-肌肉	11	1.2	98.8
肌肉-骨骼	44～60	19～36	64～81
肌肉-结石	22	5	95
肌肉-空气	−99.9	99.9	0.1

表 14-2　冲击波进入不同物质的传播速度和声阻抗

物　　　质	密度/($\times 10^3$ kg/cm^3)	声阻抗/[$\times 10^6$ kg/(m^2·s)]	声速/(m/s)
空气(20 ℃)	0.0012	0.0004	344
水(20 ℃)	0.998	1.48	1484
甘油(20 ℃)	1.26	2.42	1920
脂肪	0.928	1.37	1476
肌肉	1.04	1.70	1568
肺	0.40	0.26~0.46	650~1160
肾	1.04	1.62	1560
胆结石	0.82~1.10	1.15~2.42	1400~2300
尿路结石	1.87	11.70	6260
密质骨	1.70	6.12	3600
骨髓	0.91	1.65	1700

3. 冲击波对细胞有一定的影响和作用　冲击波的正向波段急剧上升,会对焦点处的细胞产生很强的应力;同时空化反应会引起微小气泡膨胀、爆炸,产生微喷现象,也会产生很强的应力变化。冲击波产生作用后,细胞表面的微绒毛消失,出现小凹型的疏水性孔,是受到冲击波作用的各向同性张力所致。细胞膜上出现的孔或破裂,取决于冲击波的流体力场参数,即由产生冲击波的电容、工作电压和冲击的次数所决定。

(1)高能冲击波对肿瘤细胞的影响和作用:有研究发现,高能冲击波能杀死肿瘤细胞,抑制肿瘤生长。高能冲击波冲击 500~1500 次可引起细胞的膜性结构受损,使肿瘤细胞膜断裂,改变细胞内外渗透压,引起肿瘤细胞死亡。同时高能冲击波影响肿瘤细胞的生长能力,肿瘤细胞增殖能力日趋下降;冲击次数越多,肿瘤细胞的增殖时间变长。冲击波对组织的损伤程度与能量(工作的电压及冲击次数)成正比。有动物实验发现,高能冲击波冲击次数达到 2000 次的会造成细胞损害,冲击次数达到 6000 次将引起更为严重的组织损伤,可能会损伤毛细血管,从而使肿瘤细胞通过血管进入血液,发生肿瘤细胞的转移。因而,对于肿瘤的治疗,高能冲击波的冲击次数需要控制在 2000 次以内。

(2)冲击波可以将细胞外的大分子导入细胞内:冲击波可以使细胞间隙增大,细胞膜上出现一过性的小孔,可以用冲击波将细胞外的物质导入细胞内从而达到治疗目的。体外实验发现,在体外冲击人体外周血单核细胞与肿瘤坏死因子,能有效地将反义寡脱氧核苷酸导入细胞内,并能有效抑制细胞内因子的表达。因此,冲击波可以对肿瘤化疗起到良好的协同作用。

(3)低能冲击波对正常细胞的促进作用:有研究表明,用冲击波对伤口进行冲击治疗,可以使伤口局部血液循环中的毛细血管数、新形成的上皮细胞数和血管外周的巨噬细胞数明显增加,可见低能冲击波有一定的促进伤口愈合的作用。临床上可运用低能冲击波来治疗压疮等疾病。

4. 体外冲击波的特性

(1)具有较高的能量:冲击波是一种高能压力波,在极短的时间内(约 10 ms)峰值可达到 500 bar。冲击波具有很强的物理学效应和生物学效应。能对组织产生治疗作用或者破坏作用,而且周期短、频谱广,在穿越人体组织时,其能量不易被浅表组织吸收,可以直接到达人体深部组织。

(2)穿透力较强:冲击波的穿透力与频率有密切关系,冲击波的频率越高,破坏作用越大;频率越低,穿透能力越强。多种频率、波长、波速的广谱波形叠加形成了冲击波群,具有很强的破坏力和很好的穿透力,以保证冲击波在体内传播时不会大幅衰减,同时不会对人体周围其他组织造成伤害。

(3)能够聚焦:冲击波通过声学透镜聚焦之后可使能量更为集中,能使穿透能力和治疗效果达到更好、更强的状态。

（4）在介质中传播：冲击波可以在介质中传播，会因不同物质界面之间的声阻抗而发生能量的衰减。在治疗时使用水或耦合剂来消除冲击波源与皮肤之间的空隙以增强冲击波的治疗作用。

（5）有两种不同的作用方式：冲击波碎石具有两种不同的作用方式。在总能量相等时，大能量的作用方式，粉碎结石迅速，强度远大于材料被破坏的极限强度，组织损伤重，是高速度的一次性治疗；小能量的作用方式，粉碎结石缓慢，冲击波强度约等于材料被破坏的极限强度。连续适中的小能量脉冲作用于结石，可使结石逐渐开裂、解体、破碎，最终形成细沙，对组织副作用损伤小，是低速度的多次性治疗的一种方法（图14-1）。

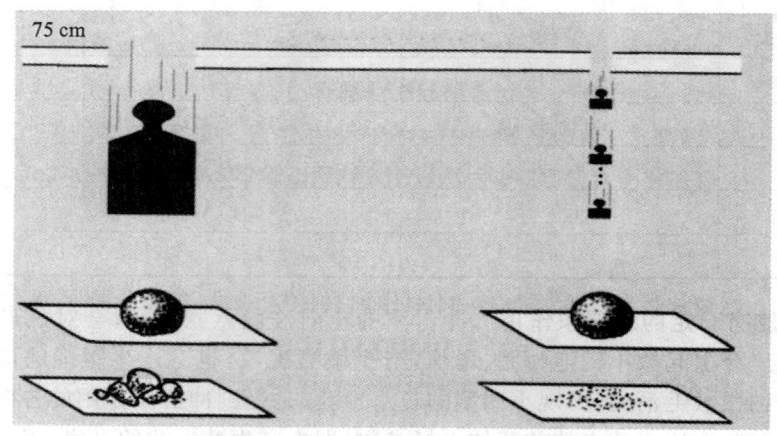

图 14-1　冲击波的两种不同的作用方式

（6）有良好的生物学效应：冲击波进入人体后会产生正、负两个方面的生物学效应。临床应用时，不仅要避免负面生物学效应的产生，更要将冲击波的负面效应转变成正面效应来治疗疾病（表14-3）。

表 14-3　冲击波的生物学效应

冲击波效应	血肿形成作用	临 床 用 途
应力效应	在细胞水平上的神经刺激作用，使钙沉积物降解	假关节
	血肿形成	钙化性腱鞘炎
空化效应	麻醉作用	腱鞘炎、假关节
	代谢激活作用	腱鞘炎、假关节

（二）冲击波的分类

1. 冲击波治疗机　冲击波治疗机可分为如下四类（表14-4）。

表 14-4　冲击波治疗机的比较

冲击波治疗机类型	优 点	缺 点
液电式	能量大、波形稳、冲击快	噪声大，消耗电极，放电稳定性差，焦点漂移，损伤大
压电陶瓷式	噪声极小	功率较小，晶体的质量、寿命、安装要求高
电磁式	噪声小，不更换电极，放电稳定	冲击时间慢
气压弹道式	对肌肉组织病损疗效好	不能同时处理慢性病损所形成的息肉和狭窄

（1）液电式冲击波治疗机：水或其他液体中电极放电，通过反射体将能量汇聚到第二焦点处，现此类设备已较少生产。

（2）压电陶瓷式冲击波治疗机：使用压电晶体材料作为换能器的一种冲击波治疗机。

（3）电磁式冲击波治疗机：高压脉冲强电流通过线圈产生磁场，推动震膜运动产生冲击波，实现聚焦、平射或散射进入人体，进行相应的治疗。

（4）气压弹道式冲击波治疗机：利用振子在空腔内高速运动产生振动，通过枪式探头耦合进入人体（原理同射钉枪、水泥枪），此类设备产生的机械波不具备聚焦特性，又称为散射式冲击波治疗机。

不同的冲击波发生方式存在其各自的优缺点，致使冲击波的波源存在相应的优、劣势。如压电式冲击波源，压电材料耐压条件受限制，难以提高功率；液电式冲击波源，电极需要经常更换；电磁式冲击波源，优良性与成熟度相对较高，但冲击时间慢。综合应用冲击波在疾病中的治疗优势，注意避免劣势，以扩大冲击波疗法在临床的使用范围。

2. 按照 ESWT 波源传递方式划分

（1）放射式冲击波：主要用于治疗慢性软组织损伤性疾病和浅表的骨及软骨损伤疾病。

（2）聚焦式冲击波：水平聚焦式冲击波主要用于治疗骨不连及骨折延迟愈合、股骨头缺血性坏死等成骨障碍性疾病和位置较深的骨及软骨损伤性疾病。

（3）平波式冲击波：主要用于治疗位置表浅的慢性软组织损伤性疾病、伤口溃疡和瘢痕等。

目前聚焦＋放散一体机、心脏冲击波、肿瘤冲击波等综合型冲击波仪器逐步问世，随着国内外冲击波领域的实验研究及临床实践的开展，冲击波疗法的内涵及外延正得到不断的探究和拓展。

3. 冲击波的脉冲形式、种类 冲击波的脉冲形式分为初级冲击波和次级冲击波。分别由三个明显的压力脉冲冲击波组成，前两个脉冲也称作初级冲击波，其中，第一个脉冲是直达冲击波，能量较小、压力较小，传播过程中幅度会衰减。第二个脉冲是聚焦冲击波，是初级冲击波的聚焦部分，占冲击波总能量的绝大部分。第三个脉冲是一个较强的冲击波，也称气泡破裂脉冲，其压力幅度低于聚焦脉冲。其发生原理是当周围的气泡膨胀到极限时不再膨胀，同时开始加速回缩，这种气泡的迅速塌陷和回缩会产生一个反抽性负压脉冲，可引起空化效应，即在焦区范围内产生大量气泡，当其破裂之后便引发了第三个冲击波，也称次级冲击波。前两种脉冲是在液中放电后直接产生的，第三个冲击波是间接发生的。

第二节 治疗原理及治疗作用

冲击波疗法治疗原理及治疗作用

一、治疗原理

体外冲击波是一种兼具声、光、力学特性的机械波，在穿越人体组织时，其能量不易被浅表组织吸收，可直接到达组织深部，通过水或其他方式耦合进入人体，聚焦于病灶实现治疗作用。冲击波的治疗原理包括物理效应和生物效应两个部分。冲击波对骨组织、肌肉组织以及细胞的代谢、增殖和再生都有一定的影响和作用，同时也具有绝大多数是一过性副作用的特点。

（一）物理效应

物理效应包括组织破坏机制、成骨效应、镇痛效应、代谢激活效应四个方面。

1. 组织破坏机制 冲击波破坏组织的方式有直接和间接两种。直接作用由冲击波本身的机械效应所产生，间接作用是冲击波张力波的空化作用的结果。两种作用综合，在组织中产生拉应力及压应力，引起高密度组织裂解，从而达到治疗效果。

2. 成骨效应 冲击波有促进成骨的作用，刺激骨皮质和网状结构，导致新骨形成。空化作用能破坏部分细胞，也能诱导骨细胞移动，促进新骨形成。

3. 镇痛效应 由于冲击波的作用力较强，可直接抑制神经末梢细胞，改变感受器对疼痛的接受频率，从而缓解疼痛；激活感受器周围化学介质产生 P 物质，持续作用一段时间后，疼痛阈值提高，且 P 物质的产生减少，抑制疼痛信息的传递，是一种缓解肌肉紧张和消除激痛点的非药物性的治疗方法；同时可引起局部充血，从而促进炎症的消退。

4. 代谢激活效应 机械振动刺激加快了结缔组织细胞外基质的血液和淋巴循环，刺激新陈代谢活动,改变细胞膜的通透性,加速膜内外离子交换过程,并加快代谢分解产物清除与吸收,可使慢性炎症减轻和消退。冲击波可以活化内皮型一氧化氮酶,从而使组织细胞内一氧化氮含量增高,始发抗炎反应。冲击波能够有效地下调 NF-κB 活性和 NF-κB 相关基因的表达(如诱导型一氧化氮合酶和 α 肿瘤坏死因子),降低炎症反应。从而达到控制炎症及感染的作用。

(二)生物效应

1. 空化作用的生物效应　冲击波在介质中传播时会产生一系列的空化泡,和人体组织中所含的大量微小气泡在冲击波的作用下发生振动,当冲击波强度超过一定值时,这些气波急速膨胀、震荡、溃破,出现高速液体微喷射,撞击在不同组织的界面处,产生机械效应,释放出大量能量,这些能量不断地被组织吸收产生热效应,有利于疏通闭塞的微细血管,松解关节软组织的粘连。

2. 应力作用的生物效应　冲击波在传播过程中具备一定的声学特性,在不同的声阻抗界面会产生拉应力与压应力,对材料产生机械破坏作用,有助于松解组织粘连,粉碎骨刺。冲击波进入人体后,会接触不同的介质,如脂肪、肌腱、韧带等软组织以及骨骼组织等,在不同组织的界面处可以产生不同的机械应力效应,表现为对细胞产生不同的拉应力和压应力。拉应力可以引起组织间的松解,促进微循环;压应力可以使细胞发生弹性形变,增加细胞摄氧。

冲击波作为一种细胞外物理信号,在细胞表面产生拉应力及压应力,可介导一系列细胞内外物理-化学电信号转导,从而调控相关基因表达,增加或减少有关活性蛋白的含量,发挥组织损伤再修复作用。

3. 压电作用的生物效应　冲击波作为一种机械力作用于骨骼后,首先增加了骨组织的应力,产生极化电位,引起压电效应。这种压电效应对骨组织的影响与冲击波的能量大小有关。许多动物实验表明,高能量的冲击波可以引起骨折,低能量的冲击波可以刺激骨的生成。

4. 时间依赖性和累积效应

(1) 时间依赖性:冲击波的治疗效果存在时间依赖性,有临床研究发现,慢性肩袖钙化性肌腱炎应用冲击波治疗,治疗时间越长,效果越好。

(2) 累积效应:冲击波治疗存在累积效应。冲击波穿越组织时,从时间上可分为 4 个阶段:物理学阶段,物理-化学阶段,化学阶段,生物学阶段,每个阶段逐渐深入。物理学阶段,产生前面所讲的应力效应。物理-化学阶段,冲击波可以使组织内一氧化氮含量改变,通过提高血管平滑肌内 cGMP 水平,达到扩张血管、增加血流量的作用。达到或超过一定剂量,可导致局部组织放射性针状出血。化学阶段,可使水分子发生化学变化,冲击波还可提高与血管再生有关的缺氧诱导因子-1α、血管内皮生长因子 A、内源性一氧化氮合酶表达水平,诱导产生新生血管内皮细胞,促进新血管的再生和骨骼肌肉疾病损伤修复。若生成过氧化氢和多种自由基,甚至细胞膜的进一步破坏。生物学阶段,细胞弹性变形,细胞膜通透性改变,从而促进软组织损伤的修复。

(三)冲击波的发生原理

任何将能量转化为声波的物理原理都能用来产生冲击波。以下介绍液中放电时冲击波的发生过程(以液电式冲击波为例)。火花放电产生的高温,将放电通道周围的液体聚集,形成一个等离子体(包括一些臭氧分子、光子和电子等粒子)。等离子体汽化后形成一个高密度、高膨胀和储存大量能量的气泡,气泡内部形成巨大的压力梯度作用于水介质,通过水分子的机械惯性,以波的形式传播出去,就形成了正向的冲击波。

二、治疗作用

(一)冲击波对组织产生的治疗作用

1. 对骨组织的生物学作用　能促进钙盐沉积,促进骨痂生长,加速骨折愈合。还可击碎骨不连处坚硬的钙化骨端,促进新骨形成。可治疗骨不连、股骨头缺血性坏死等。

2. 对肌腱组织的生物学作用　能诱导和激发肌肉细胞的内在愈合能力,松解粘连,能促进血管生长因子的产生,促使组织内新生血管形成,可治疗肌腱末端疾病。

3. 对相关细胞的生物学作用 能影响细胞的代谢,促进骨细胞增殖及骨再生。

(二)冲击波的局部和整体治疗作用

1. 镇痛,缓解各种急慢性疼痛 冲击波对于骨关节炎性疼痛、各种软组织劳损、扭挫伤及骨折后所产生的疼痛有较好镇痛作用。冲击波能促使身体内部释放抑制疼痛的物质,疏通微血管,促进微循环,增加组织摄氧能力,加速人体内局部组织的新陈代谢。冲击波在治疗骨关节炎时,能够减少背根神经节中与疼痛相关的降钙素基因相关肽的表达,并且直接作用于周围感觉神经末梢,提高疼痛阈值,缓解疼痛;同时也能激活病变周围的新生血管和组织细胞,改善局部血液循环,加速疼痛物质代谢排出,从而减轻疼痛。冲击波可通过刺激痛觉感受器,改变其对疼痛的接收频率,改变感受器周边化学介质的组成,从而扣制疼痛信号传递,诱导机体释放抑制疼痛的物质,缓解疼痛。现代研究发现,应用放射性体外冲击波,按疗程治疗比单次治疗对神经病理性疼痛大鼠的疼痛缓解作用更快且更持久。经过体外冲击波治疗肌筋膜疼痛综合征大鼠,其脊髓神经元型一氧化氮合酶水平低于模型组大鼠,从而提高大鼠痛阈,减轻局部疼痛,同时可降低脊髓背角P物质的释放,从而抑制疼痛刺激的传入,达到缓解疼痛的目的。

2. 促进骨折愈合,使骨细胞分裂增殖 有研究显示,用冲击波刺激成骨细胞时,能够抑制核蛋白转录因子和T细胞核因子表达,降低破骨细胞特异性酶活性,抑制破骨细胞的骨吸收功能。冲击波可通过调节蛋白介导的促分裂原活化蛋白激酶的信号转导通路,逐渐激活细胞外调节蛋白激酶和磷酸烯醇式丙酮酸羧激酶,激活骨缺损部位成骨细胞的有丝分裂等。只有当冲击波的能流密度≤0.36 mJ/mm² 时,才能激活增殖作用,超过 0.50 mJ/mm² 时则会产生抑制作用。冲击波的机械物理刺激可增加细胞外基质的矿物质化作用,能够提高骨髓间充质干细胞的增殖能力和向成骨细胞、软骨细胞等分化的能力。低能量体外冲击波能够抑制金属蛋白酶的合成,抑制软骨细胞凋亡,促进软骨细胞Ⅱ型胶原与蛋白多糖的合成,使软骨细胞增殖,提升软骨细胞的修复重塑功能。冲击波可以促进磷酸化,从而促进软骨细胞向成骨细胞增殖分化。

3. 促神经修复,促进血液循环 冲击波能使血管在切应力作用下微血管原位膨大,最终形成新的成熟血管网络。体外冲击波具有空化效应,有利于扩张、疏通闭塞的微细血管,促进局部血液循环,增加局部损伤组织血供,促进组织新陈代谢。冲击波能够促进体内组织修复的重要因子——一氧化氮的生成,能迅速扩张血管。应用 0.06 mJ/mm²、1.25 Hz 的低能量冲击波治疗睾丸缺血再灌注损伤大鼠的实验发现,冲击波能刺激血管内皮细胞增殖,增加血管通透性,介导血管内皮细胞的迁移,调节血管细胞新生。有研究分析显示,冲击波干预能显著增加神经损伤后的神经纤维数量,明显加快神经传导速度,加快轴突再生等现象。利用冲击波的高振幅、急剧变化的压力波能促使蛋白激酶R样内质网激酶信号通路磷酸化水平的提高,增加活化转录因子4的活性,促进脑源性神经营养因子的表达,促进受损神经的修复。低能量冲击波能促使坐骨神经及脊髓功能的恢复,影响受损神经的再生、存活和重构。冲击波能够刺激血管内皮细胞,又可刺激神经细胞,可以起到营养神经、保护神经、促进神经细胞增殖的作用。因此,冲击波对于神经损伤修复具有直接和间接的促进作用。

4. 消炎,松解粘连,促进肌肉、肌腱修复 冲击波能改善炎症,并能降低烟酰胺腺嘌呤二核苷酸磷酸氧化酶1和NADPH氧化酶-2表达,减轻炎性症状,同时能降低基质金属蛋白酶(MMP)、白细胞介素等炎症介质的释放,减少炎症反应;冲击波可降低中性粒细胞和巨噬细胞等炎症细胞浸润,进而减少M1型巨噬细胞的促炎效应,而且可增强M2型巨噬细胞的抗炎作用,能较好抑制其炎症反应。对于炎症能起到良好的治疗效果,能促进骨关节炎、组织损伤性炎症、疼痛性炎症等疾病的康复。冲击波治疗关节炎时,可使治疗部位血管扩张及再生,减少组织炎症反应。能进一步抑制软骨细胞外基质的降解,起到抗炎作用。冲击波工作状态所释放的高强度、高能量的压力波,在人体中不同的组织界面会产生一定的牵拉力振荡,使局部软组织间弹性发生牵拉改变,松解局部软组织粘连。冲击波有较好的修复肌腱组织的作用。冲击波能提高早期转化生长因子-β1、碱性成纤维细胞生长因子、血管内皮生长因子(VEGF)、血小板源性生长因子和胰岛素样生长因子1等生长因子的表达;促进Ⅰ型胶原的分泌,加速肌腱愈合,缩短肢体制动修复时间,有利于肌腱后期的功能恢复。

(三)冲击波的副作用

冲击波治疗也存在一定的副作用,包括局部组织的红肿、皮下出血、瘀斑、疼痛等,但绝大多数都是一过性的,治疗后1～2天就可以缓解或者消除。所以无需对冲击波治疗心怀恐惧。但冲击波有一定的禁忌证,冲击波治疗需在医师和治疗师明确诊断和正确操作下进行才能保证安全有效,切不可擅自操作。

第三节　治　疗　技　术

目前在临床中运用冲击波治疗疾病较为广泛。冲击波的设备、定位方法、操作步骤比较好掌握,效果也比较明显。

一、治疗设备

治疗设备由主机、治疗头(直径为 6 mm、10 mm 和 15 mm 等大小)和控制手柄、脚踏开关(选配)、空气压缩机(选配)和台车(选配)等组成(图 14-2)。

二、治疗方法

冲击波疗法于临床应用时需要掌握一定技巧。进行冲击波治疗时,关键是将适宜的能量作用于准确的部位。采用适宜的能量和选择准确的部位直接决定疾病治疗效果。同时冲击波能量选择;治疗头的选择;手法的选择;损伤时间;手术方式;特殊部位;患者条件等因素也会影响治疗效果。

(一)体位与镇痛

患者取相对舒适的体位进行治疗;冲击波治疗设备的镇痛作用比其他理疗设备更明显,治疗肩周炎尤佳,疗效确切。体外冲击波在治疗过程中,若有疼痛,可根据症状恰当选用麻醉镇静镇痛类药,使患者保持安静、无痛苦状态,可提高治疗效果。

(二)常用的定位方式

1. 精确定位法　可以使用 X 光定位、MRI 定位、B 超定位等。精确定位在使用体外冲击波治疗骨骼肌肉系统疾病时,不仅可以提高疗效,还可以尽量避免对周围组织的损伤。

(1) X 线定位法和 MRI 定位法(核磁共振定位法,图 14-3):在监视器的操控下,将在 X 线内能看见的、需要进行治疗的体内骨组织移动到冲击波的焦点上,从而使病变组织能在焦点处受到最佳的治疗刺激来进行治疗。适合于骨折延迟愈合和骨不连的治疗。MRI 定位法(核磁共振定位法)的原理和 X 线定位法的原理一样,只是 MRI(核磁共振)定位的精准度更高。

(2) B 超定位法(图 14-4):B 超定位法是采用 B 超诊断仪进行定位的装置来进行定位的。超声波通过不同组织或病变部位产生一定的声阻抗差异,运用超声波的原理转换成可视图像,将病变部位调整到冲击波的焦点上,进行冲击波疗法治疗。常用于肱骨内侧和外侧上髁炎、钙化性肌腱炎、冈上肌腱综合征、转子肌腱炎、髌骨肌腱炎、跟痛症及足底筋膜炎等软组织疾病的定位。

2. 模糊定位法　治疗部位(点)选择体表解剖标志结合痛点反馈定位,包括激痛点(刺激肌筋膜、骨膜、韧带,产生的原发痛点与继发痛点,主要的疼痛点与附属牵扯的痛点),经络穴位等。

通过对患者疼痛部位的反馈及体表解剖标志,或冲击波治疗仪第二焦点激光笔投影点来确定治疗部位。此定位方法无需影像定位系统等辅助定位设备,灵活简便、临床上常用。首先医生触诊患者的疼痛部位,根据疼痛反馈和体表解剖标志确定好治疗部位,并用标记笔在皮肤上做好记号。或利用治疗头耦合垫上有指示,冲击波 z 轴方向的标识标记"激光笔投影点"投射在患者皮肤上,冲击波焦点的侧方几何

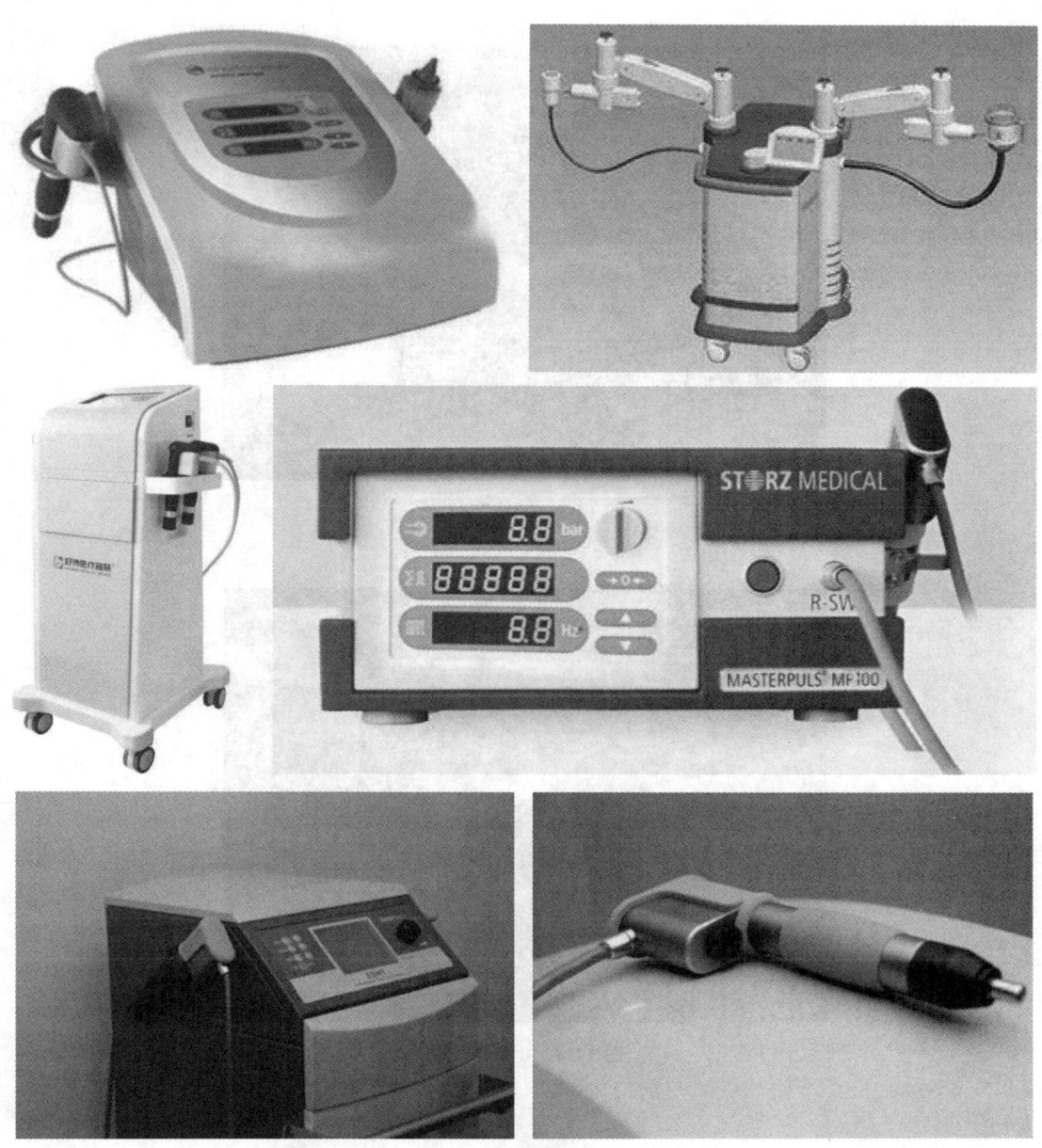

图 14-2　冲击波治疗设备

中心耦合治疗区来辅助定位(图 14-5)。

(三) 治疗头选择

可根据疼痛程度、软组织厚薄、粘连严重度进行选择。如疼痛范围较广的部位可选用放松探头；头部颌面、穴位刺激可选用相对较小面积适宜的治疗探头。每种治疗头的能流密度、治疗深度和大小不一样，因此每种治疗头的适应证不一样，这样可以更大限度地发挥冲击波的功能。更为重要的是每种治疗头都可以与冲击波治疗手柄匹配，而不用区分高能量和低能量，不仅节省了成本，也让临床使用更加便捷。若配置振动治疗手柄还为患者提供独特的振动治疗，不仅可以进行大面积肌肉的按摩，也可与冲击波治疗手柄结合使用，缓解患者的紧张情绪，提高冲击波治疗的后续效应。手柄和治疗头的配置见图 14-6。

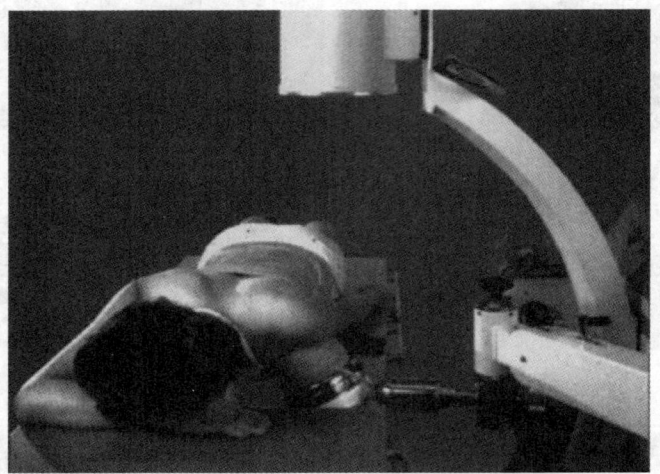

图 14-3 X 线定位法

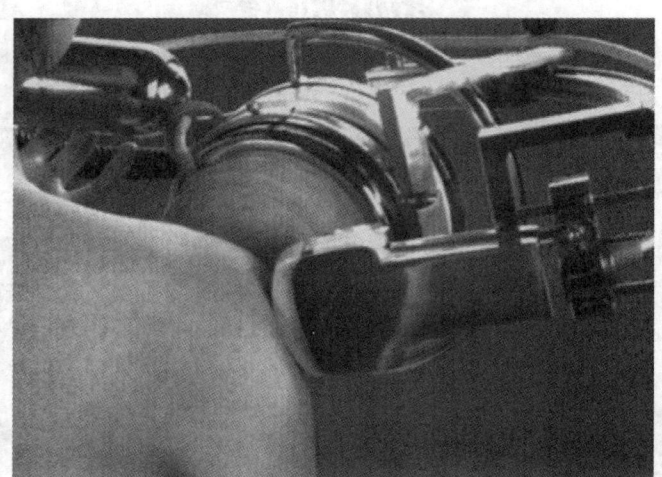

图 14-4 B 超定位法

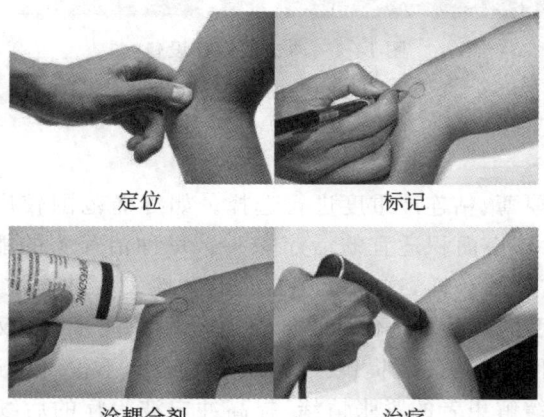

定位	标记
涂耦合剂	治疗

图 14-5 模糊定位法

扫码看彩图

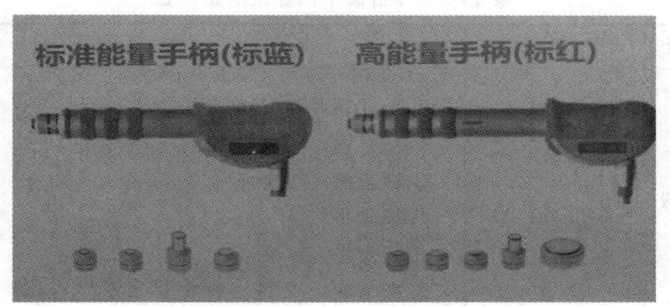

图 14-6　手柄和治疗头的配置

(四) 能量的选择(bar)

恰当有效的能量选择能保证治疗效果,能量过低没有治疗作用,过高则会损伤组织,可能产生副作用。安全的能流密度应控制在 $0.08\sim0.28$ mJ/mm² 范围。因此选择有显著疗效的治疗方案,在有效治疗范围内进行选择无明显副作用的能流密度,来确保疗效。冲击波的能量选择(bar)可分为高、中、低能量范围进行调节;或者电脑智能模式控制。可根据能量高低和组织深浅进行选择有效治疗范围内的能流密度(图 14-7)。

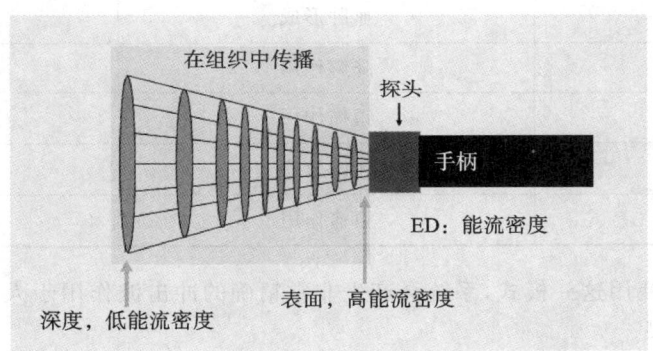

图 14-7　有效治疗范围内的能流密度选择

1. 高、中、低能级控制　体外冲击波的治疗作用取决于冲击波的能级(即能流密度使用范围)。通常将体外冲击波分为低、中、高三个能级。低能级范围能流密度为 $0.08\sim0.28$ mJ/mm²;中能级范围能流密度为 $0.28\sim0.6$ mJ/mm²;高能级范围能流密度 >0.6 mJ/mm²。低能级和中能级主要用于治疗软组织慢性损伤性疾病、软骨损伤性疾病及位置浅表性骨不连;高能级主要用于治疗位置较深的骨不连及骨折延迟愈合和股骨头缺血性坏死等成骨障碍性疾病。冲击波不同能级的适应证见表 14-5,在骨骼肌肉系统时的作用见表 14-6。恰当的能级选择是冲击波治疗取得满意疗效的关键。冲击波治疗过程中,使用能流密度的具体大小需要根据具体病情来进行制订;也需要根据所使用的不同厂家生产的机器设备来设定。

2. 电脑智能模式控制治疗模式

(1) 疼痛治疗模式:冲击波对近骨面的软组织可产生持久可靠的治疗效果,常用于运动系统疼痛的治疗。例如,肌肉、肌筋、肌筋膜相关疾患应用冲击波治疗在临床上有较好的疗效。

(2) 激痛点治疗模式:使用该模式对肌筋膜综合征可起到良好的治疗作用,治疗时冲击波将直接作用于整个痛点区域,此治疗模式使用高频冲击波(10 Hz 左右)。

表 14-5　冲击波不同能级的适应证

能　级	适　应　证
低/中能级	①足底筋膜炎(足跟刺) ②肱骨内、外上髁炎 ③冈上肌腱综合征 ④肌腱炎 ⑤滑囊炎 ⑥跟痛症
中/高能级	①钙化性肌腱炎 ②足底筋膜炎(足跟刺) ③骨折延迟愈合和骨不连 ④股骨头缺血性坏死

表 14-6　冲击波在骨骼肌肉系统时的作用

能　级	组　织　效　应	治疗病种
高能级	降解作用	骨与关节疾病
高能级	血肿形成	骨与关节疾病
中能级	降解作用	钙化灶
低/中能级	镇痛作用	钙化灶
低/中能级	代谢效应	钙化灶
低/中能级	镇痛作用	肌腱炎

（3）针灸治疗模式：使用这一模式，系统会产生非常精确的冲击波作用于人体的穴位，患者可免受针刺的痛苦而达到治疗效果。

选择冲击波治疗的能级时，可以根据不同治疗部位，不同的疾病和冲击波治疗仪器的治疗参数来进行设置。

肌腱炎——有疼痛时，选低能级，能流密度在 $0.08 \sim 0.14 \text{ mJ/mm}^2$，每次冲击 2000 次左右，需治疗 $1 \sim 5$ 次，平均为 2 次。有钙盐沉积时，可选低到中能级。

骨关节炎——选低能级，能流密度为 $0.08 \sim 0.12 \text{ mJ/mm}^2$，每次冲击 $1500 \sim 2000$ 次，5 次为一疗程，需治疗 3 个疗程左右。

筋膜炎——选低能级，能流密度为 $0.08 \sim 0.14 \text{ mJ/mm}^2$，每次冲击 $1500 \sim 2000$ 次左右。5 次为一疗程，需治疗 $2 \sim 3$ 个疗程。

骨不连、骨折延迟愈合——从低能级开始，能流密度 $0.14 \sim 0.28 \text{ mJ/mm}^2$，一般每次治疗需冲击 $6000 \sim 10000$ 次，每 1 cm 骨裂隙长度需 $500 \sim 800$ 次高能体外冲击波治疗。治疗中 X 影像跟踪，聚焦准确。治疗后 6 周起至治疗后 4 个月观察疗效，固定制动，以促进骨折愈合。

股骨头缺血——从低能级开始，能流密度 $0.18 \sim 0.28 \text{ mJ/mm}^2$，电压设置选 $18 \sim 26 \text{ KV}$，通常采用适量多次法，以股骨头坏死部及其边缘为治疗点，每次治疗一般选 $3 \sim 5$ 个治疗点，每个治疗点冲击 $500 \sim 1000$ 次，每日或隔日治疗 1 次，5 次为一疗程，冲击总量为 $8000 \sim 15000$ 次。治疗 $5 \sim 8$ 个疗程，间隔 $2 \sim 3$ 个月，分别于治疗前及治疗后第 3、6、12 个月，拍摄股骨头颈正侧位 X 线片及双髋 MRI 检查，了解股骨头坏死变化情况。

（五）冲击波治疗探头手法、频次及疗程

1. 冲击波治疗探头手法选择

（1）加压平移：在定位、涂抹耦合剂后，手持冲击波治疗探头，稍加用力压向皮肤下组织深部，并将治疗探头在水平位置方向来回移动。可以使治疗作用效果更深入一些，比如骨组织疾病和深层肌肉疾病的冲击波治疗等。

（2）轻触平移：在定位、涂抹耦合剂后，将冲击波治疗探头，轻放在人体皮肤上，在皮肤浅表部位进行来回移动，注意不要太用力，主要用于治疗皮肤浅表的病变。

（3）加压回旋：在定位、涂抹耦合剂后，将冲击波治疗探头稍加用力压向皮肤下组织深部，并将治疗探头以旋转的方式水平地来回移动，主要用于松解粘连，消炎消肿。

（4）定点加压：将治疗探头固定于一个点或者一个面上，加压力进行冲击波治疗，适用于穴位治疗、局部定点治疗。

（5）放松梳理：将治疗探头轻轻放在治疗部位，平行移动或者回旋移动，不加压力，适合放松和肌肉的梳理。

2. 冲击波治疗频次 根据病症不同，治疗频次（Hz）也有所不同，高频率作用深度表浅，中频率作用深度中等，低频率作用深度较深。具体治疗时视病情轻重、发病时间、部位大小。选择仪器的参数进行设置。

肌筋膜炎及滑囊炎——选择治疗频次为每次冲击 800～1500 次，一般治疗 2～5 次，每次间隔 3～5 日。

骨不连，骨折愈合延迟及股骨缺血——选择治疗频次可分为两种：冲击治疗选足量 1 次，一般冲击 4000～6000 次；冲击治疗选适量多次，每次治疗 1000～2000 次，治疗 3 次以上，每次间隔 3～5 日。

3. 冲击波治疗的疗程 冲击波治疗一般 3～5 日进行一次，治疗间隔 1～7 日不等，4～6 次为一疗程。股骨头坏死等 3～10 次为一疗程。患者不用每日往返奔波，单次治疗的时间短，效果好，依从性高。

（六）治疗的基本操作程序

治疗时，医生或者治疗师首先需要找到患者的痛点或者肌筋膜的扳机点，然后和患者交流，告知治疗过程可能产生的感觉及注意事项。暴露治疗部位并选择患者能够放松、舒适的体位，随后在治疗局部涂抹耦合剂，设定各项参数，如强度、频率和冲击次数等。一般软组织治疗频率为 8～22 Hz，强度根据个人感觉设定为 2～4 Bar；骨组织疾病治疗频率为 2～8 Hz，强度设定为 2.5～5 Bar。然后根据不同设定，对治疗局部进行 600～3000 次的冲击波治疗。治疗后可根据需要，对疼痛点或炎症点周围相关的肌肉组织进行放松，以期达到更好的治疗效果。

冲击波疗法操作示范

（七）体外冲击波治疗仪器的操作步骤

（1）连接电源。

（2）启动机器后方电源开关，使机器处于待机模式。

（3）结合相关的检查（如超声、X 线或者核磁共振等），为患者进行痛点定位，并做治疗前的压痛评分。最后在皮肤上做出恰当的标记和涂上耦合剂。

（4）启动机器上方开关，使机器从待机模式进入准备模式，调整冲击波的冲击压力、冲击频率、冲击次数以及冲击模式。

（5）用手柄对准患者的痛点，启动手柄上的开关，开始治疗。

（6）治疗过程中要随时询问患者的疼痛情况，并调整合适的压力。

（7）治疗结束后，关掉机器上方开关，使机器从准备模式进入待机模式，为患者擦拭掉痛点上的耦合剂和枪头上的耦合剂，并对枪头进行酒精消毒。

（8）关闭机器后方电源开关，拔下电源。

第四节 临床应用

一、适应证

冲击波疗法的适应证包括绝对适应证和相对适应证。

（一）绝对适应证

1. 骨组织损伤性疾病

（1）骨折延迟愈合。

（2）骨不连。

（3）股骨头缺血性坏死，即成人股骨头缺血性坏死（中早期）、骨坏死性疾病（月骨坏死、距骨坏死、舟状骨坏死）等。

（4）跟骨骨刺：外伤或退行性变导致的跟骨骨刺。

2. 软组织慢性损伤性疾病

（1）肩周炎及肩部肌腱韧带损伤、肩峰下滑囊炎、肩部钙化型肌腱炎、岗上肌腱膜炎、肱二头肌长头肌腱炎。

（2）肱骨外上髁炎、肱骨内上髁炎、桡骨茎突狭窄性腱鞘炎。

（3）弹响髋和肌痉挛、胫骨结节骨骺炎、股骨大转子滑囊炎。

（4）髌前滑囊炎、髌腱炎、跳跃膝、半月板损伤、膝周韧带损伤、胫骨外缘综合征。

（5）跟痛症：跖腱膜炎、足部脂肪垫萎缩、足跟滑囊炎、跟腱膜炎、跟腱痛、跟骨滑膜炎、足底筋膜炎、止点性跟腱炎等。

（6）其他肌腱损伤、棘上韧带炎、髂嵴炎、颈椎病、椎间盘突出症（颈腰椎疾病无椎管狭窄、神经卡压、脊髓损伤者）、骨关节炎、关节功能活动受限、局部肌筋膜炎（尤其是条索、硬结、纤维化）软组织破溃无严重感染、肌腱挛缩；肌腱末端病、瘢痕硬结、带状疱疹及后遗神经痛。

（二）相对适应证

（1）骨关节炎、骨膜炎、距骨骨软骨损伤、腱鞘炎。

（2）皮肤软组织创面不愈合、严重压疮、切口（创面）不愈、糖尿病足等。

（3）男性性功能障碍、泌尿系结石、前列腺增生。

（4）盆腔炎、前列腺炎。

（5）美容、减脂。

（6）肿瘤和慢病（脏器）调理。

冲击波疗法目前在医学领域的应用较好，对于上述疾病应用冲击波进行治疗都具有较好的临床治疗效果。

（三）应用进展

1. 体外冲击波疗法在疼痛康复领域中的应用进展　相关文献中指出，体外冲击波疗法在慢性软组织损伤（如肌腱炎、髌腱炎、肱骨外上髁炎、跖筋膜炎、钙化性肌腱炎、跟腱腱鞘炎等）性疼痛中的应用效果最为显著。有学者指出，用体外冲击波疗法对钙化性肩肌腱炎所致疼痛患者进行治疗，能显著改善其肩关节的活动度和肌力，减轻其肩关节的疼痛感。用体外冲击波疗法治疗慢性软组织损伤性疼痛的机制：①用体外冲击波疗法对慢性软组织损伤性疼痛患者进行治疗，可促进其体内一氧化氮的合成。一氧化氮是一种高活性分子，可促进机体细胞外基质的合成，减轻软组织损伤，从而起到缓解疼痛的作用。②用体外冲击波疗法治疗慢性软组织损伤性疼痛，可促进患者的血液循环，刺激其痛觉神经感受器，使其痛觉神经感受器的敏感性降低,从而达到镇痛的目的。③临床研究表明,慢性软组织损伤性疼痛患者体内白细胞介素和基质金属蛋白酶的水平相对较高,而白细胞介素和基质金属蛋白酶可参与疼痛的产生。用体外冲击波疗法对此类患者进行治疗,能有效地降低患者体内白细胞介素和基质金属蛋白酶的水平,从而起到缓解疼痛的作用。有人对肌腱炎患者使用体外冲击波疗法进行治疗,取得了显著的效果,该患者的疼痛评分较未使用体外冲击波疗法进行治疗的患者明显下降。这表明用体外冲击波疗法治疗慢性软组织损伤性疼痛是可行且有效的。

2. 体外冲击波疗法在肌痉挛康复领域中的应用进展 临床研究表明,肌痉挛是运动神经元综合征的临床表现之一。目前,临床上治疗肌痉挛的方法较多,主要有巴氯芬鞘内注射法、肉毒素注射法、物理疗法、神经切断术、经皮电刺激术、矫形疗法等。上述疗法均能在一定程度上降低患者的肌张力,缓解其肌痉挛的症状,但效果一般,且有其各自的局限性(如物理疗法的疗效短暂,巴氯芬鞘内注射法、肉毒素注射法等会导致患者出现明显的不良反应等)。近年来,临床上用体外冲击波疗法对肌痉挛患者进行治疗,取得了良好的效果。采用体外冲击波疗法对若干例脑卒中后肱二头肌痉挛患者进行治疗的结果显示,接受治疗后,这些患者改良的 Ashworth 痉挛评定量表的评分和关节的被动活动度等均明显改善。有研究表明,用体外冲击波疗法对肌痉挛患者进行治疗,不仅能缓解其肌痉挛的症状,还能减轻其局部的疼痛感。用体外冲击波疗法治疗肌痉挛的机制:①用体外冲击波疗法治疗肌痉挛,可促进患者体内一氧化氮(一氧化氮是参与神经肌接头形成的重要物质)的合成,改善其中枢神经系统的功能,从而缓解其肌痉挛的症状。②用体外冲击波疗法治疗肌痉挛,可对患者发生肌痉挛的肌肉纤维产生机械刺激,从而缓解肌痉挛的症状。

二、禁忌证

(一) 整体因素

(1)严重心脏病、心律失常及高血压患者,有严重内科疾病,如心、肺、肝、肾等重要脏器功能障碍等,情志障碍,高血压、心律不齐者慎用。

(2)植入心脏起搏器的患者。

(3)出血性疾病、凝血功能障碍患者,可能引起局部组织出血,未治疗、未治愈或不能治愈的出血性疾病患者。

(4)使用抗免疫药剂患者。

(5)各类肿瘤患者。

(6)血栓形成患者,该类患者禁止使用,以免造成栓子脱落,引起严重的后果。

(7)骨质未成熟患者(小儿骨骺区、生长痛患儿)。

(8)妊娠。

(9)严重认知障碍和精神疾病患者。

(二) 局部因素

(1)局部感染及皮肤破溃患者,易引起感染扩散,影响破溃皮肤愈合。

(2)肌腱及腱膜急性损伤,急性期会伴有明显损伤,修复过程不利于组织损伤修复。

(3)关节液渗漏患者易引起关节液渗出加重。

(4)冲击波焦点位于脑及脊髓组织者,可能损伤神经组织。

(5)冲击波焦点位于大血管及重要神经干走向处者,可能造成局部组织损伤。

(6)急性炎症,影响炎症扩散,进一步加重病情。

(7)避开头面、肺区、肾区等组织或器官。神经、血管、肌腱韧带术后 3 个月内禁用或慎用。

三、临床综合应用

（一）可单独应用

对于病程较短、损伤部位较为局限、冲击波疗法优势病种如肌筋膜炎、止点性腱病（炎）、皮肤软组织破损（压疮、糖尿病足等）单独应用一般多能收到良好疗效。主要适用于接受物理治疗等保守治疗无效，或不愿接受手术治疗的患者。

（二）可联合应用

对于病程较长、损伤部位较为广泛、冲击波相对优势病种如骨与软骨损伤、滑囊炎、肌腱韧带挛缩、关节功能受限明显、颈腰疼痛伴有神经卡压、带状疱疹后遗神经痛、骨关节炎、半月板及韧带损伤、骨不连或骨折延迟愈合等应联合应用物理因子、运动疗法等以及药物配合。

（三）无效后的调整

大多数患者的病情，在经过冲击波治疗疗程后症状明显改善，有少部分患者在治疗后疼痛仍然没有显著减轻。可能存在以下原因：有些病情在开始治疗时病情评估不到位，能流密度设置较小、定位不够准确等；对于疼痛变化的敏感性存在个体差异，若疼痛敏感度阈值较高的人不易感受的较轻微的疼痛改善变化；另外疼痛范围点和面的恢复也存在着差异，疼痛点比疼痛面较易感受到治疗效果的变化。对影响治疗效果的原因进行查找，可以改进技术操作，提高冲击波治疗的效果。

四、注意事项

冲击波疗法的注意事项主要分为治疗前、治疗中和治疗后三个阶段。

（一）治疗前

室温适宜，光线充足，体位舒适；应事先向患者进行解释说明，让患者及其家属做好心理准备并让患者积极配合；告知患者体位很重要，切记不要让患者随意移动。在使用体外冲击波为患者进行治疗时，一般不用进行麻醉与镇痛。在应用能流密度为 $0.12\sim0.20~mJ/mm^2$ 的体外冲击波治疗时，常规只有轻微的疼痛感。有 $20\%\sim30\%$ 对疼痛比较敏感的患者，可以采用局部浸润麻醉法进行治疗操作。术前 30 min 可以肌内注射地西泮 10 mg，以减轻冲击波通过皮肤时的疼痛的感觉。采用能流密度较大的冲击波治疗或者对疼痛难以忍受的患者，术前可采取局部浸润麻醉、臂丛麻醉或硬膜外麻醉等。体外冲击波治疗前均应进行血常规、尿常规检查，肝、肾功能测定，心电图检查。痛点治疗时有明显的疼痛反应点。

（二）治疗中

定位前，了解患者对疼痛的耐受性，让患者先用手感受一下体外冲击波的强度，从而减轻患者的恐惧感，防止定位后由于冲击波冲击造成部位移动而影响治疗效果。在使用体外冲击波治疗骨骼肌肉系统疾病时，不仅应该力求准确定位，以提高疗效，而且还应当尽量避免对周围组织造成损伤。回避大血管、心肺、神经出孔；注意患者的感受和反馈，适时调整剂量；治疗过程中，部分患者会出现轻微疼痛，告知患者有任何异常情况及时与主治医师沟通，以进行冲击能量调节。

（三）治疗后

首先检查患者治疗区域的皮肤情况，查看是否有红肿及皮下出血点。治疗后，患者可能有利用高能冲击波能使机体组织产生物理和生物化学改变，引起血管紧张素增多，导致血压升高。因此，建议术后卧床休息，注意监测血压，询问患者有无头痛，头晕等高血压征象。发现异常情况及时报告医生处理。

患者在结束治疗后的几天内，会感到治疗部位的轻微不适，属于正常现象。一个疗程的治疗结束后初期，尽量减少运动或者局部损伤处的发力，其间需注意休息 1～2 周，使治疗部位充分痊愈。尽可能减少治疗部位负重及劳累，配合适当的功能锻炼，可有效改善治疗结果。其"双峰"疗效特点决定了数日后会有一定程度的疼痛反复，亦应向患者说明。如跟痛症，治疗后疼痛可立即缓解，但 2～3 日后疼痛反复，1 周后疼痛逐渐减轻，直到消失。应指导患者注意休息，3 个月内要少走路，少站立，每日用温热水泡脚，穿柔软、宽松的鞋，以巩固疗效。

案 例 分 析

1. 该患者诊断为网球肘,可进行冲击波治疗。

2. 治疗作用:影响细胞的代谢,能诱导和激发肌肉细胞的内在愈合能力,减轻粘连,能促血管生长因子的产生,促使组织内新生血管形成,可治疗肌腱末端疾病。

3. 注意事项:①治疗前:令患者采取端坐或者仰卧的舒适体位;事先向患者做好治疗前的解释说明,让患者及其家属做好心理准备,并让患者进行配合冲击波治疗;告知患者治疗配合中体位很重要,切记不要随意移动更换体位。告诉患者冲击波治疗时,常规只有轻微的疼痛感。若患者对疼痛比较敏感,可以采用局部浸润麻醉进行操作,以减轻冲击波通过皮肤时疼痛的感觉。②治疗中:先了解患者对疼痛的耐受性,让患者先用手感受一下体外冲击波的强度,从而减轻患者的恐惧感。告知患者定位后不可移动部位否则影响治疗效果。注意患者治疗过程中的感受和反馈,适时调整剂量;告知患者治疗过程中有任何异常情况及时与医生沟通,以便调整治疗剂量。③治疗后:检查患者治疗区域的皮肤是否有红、肿及皮下出血点。术后卧床休息30 min左右,注意观察患者有无头痛、头晕等异常情况,若有要及时报告医生处理。告知患者在治疗结束后,治疗部位会有轻微不适,几天后会消失。一个疗程后,尽量避免肘关节的剧烈运动或者肘关节局部损伤处的发力,肘关节治疗部位需休息1~2周修复痊愈。治疗结束后数日会有一定程度的疼痛反复,属于正常现象。嘱患者3个月内要减少肘关节部位的用力,注意休息以巩固疗效。

 资源拓展

扫码答题　　　　章节思维导图　　　　冲击波疗法操作常规　　　　知识拓展

(张迎春)

参考文献

[1] 乔志恒,华桂茹. 理疗学[M]. 北京:华夏出版社,2005.

[2] 沈滢,张志强. 康复治疗师临床工作指南——物理因子治疗技术[M]. 北京:人民卫生出版社,2019.

[3] 陈轶,颜益红. 物理因子治疗技术[M]. 北京:中国医药科技出版社,2019.

[4] 林成杰. 物理治疗技术[M]. 北京:人民卫生出版社,2010.

[5] 吴军,张维杰. 物理因子治疗技术[M]. 2版. 北京:人民卫生出版社,2014.

[6] 燕铁斌. 物理治疗学[M]. 北京:人民卫生出版社,2008.

[7] 何成奇. 物理因子治疗技术[M]. 北京:人民卫生出版社,2010.

[8] 张维杰,贾建昌,贾柯其. 物理因子治疗技术[M]. 武汉:华中科技大学出版社,2020.

[9] 周国庆,朱秉. 物理因子治疗技术实训指导与学习指导[M]. 北京:人民卫生出版社,2014.

[10] 姜贵云,陈和木. 物理治疗学学习指导及习题集[M]. 3版. 北京:人民卫生出版社,2018.

[11] 唐丹. 实用水疗技术[M]. 北京:人民卫生出版社,2018.

[12] 檀志宗. 水中运动康复理论与实践[M]. 北京:人民体育出版社,2020.

[13] 顾旭东. 临床实用水疗学[M]. 北京:人民卫生出版社,2022.

[14] 岳寿伟. 物理治疗进展[J]. 中国康复医学杂志,2020,35(10):1153-1157.

[15] Santiago-Pescador S,Fajardo-Blanco D,López-Ortiz S,et al. Acute effects of electrostimulation and blood flow restriction on muscle thickness and fatigue in the lower body[J]. Eur J Sport Sci,2023,23(8):1591-1599.

[16] Rao V R,Sellers K K,Wallace D L,et al. Direct electrical stimulation of lateral orbitofrontal cortex acutely improves mood in individuals with symptoms of depression[J]. Curr Biol,2018,28(24):3893-3906.

[17] 郝照辉. 颈项肌肌力训练联合综合物理因子在颈椎病患者康复治疗中的效果[J]. 中国疗养医学,2021,30(9):933-935.

[18] 梁宇,梁玥. 颈项肌肌力训练联合综合物理因子在颈椎病患者康复治疗中的应用价值[J]. 医疗装备,2020,33(4):106-107.

[19] 张淑君,杨莉,汪意,等. 经皮穴位电刺激对脑卒中患者下肢运动功能影响的meta分析[J]. 中国康复医学杂志,2022,37(6):798-804.

[20] Ding L L,Ning J Q,Guo Y H,et al. The preventive effect of transcutaneous electrical acupoint stimulation on postoperative delirium in elderly patients with time factors:a randomized trial[J]. J Integr Complement Med,2022,28(8):689-696.

[21] Yasuo S,Ijiri A,Watanabe J,et al. Transcutaneous electrical nerve stimulation(TENS)for the treatment of renal colic in the ED:a randomized,double-blind,placebo-controlled trial[J]. Am J Emerg Med,2022,62:109-110.

[22] 杨梦璇,黄维,苏建华,等. 神经肌肉电刺激治疗在加速重症监护病房患者康复方面的应用进展[J]. 中国康复医学杂志,2021,36(3):370-374.

[23] Maffiuletti N A,Gondin J,Place N,et al. Clinical use of neuromuscular electrical stimulation for neuromuscular rehabilitation:what are we overlooking? [J]. Arch Phys Med Rehabil,2018,99(4):806-812.

[24] 邹燕齐,张光正,安礼,等. 盆底神经肌肉电刺激和悬吊训练治疗产后腹直肌分离的效果[J]. 中国

康复理论与实践,2020,26(11):1353-1357.

[25] 白伟民,秦历杰,安爽.神经肌肉电神经刺激联合踏车训练在脓毒症机械通气患者中的临床效果[J].中国康复医学杂志,2022,37(6):816-818.

[26] Hauger A V,Reiman M P,Bjordal J M,et al.Neuromuscular electrical stimulation is effective in strengthening the quadriceps muscle after anterior cruciate ligament surgery[J].Knee Surg Sports Traumatol Arthrosc,2018,26(2):399-410.

[27] Gonnelli F,Rejc E,Giovanelli N,et al.Effects of NMES pulse width and intensity on muscle mechanical output and oxygen extraction in able-bodied and paraplegic individuals[J].Eur J Appl Physiol,2021,121(6):1653-1664.

[28] Watson N F,McCall C,Doherty M.Faradization for insomnia:a sleep neurology history[J].J Clin Sleep Med,2021,17(2):249-254.

[29] Ebadi S,Ansari N N,Ahadi T,et al.No immediate analgesic effect of diadynamic current in patients with nonspecific low back pain in comparison to TENS[J].J Bodyw Mov Ther,2018,22(3):693-699.

[30] 刘冬煦.网球肘治疗方法的研究进展[J].当代体育科技,2022,12(14):154-158.

[31] 刘忠良,王桂荣,黄强,等.功能性电刺激在脑卒中躯体功能障碍中的应用进展[J].中华物理医学与康复杂志,2010(11):875-877.

[32] 田丽雁,张英,郑俊,等.主动功能性电刺激转车对中重度偏瘫患者上肢功能的影响[J].中国康复医学杂志,2020,35(11):1333-1337.

[33] 燕桢,张立新.脑机接口在康复治疗中的应用[J].中国康复医学杂志,2020,35(2):228-232.

[34] 陈海斌,杨志焕,宁心,等.冲击波技术在医学领域的应用[J].力学进展,2012(2):186-196.

[35] 张浩冲,邢更彦.冲击波在医学中的应用进展[J].中国医学前沿杂志(电子版),2014,6(1):29-33.

[36] 刘新荣.放散式体外冲击波结合电脑中频电疗仪治疗慢性软组织损伤的早期临床疗效[J].四川生理科学杂志,2017,39(4):211-212.

[37] 辛钟成,刘京,王林,等.低能量体外冲击波治疗的临床应用进展[J].北京大学学报(医学版),2013(4):657-660.

[38] 丁洁.体外冲击波康复治疗研究进展[D].上海:复旦大学,2014.

[39] 龚璇,王谦,蔺俊斌.体外冲击波治疗疼痛研究进展的可视化分析[J].中国组织工程研究,2024,28(11):1749-1755.

[40] 徐春燕,刘锋,欧吉兵,等.浅析体外冲击波疗法在康复医学领域中的应用进展[J].当代医药论丛,2017,15(21):30-31.